SÉ UN EXPERTO DE TU CUERPO

¿Cuáles de las siguientes afirmaciones son ciertas?

- A medida que se aumenta la cantidad de ejercicio, aumentan también los beneficios que se obtienen.
- Si no eres un fumador, no tienes por qué preocuparte en lo que a tus pulmones se refiere.
- El mal aliento proviene de tu boca.
- Las mujeres practican menos el sexo después de la menopausia.
- Tu sistema inmune siempre conoce la diferencia entre sus propias células y los invasores enemigos.
- La mayor amenaza para tus arterias es el colesterol.
- La pérdida de la memoria es parte natural e inevitable del proceso de envejecimiento.

**Si respondiste "cierto" a cualquiera de estas afirmaciones,
¡lee este libro!**

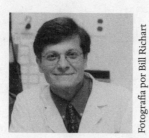

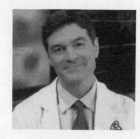

MICHAEL F. ROIZEN, M.D., creó el concepto RealAge® (Edad Real) y es el autor del bestseller #1 del *New York Times, RealAge.* Es profesor de medicina y anestesiología en SUNY Upstate y catedrático designado de la División de Anestesiología, Medicina de Cuidado Crítico y Manejo Extensivo del Dolor en la Clínica Cleveland. También es fundador de un programa de atención de salud que se implementó por primera vez en el hospital Northwestern Memorial en Chicago para ayudar a revertir el envejecimiento biológico y prolongar la vida en condiciones más vibrantes.

MEHMET C. OZ, M.D., es profesor y vice director de cirugía de Columbia University. Es director médico del Centro de Medicina Integral y director del Instituto de Cardiología del New York Presbyterian/Columbia Medical Center.

Tú

El Manual de Instrucciones

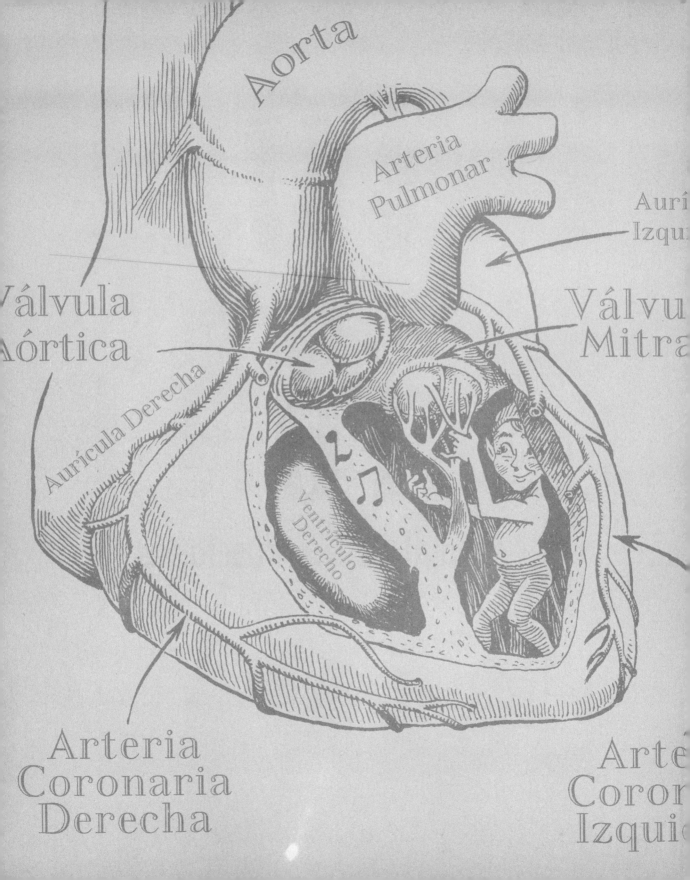

TÚ

El Manual de Instrucciones

Una Guía al Cuerpo que te Hará Más Joven y Saludable

MICHAEL F. ROIZEN, M.D., Y MEHMET C. OZ, M.D.

CON LISA OZ Y TED SPIKER

ILUSTRACIONES POR GARY HALLGREN

TRADUCIDO DEL INGLÉS POR ROSARIO CAMACHO-KOPPEL

Una rama de HarperCollinsPublishers

TÚ: El Manual de Instrucciones. Copyright © 2005 por Michael F. Roizen, M.D., y Mehmet C. Oz, M.D. Ilustraciones copyright © 2005 por Gary Hallgren, Michael F. Roizen, M.D., y Mehmet C. Oz, M.D. Adaptación de la prueba Mensa en la página 110, copyright © 1992 por Abbie Salny, American MENSA Ltd. Traducción © 2006 por Rosario Camacho-Koppel. Todos los derechos reservados. Impreso en los Estados Unidos de América. Se prohíbe reproducir, almacenar o transmitir cualquier parte de este libro en manera alguna ni por ningún medio sin previo permiso escrito, excepto en el caso de citas cortas para críticas. Para recibir información, diríjase a: HarperCollins Publishers, 10 East 53rd Street, New York, NY 10022.

Los libros de HarperCollins pueden ser adquiridos para uso educacional, comercial o promocional. Para recibir más información, diríjase a: Special Markets Department, HarperCollins Publishers, 10 East 53rd Street, New York, NY 10022.

Diseño del libro por William Ruoto

Este libro fue publicado originalmente en inglés en el año 2005 en los Estados Unidos por Collins, una rama de HarperCollins Publishers.

PRIMERA EDICIÓN RAYO, 2006

Library of Congress ha catalogado la edición en inglés.

ISBN-13: 978-0-06-089004-9

ISBN-10: 0-06-089004-5

10 DIX/RRD 10 9 8 7 6 5

A nuestros hijos: Alex, Arabella, Daphne, Jeffrey, Jennifer, Oliver, Thad y Zoe.

Contenido

Agradecimientos

Lisa, Gary y Ted hicieron posible este libro—y lo hicieron mucho más divertido. Aunque puede ser inusual decir que las horas dedicadas a la investigación y a la redacción de esta obra fueron tan divertidas como una buena fiesta, con frecuencia nos sentimos así. Cada uno hizo lo que prometió, para cuando lo prometió. Lisa siempre nos hizo recordar cuál es el sexo más fuerte, nos ayudó a reorientarnos hacia un libro más ágil, más fácil de entender, e insistió en que Ted fuera nuestro colaborador. Ted tiene una sorprendente capacidad de abarcar temas médicos complejos y hacerlos divertidos; cuando dijo que haría algo, lo hizo. Nuestra admiración y aprecio por sus excelentes talentos no podría ser mayor. El genio excepcional y no convencional de Gary se manifestó en todo su esplendor con unas ilustraciones que nos obligaron esforzarnos aún más para estar a la altura de su creatividad. La imparcialidad y los acertados comentarios y las capacidades de negociación de nuestra agente Candice Fuhrman hicieron que este libro cobrara vida.

Queremos agradecer también al grupo de HarperCollins que no dejó de creer en nosotros, un grupo de personas con quienes es maravilloso trabajar: Steve Hanselman, Joe Tessitore, Shelby Meizlik y en especial Kathryn Huck—siempre estuvo disponible y sin duda es una estrella en ascenso (no se la roben).

Queremos agradecer también a los muchos pacientes y a las miles de personas que nos enviaron preguntas, notas, tarjetas y correos electrónicos e inspiraron muchos de los conceptos que aparecen en este libro. Nos motivaron a trabajar con pasión en nuestro empeño.

Por último, queremos expresar nuestro agradecimiento por las muchas horas de trabajo al gran amigo que nos unió—Craig Wynett. Además de ser un genio de clase mundial, Craig, con su sorprendente comprensión de lo que el mundo necesita, se convirtió en mentor de muchos otros antes de llegar a ser el nuestro. Se tomó el tiempo de unir los puntos que no éramos capaces de ver y nos dio una asesoría que nos ayudó a modelar la orientación de nuestro libro. Deben culparlo a él si no quedan satisfechos con la compra de este libro.

Agradecimientos de Mike

Estoy muy agradecido con éstas y muchas otras personas que no eliminaron los correos electrónicos en los que les solicitamos ayuda. Con el doctor Jon Walters, el médico que es también experto en remodelación de casas y quien, aparentemente, encontró tiempo para leer mientras conducía de Pittsburgh a Cleveland y otra vez a Pittsburg para enseñarnos cómo hacer más adecuadas las metáforas tanto para quienes hacen reparaciones en el hogar como para los profesionales de la salud (si alguna vez los sacaron de la carretera en el trayecto entre Pittsburg y Cleveland, la culpa es nuestra). Contribuyó también significativamente al aspecto científico, sobre todo en el capítulo sobre el sexo. El trío familiar del doctor Axel Goetz, Anka Goetz y Margarthe Goetz merece también un agradecimiento especial por su revisión crítica del aspecto científico, del arte y del estilo del libro, capítulo por capítulo. Quiero también agradecer a Debbie Schwinn, M.D., PhD, de Duke; a Jeff Watson, DDS; a John Hoepner, M.D.; a John Vasselli; a John Campodonico; a Sydney Unobskey; a Jim Graham; a Chas Brendler, M.D.; a Roz Wattell; a Marcie Anthone; a Kandi Amelon; a Jennifer Plant; a Linda DeFrancisco y a Irwin Davis, quienes, con un esfero rojo, corrigieron personalmente más de un capítulo. Con sus revisiones, Ruth Kevin, hizo que el capítulo de la dieta fuera más fácil de entender. Debo agradecer también a Tracy Hafen, quien me enseñó muchísimo sobre el ejercicio; a Sukie Miller y Anita Shreve por decir que los primeros capítulos eran justo lo que deseaban leer; a los muchos gerontólogos y los alumnos en práctica que leyeron secciones del libro para verificar su exactitud; a otras personas del equipo de RealAge que validaron y verificaron el contenido y contribuyeron a este libro con su experiencia; incluyendo las muchas personas que aportaron recetas, como Rich Tramonte y Gale Gand de Tru, en Chicago; a John La Puma, quien me enseñó una cantidad de cosas sorprendentes sobre el arte culinario y la nutrición y sobre la colaboración; al personal de los restaurantes Rick Bayless's, a Dan Zakri y a los chef del Kendall Collegue of Nutrition en Chicago que crearon muchas de las recetas; a Shivani Chadha y Kate Poneta, los socios investigadores que trabajaron sin descanso para analizar los nutrientes y calcular el efecto de cada receta en RealAge; especialmente a Donna Szymanski (debe tener una paciencia increíble—me enseñó cómo preparar cada receta que ensayamos, más de 350 en total, al menos tres veces); y a nuestros catadores, especialmente a Wattels de Lettuce Entertain You.

También quiero agradecer la dedicación y el cariño incondicional de los miembros del personal del Programa RealAge Comprehensive Care del Northwestern Medical Center de Chicago, quienes me animaron para alcanzar las metas de RealAge y de *TÚ: El Manual de Instrucciones,* sobre todo a Dan Dermann, M.D.; a Drew Palumbo y a Dean Harrison. También a mis socios, que me permitieron el tiempo para terminar el trabajo: Aaron Gerber, M.D., Mike Kessel y Jane Spinner y a otros que me alentaron en mi esfuerzo, incluyendo a Enrico Camporesi, Chris Fey, Laura Hand, Joel Delmonico, Jessie Dylan, Meter Uva y Donna Gould.

Tanto Anne-Marie Ruthrauff como Michael Lewis merecen agradecimientos especiales, al igual que algunos de los socios de RealAge: Martin Rom y Charlie Silver; Arline McDonald, Tate Erlinger, Linda Van Home, Carl Peck, Sally Kim, Mark Rudberg, Mike Parzen y, especialmente, Keith Roach y Harriet Imrey, los socios científicos (con Axel Goetz) en el proceso de evaluar los datos y el contenido científico de *RealAge.* Me sentiría como si requiriera cuarenta y ocho minutos más de ejercicio diario en una bicicleta estática, si no reconociera que Diane Reverand me dijo que no me preocupara si ofendía a mis colegas médicos—siempre que el fondo científico fuera sólido, tendrían que entender que procuro motivar a los lectores a entender que pueden controlar su salud y que son responsables de hacerlo y de disfrutar de la energía y vitalidad adicional que obtendrán.

Quiero agradecer también a mi esposa Nancy su amor y apoyo constantes y a nuestros hijos Jeffrey y Jennifer su aliento y su paciencia. Leyeron el libro y utilizaron su experiencia científica en lectura crítica para garantizar que el contenido fuera al menos una representación tan cercana y precisa de lo que pretendíamos como Huntington es para Caltech o Forrest Park para Barnes and Wash University.

Espero y creo que, con este libro, TÚ aprendas a controlar tu cuerpo. Esa sería la mejor recompensa que cualquier médico podría desear.

Agradecimientos de Mehmet

Algunos de los conceptos de este libro provienen de *Second Opinion with Dr. Oz* (Segunda Opinión con el Dr. Oz), una serie reciente del Discovery Channel que ha ayudado a los televidentes a convertirse en expertos mundiales en sus cuerpos. La visión y la oportunidad para realizar este programa son el producto del esfuerzo de mi amigo de toda la vida, Billy Campbell. Él, con su maravilloso equipo, incluyendo a Clark "El-que-Supera-el-Caos" Bunting, Tomi Landis, Jim Berger, Janice Jensen, Lisa Tucker y, naturalmente, mi esposa y productora ejecutiva, Lisa, creamos un contenido que se convirtió en algo digno de este libro. Muchos de los conceptos más específicos fueron madurados por el equipo de Discovery Health, del que forman parte Eileen O'Neil, Donald Thoms, John Grassie, Erica Green y John Greco. Oscar Wilde dijo: "Si tuviera más tiempo, lo hubiera hecho más corto." Mis colegas en el Centro Médico New York-Presbyterian de la Universidad de Columbia me ayudaron a encontrar el tiempo necesario para escribir—con la eficiencia que esta obra requería—"El Manual de Instrucciones" en especial Eric Rose, Craig Smith, Yoshifuma Naka, Mike Argenziano, Henry Sponitz, Barry Esrig, Alan Stewart y otros excelentes cirujanos de nuestro equipo. Las asistentes de los médicos, en especial Laura Baer y la enfermeras de nuestro quirófano bajo la dirección de Flora Wang, las de la unidad de cuidado intensivo bajo la dirección de Majella Venturanza y el equipo de enfermeras de piso dirigidas por Eumne Shim, me presentaron diariamente curaciones de primera línea. Lidia Nieves, Michelle Washburn y Diane Amato organizaron mi horario para que no se desperdiciara ni un sólo momento o me asesoraron con muy buen criterio para que pudiera dedicarme a este libro.

Gracias a todos mis colegas médicos de las distintas especialidades que me brindaron sus comentarios ya fuera a través de retroalimentación verbal o por escrito: Herb Pardes, Paul Simonelli, Silviu Itescu, Jay Lombard, Scott Forman, Bill Levine, Ian Storper, Joel Fuhrman, Stephen Halpert, Jonathan Lapook, Rob Abel, Benjamin Lewis, Eric Seamon, Hilda Hutcherson, Mitch Gaynor, Pam Peeke, Dean Ornish, Nancy Snyderman, Ridwan Shapsig, McHenry Lee, Ernie April, Linda Vahdat, Christy Mack, Jane Bucle, Jeffrey Ahn, Alan y Vincent Chow, Joel Ernst, Lisa Saiman y Jim Garza.

Gracias también al grupo de relaciones públicas de New York-Presbyterian por su apoyo, incluyendo a Bryan Dotson, Alicia Park y Myna Manners, quienes me han enseñado a no irme por las ramas. Ivan Kronenfeld nos ofreció sus sabios consejos para concretar nuestros esfuerzos.

Mis suegros, Gerald y Emily Jane Lemote contribuyeron con su sabiduría a nuestra vida familiar diaria y me sirvieron de modelos de rol. Sus claros conceptos de la medicina y del proceso de sanarse, sobre todo en cuanto a los micronutrientes y a las recomendaciones dietéticas, le dieron un enfoque más nítido a este libro. Por último, gracias a Mustafa y Suna Oz por formarme e inspirarme.

Introducción
por el Dr. Manny Álvarez

En el mundo, existen personas muy diferentes. Hay algunas que se fijan en los detalles de la vida que los rodea, mientras otras se fijan muy poco. Esto lo vemos muy a menudo cuando una persona compra un producto electrónico—una computadora, un televisor o una cámara—pero nunca se toma el tiempo para leer el manual de instrucciones. No es sino hasta que la computadora deja de funcionar que esta persona leerá el manual para aprender cuál es su uso apropiado.

Lo mismo sucede con nuestra salud. En nuestras vidas, dedicamos mucho tiempo a coleccionar información acerca de eventos deportivos, celebridades y un sinfín de datos curiosos. Pero muy pocos de nosotros apartamos tiempo para aprender más acerca de nuestra salud.

Es importante que aprendamos a conocer nuestro cuerpo y sus funciones en detalle, para saber cuales son las medidas que debemos tomar para prevenir enfermedades futuras.

A muchos de nosotros nos interesa obtener esta información, pero no sabemos cómo ni dónde buscarla. Pues ahora por fin tenemos adonde ir. *TÚ: El Manual de Instrucciones,* escrito por dos médicos mundialmente reconocidos, te ofrecerá la mejor y más completa información acerca de tu cuerpo y tu salud.

Uno de los puntos principales de este libro es que te ayuda a evaluar tu nivel de conocimiento acerca de la salud. Cada capítulo te enseña cómo funciona cada sistema de tu cuerpo, y qué debes hacer para mantenerlos en el mejor estado posible. Desde ejercicios útiles, hasta cambios de vida radicales y tratamientos alternativos de salud, con esta preciosísima herramienta aprenderás a desarrollar un nuevo plan de vida. Escrito para todas las edades, este libro es una guía que les ayudará a ti y a tu familia a mantenerse joven y saludable.

Además, te ayudará a entender algunos de los mitos de salud que existen en nuestra cultura. Mostrándote cómo diferenciar entre lo que es cierto y lo que es simplemente alarmista, este libro te dará toda la verdad y nada más que la verdad acerca de tu salud.

Enseñándonos a conocer mejor nuestro cuerpo, y a cuidarlo para vivir una vida más saludable, *TÚ: El Manual de Instrucciones* es una herramienta que cambiará nuestras vidas y la de nuestra familia.

Capítulo 1

Tu Cuerpo, Tu Hogar:
Súper-Salud

Los cuerpos hermosos venden revistas. Los cuerpos tatuados dejan a algunos boquiabiertos. Los cuerpos bien entrenados ganan campeonatos (y lucrativos contratos de patrocinio). Los cuerpos de los famosos son asediados por los *paparazzi*, son noticia en los tabloides y tema de sátiras de quienes dirigen los programas de opinión nocturnos. Los programas comerciales pagados prometen mejores cuerpos. *(¡Pierda 700 libras con esta revolucionaria crema para el ombligo!)* Y ahora, inclusive los llamados cuerpos "imperfectos" protagonizan una de las formas de la cultura pop: los *realities* de cirugía plástica.

Es evidente que la América empresarial ha capitalizado el hecho de que un lindo cuerpo estimula tanto la economía como las hormonas. Todos admiramos el cuerpo por sus curvas y sus ángulos y por hacer subir vertiginosamente los índices de audiencia Nielsen. Sin embargo, es posible que nuestra obsesión por la piel constituya la base de la importancia de todo lo que funciona, muele y pulsa bajo ella. En vista de que muchos han desarrollado un concepto del cuerpo humano más superficial que una cortada con el filo de un papel, queremos considerarlo desde una mayor distancia y en mayor profundidad para llegar a lugares que sólo los cirujanos, las máquinas que toman imágenes de resonancia magnética y una ocasional tenia (o "lombriz solitaria") pueden ver:

Dentro de tu cuerpo.

¿Por qué? Porque lo que sucede allí dentro es lo que te permite ver, correr, oler, hacer el amor en la playa sin restricción, alimentar a los bebés, crear dinosaurios con nuestros Legos, hacer surfing, resolver problemas de álgebra, atarte los cordones de los zapatos, tararear "Margaritaville" y hacer las miles de cosas que haces cada día. Tu cuerpo te da vida. Tu cuerpo es vida.

Pero, aún si entiendes sus múltiples funciones, tal vez no sepas exactamente cómo funciona—y, más importante aún, cómo puedes hacerlo más fuerte, más sano y más joven.

Tal vez se deba a que los complejos aspectos médicos y la jerga científica pasan a toda velocidad por tu cerebro como los automóviles en una autopista interestatal—informes, datos y recomendaciones fluyen tan rápido que escasamente te dan tiempo de reconocerlos, menos aun de entender lo que significan. El resultado de esta avalancha de información es que detectar las noticias importantes sobre la salud es casi tan difícil como encontrar un grano de maíz en un basurero. Por lo tanto, para poder determinar qué información puedes aplicar a tu vida, se requiere gran persistencia para excavar, y mucho tiempo, sin mencionar algunos aislantes que te protejan de toda la basura que hay por ahí. Pero es esencial para tu salud—y para tu vida—que cuentes con un par de botas de pescador para vadear el caudal de información. Con este libro, nos hemos puesto nuestras propias botas y hemos buscado esos granos de maíz por ti.

Para que puedas tener una vida más sana.

Para que puedas convertirte en experto mundial en tu propio cuerpo.

Para lograrlo, queremos que pienses en tu cuerpo como si fuera una casa—tu casa. Cuando comenzamos a pensar en la similitud que hay entre los cuerpos y las casas, nos dimos cuenta de que unos y otras tienen rasgos más parecidos que las mellizas Olsen. Tu casa y tu cuerpo son dos inversiones igualmente importantes. Ambos te proporcionan medios de proteger tu invaluable propiedad personal. Y ambos son lugares que hay que proteger con todas las fuerzas. Ese es el panorama global. Pero si analizamos más a fondo la comparación—como lo haremos en este libro—entenderás aún mejor esa relación. Tus huesos son los listones de 2 x 4 que dan soporte y protección a la estructura interna de tu casa; tus ojos son las ventanas; tus pulmones son los conductos de ventilación, tu cerebro es la caja de fusibles; tus intestinos son la red de plomería; tu boca es el procesador de alimentos, tu corazón es la fuente de agua; tu pelo es el césped (unos tenemos más césped que otros); y tu grasa es toda esa chatarra innecesaria que tienes guardada en el desván y que tu esposa te recuerda permanentemente que hay que desechar. Si puedes pasar por alto el hecho de que tu frente no tiene una placa con la dirección y que una construcción colonial de dos pisos no luce tan bien en un traje de baño, las similitudes son sorprendentes—tanto así, que creemos que puedes aprender cómo funciona tu cuerpo pensando cómo funciona tu hogar.

Y en realidad estas son, digamos, las bases de este libro: Saber que tu cuerpo te permite cambiarlo, mantenerlo, decorarlo y fortalecerlo. En cada capítulo, comenzaremos por explicar la anatomía de tus principales órganos corporales. Para hacerlo te llevaremos adentro—y te mostraremos cómo funcionan e interactúan los órganos de tu cuerpo entre sí. No lo haremos en términos médicos, pero tampoco te trataremos como si estuvieras en cuarto de primaria. Vamos a simplificar la ciencia; vamos a hacerla más fácil. Desde ese punto de vista, te explicaremos cómo hacer que tus órganos funcionen mejor, cómo evitar las enfermedades y cómo llevar una vida más joven y más sana. Te mostraremos cómo comienza la enfermedad, cómo afecta tu cuerpo y cómo puedes aprender a evitarla y a evitar los problemas y situaciones que pueden amenazar no sólo tu existencia sino tu calidad de vida.

Volviendo a la analogía de la casa, queremos que tengas el mismo enfoque hacia el mantenimiento básico de tu cuerpo y las reparaciones en tu hogar. Normalmente no llamas al plomero si tienes un tapón menor en la tubería. Intentas resolverlo con una chupa, o retirando la tapa del tanque del inodoro y ajustando el flotador. No llamas al exterminador de plagas cuando encuentras una mosca en la cocina. No llamas al electricista para cambiar una bombilla. Son cosas que puedes hacer para que tu casa no envejezca porque sabes que es menos costoso evitar los problemas y tratar los problemas menores que dejar que todo se deteriore hasta el punto en el que tu casa necesite una reparación mayor para poder seguir funcionando como debe ser.

En último término, queremos que sientas que conoces tu cuerpo lo suficiente como para poder darle el mantenimiento básico que requiere y así evitar las causas de mayor desgaste y hacer lo que te permita mantener su valor a largo plazo.

Para hacerlo, te mostraremos, por ejemplo, cómo se atascan las arterias, por qué no puedes recordar dónde dejaste las llaves, qué hacer para tener una vida sexual más satisfactoria, cómo ejercitar tu corazón y tus huesos, por qué las células inmunes luchan contra algunas enfermedades y no contra otras, y lo que puedes ver al hacer un tour por tus intestinos (ya te dijimos que tenemos botas de pescador). Exploraremos la totalidad de tu cuerpo para que puedas ver cómo funciona y cómo hacer que funcione mejor.

Esperamos que, a medida que vayas leyendo este libro, aprendas mucho, te rías un poco y detectes lo que puedes cambiar en tu vida para tener control total de tu salud. Antes de empezar, creemos que es importante que sepas algo más acerca de los principios y objetivos más importantes de *TÚ: El Manual de Instrucciones*. Queremos presentar aquí un esquema de los aspectos más importantes relacionados con la salud—con la súpersalud—que queremos enseñarte en este viaje a través de tu cuerpo.

TÚ Puedes Controlar el Destino de Tu Salud

Si no hubiera doctores en este mundo, tal vez no habría cosas como by-passes cuádruples, cirugía ocular con láser o caligrafía ilegible. Pero, a pesar de todas las cosas maravillosas que ofrece la medicina organizada—desde tratamientos sorprendentemente avanzados hasta las más recientes investigaciones que algún día permitirán curar las enfermedades incurables—este libro no se trata de la medicina organizada. No es una guía de tratamientos, ni un libro de texto, ni una enciclopedia. Considéralo como un manual preventivo. *Tu* manual para evitar los efectos del envejecimiento—para poder mantenerte en buen estado, buena forma y mucho más joven que tu edad cronológica. Los doctores serán los primeros en decirte que no pueden evitar que enfermes del corazón, ni te puedan obligar a aplicarte bloqueador solar en la nariz antes de salir a almorzar, ni te pueden quitar de la mano el tercer Twinkie antes de que lo engullas.

Pero tú sí puedes.

Puedes controlar el destino de tu salud. Fíjate cómo lo ha hecho Lance Armstrong. En 1996, este campeón de ciclismo se sometió a unas pruebas que revelaron un avanzado cáncer testicular que se había diseminado a sus pulmones y a su cerebro. Con una probabilidad de sobrevivir de menos del 50 por ciento, Armstrong se sometió a varias cirugías y a una agresiva forma de quimioterapia para tratar su cáncer. Quedó muy débil, pero no perdió su deseo de vivir. Junto con los tratamientos médicos, la fuerza de voluntad de Armstrong y el apoyo de quienes lo rodeaban le dieron la fuerza para luchar contra el cáncer y vencerlo, para romper el récord y conseguir el sexto campeonato del Tour de Francia y, lo que es más importante, para inspirar, ayudar y motivar a otros millones de personas (basta con ver cuántos usan esas manillas amarillas que dicen LIVE**STRONG**). Una de las principales y múltiples lecciones que hemos aprendido de Armstrong es que, aunque no siempre podemos controlar lo que nos pase (por bueno que sea el estado físico en el que nos encontremos), hay ciertas cosas que sí podemos controlar: nuestra actitud, nuestra determinación y—lo que constituye el meollo de este libro—el deseo de responsabilizarnos de nuestra propia salud y saber lo más posible sobre nuestro cuerpo.

Ahora bien, no estamos recomendando, ni mucho menos, que hagas un pedido de una caja de bisturís y te quites todos los lunares sospechosos que tengas en el brazo ni que programes una colonoscopia hecha en casa cuando los niños ya se hayan ido a la cama (*eso* no lo hacemos ni siquiera nosotros). Todos necesitamos de los médicos. Lo importante aquí es que tienes realmente el poder de controlar el destino de tu estado de salud—eso está en tus manos, en las de nadie más.

En este libro te daremos docenas de recomendaciones que puedes seguir para mejorar tu estado de salud; pero, para probar un punto, queremos reducir el aspecto del control personal a un sólo hecho: si haces cinco cambios—sólo cinco—en tu vida, puedes lograr un efecto dramático en tu expectativa y tu calidad de vida. Estas cinco cosas son: controlar tu presión arterial, dejar el cigarrillo, hacer treinta minutos diarios de ejercicio, controlar el estrés y adoptar una dieta más sana, que te gustará (esto último constituye la base de gran parte de este libro, La Dieta del Manual de Instrucciones, que analizaremos más adelante en este capítulo y en el capítulo 12). Pero si logras hacer esas cinco cosas, en los próximos diez años tendrás sólo un diez por ciento de riesgo de morir o de verte afectado por una discapacidad, en comparación con cualquier persona normal de tu edad. Estamos dispuestos a aceptar esa apuesta.

TÚ Puedes Elegir Tu Edad

Ya sea que mires los relojes, los calendarios o los relojes de arena, el tiempo no se detiene. Continúa imperturbable su marcha, al mismo ritmo, día tras día, minuto tras minuto, segundo tras segundo. Todos envejecemos al mismo tiempo, cumpliendo años cada trescientos sesenta y cinco días—esa es tu edad cronológica. Pero sí puedes hacer que tu reloj vaya más rápido o más despacio según las decisiones que tomes en relación con tu estilo de vida, en cuanto a lo que hagas con tu cuerpo y lo que introduzcas en él. Por ejemplo, una mujer de cincuenta años que llene sus pulmones de nicotina y construya su pirámide alimenticia con hígado picado y salchichón puede tener el cuerpo de una mujer de sesenta y cinco años debido a la destrucción que le está ocasionando, mientras que una mujer de cincuenta años que sepa comer bien, evite las toxinas y cuide su cuerpo con una moderada actividad física, puede tener el cuerpo y la salud de una mujer de treinta y seis. En este libro nos referiremos al efecto de edad real (RealAge) que algunas alternativas referentes a tu estilo de vida tienen en tu salud. Es la base del concepto de RealAge. Es posible que algunos lo conozcan. Para los que no saben qué es, se trata de un sistema que muestra hasta qué punto las alternativas que elijas pueden hacer que lleves una vida más joven o que tu cuerpo envejezca más rápido.

Para demostrarte el poder que tienes, piensa en lo siguiente. Tú controlas más del 70 por ciento de la calidad de vida y la longevidad que alcances. Para cuando llegues a los cincuenta años, tu estilo de vida habrá determinado el 80 por ciento de la forma como envejezcas; el resto depende de la genética inherente.

Claro está que no podemos ser jóvenes para siempre. Esto se debe a que nuestros cuerpos envejecen constantemente por el efecto del medio ambiente, a través de la oxidación u otros procesos en nuestro organismo. La oxidación, algo muy similar a lo que ocurre con la oxidación de los cimientos o pilares de tu casa, es un proceso natural e importante, subproducto del adecuado funcionamiento de tu cuerpo. Pero cuando hay exceso de oxidación, el riesgo de envejecimiento—o acumulación de óxido—es mayor. Por eso, tantos alimentos benéficos para la salud son antioxidantes—alimentos que reducen la velocidad del proceso de oxidación. No sabemos cuál de las propiedades antioxidantes de estos alimentos sea la responsable de las ventajas que obtenemos al consumirlos. Pero sí sabemos que hay tres factores principales en las enfermedades relacionadas con el envejecimiento que podemos controlar—y que, al controlarlos, disminuimos el ritmo del proceso del envejecimiento. Desde un punto de vista puramente científico, no sabemos a ciencia cierta cuál sea la causa del envejecimiento, pero sí sabemos qué hace que nos sintamos viejos antes de los cien años, y eso es la enfermedad relacionada con la edad. Por lo tanto, podemos indicarte solamente el 80 por ciento de cómo detener estos tres factores en la enfermedad relacionada con la edad, que son:

★ el envejecimiento de tu corazón y tus vasos sanguíneos (responsables de cosas como accidentes cerebrovasculares, infartos, pérdida de la memoria e impotencia, cuando las arterias dejan de llevar sangre rica en nutrientes a algunos órganos importantes)

★ el envejecimiento de tu sistema inmune (que lleva a la aparición de enfermedades autoinmunes, infecciones y cáncer)

★ el envejecimiento producido por factores ambientales o sociales (los accidentes, y algunos factores sociales como el estrés, contribuyen en gran medida al envejecimiento)

Naturalmente, te mostraremos cómo funcionan estos sistemas y cómo puedes hacer para que todos se mantengan jóvenes, pero el concepto más importante que hay que recordar es que los efectos de RealAge que encontrarás en este libro ayudan a valorizar todos esos factores. Podría decirse que es la moneda de la longevidad.

Una forma de hacer que nuestro cuerpo cobre vida es demostrar verdadera autonomía; entonces, tenemos ilustraciones divertidas con nuestro duende mascota que te ayudarán a entender los sutiles elementos de tus órganos. Los dibujos son exactos desde el punto de vista médico, a pesar del sutil humor evidente en algunos de ellos. Lo más endiablado son los detalles; por lo tanto, dedícale algún tiempo a la anatomía.

Como bonificación, hemos incluido algunas hojas de notas (Tabla 1.1, página 32) para facilitarte el manejo de tu salud.

TÚ Estás en Camino a Tener una Vida Más Vital

Al hojear el periódico, puedes encontrar todo tipo de noticias, ya se trate de conflictos internacionales o de la ruptura de una pareja famosa. Pero a veces, al menos en lo que a nosotros respecta, parece que, cuando se trata de temas de salud, sólo se publican las malas noticias. Cada vez que volteas una página, lees un titular deprimente: Otro caso de una persona famosa que tiene alzheimer. Las tasas de diabetes han aumentado exorbitantemente. Los norteamericanos son más gordos que la billetera de una persona con buen crédito A. ¿Cuál es el efecto? Con el tiempo, todo parece tan deprimente que uno deja de leer las noticias y la información relacionada con la salud, así como los osos polares evitan ir a Fiji. Sí, tenemos graves problemas de salud que atender, pero son sólo un lado de la historia.

Para empezar, tenemos la expectativa de vida media: cuarenta y siete años en 1900, y casi ochenta en el 2000. Gran parte del crédito por estos treinta y tres años adicionales le corresponde a la salud pública y a la medicina organizada. Es así como algunas estadísticas demuestran que vamos a vivir largo tiempo. Tal vez las más impresionantes de todas sean estas: mientras que el resto del mundo piensa que somos el país con más problemas de obesidad, tal vez haya indicios de que estemos cambiando. De 1966 a 1996 el número de norteamericanos que comenzaron a desarrollar actividad física en forma regular se redujo en 1 por ciento por año. De 1996 a 2002, el nivel de actividad física aumentó 1 por ciento por año. La prevalencia de fumadores se ha reducido de 50 por ciento de la población adulta en 1970 a 27 por ciento en 2000. El número de hipertensos no tratados bajó de 80 por ciento en 1970 a 43 por ciento en 2000.

Inclusive el sector empresarial norteamericano se está uniendo a esta tendencia. General Mills anunció que dejará de vender cereal no compuesto de granos enteros, y se ha informado que Wal-Mart ha dicho a las compañías productoras de

Los Alimentos Son Combustible: La Dieta del Manual de Instrucciones

Todos sabemos lo que ocurre si se presenta una falla de energía en la red eléctrica que alimenta nuestro hogar. La luz baja y la fuerza eléctrica no alcanza para que funcionen la tostadora, el televisor o el secador de pelo. Así como el voltaje eléctrico puede cambiar muchas cosas de nuestra vida diaria, lo mismo ocurre con la dieta. Los factores externos cambian la forma como funcionan las cosas en el interior. Lo que introduzcamos en nuestro cuerpo —y también en qué cantidad y con qué frecuencia lo hagamos— afectará la forma como nos sintamos y vivamos.

Claro está que hay muchas razones que nos llevan a comer —estamos aburridos, estamos en una fiesta, han quedado como unas diecisiete papas fritas en la bandeja. La razón primordial por la cual comemos es suministrar combustible a nuestro cuerpo, no sólo para mantenernos delgados, activos y fuertes, sino para alimentar nuestros órganos con los alimentos y nutrientes que necesitan para mantener toda la estructura interna en buen estado de funcionamiento. Si no sabes cómo procesa tu cuerpo los alimentos —ni cómo funciona el interior de tu cuerpo— no podrás entender el porqué ni el cómo de la importancia de los alimentos. Una vez que veas cómo funcionan ciertos alimentos, entenderás por qué comerlos te hará sentir mejor y mejorará tu estado de salud —mientras pierdes peso en el proceso.

Gran parte de este libro será un análisis de cuáles son los alimentos que desempeñan un papel en el mantenimiento adecuado de los distintos órganos y procesos anatómicos, por lo que te daremos la Dieta del Manual de Instrucciones que se explica en detalle en el capítulo 12. Te ofreceremos un plan de treinta recetas para diez días que te indica una forma de comer diseñada para una óptima salud. No se trata, propiamente, de una dieta con restricción calórica para adelgazar, aunque uno de los efectos será la pérdida de peso. En cada capítulo indicaremos los nutrientes que más convienen para esa parte del cuerpo y los alimentos que los contienen de forma que puedas diseñar tu dieta según tus necesidades de salud específicas. Dos de las diferencias entre nuestra dieta y muchas otras es que es muy sabrosa y fácil —no tiene etapa de inducción, no hay que contar ni pesar, no hay dieta de mantenimiento. Lo que queremos enfatizar es que tú puedes cambiar la forma como funciona tu cuerpo —y la forma como te sientes— según los alimentos que consumas. La dieta se centra en alimentos como grasas saludables, alimentos integrales, frutas y vegetales, proteínas, y los muchos otros nutrientes que tu organismo debe recibir. Al seguir la sabrosa Dieta del Manual de Instrucciones alimentarás a tus órganos con los nutrientes que requieren para funcionar mejor, evitar las enfermedades y mantener tu cuerpo sano.

Otros dos puntos importantes que considerar al pensar en los alimentos es cómo se procesan los nutrientes que ingieres—y por qué tu cuerpo los procesa de una determinada forma. A fin de entender la nutrición, tendrás que saber algo sobre el metabolismo y la forma como tu organismo digiere los alimentos para obtener energía. El hecho es que la mayoría de las personas, al hacer dieta, no come lo suficiente y, en realidad, reduce su tasa de metabolismo; ellas entran así en una modalidad de pseudo desnutrición en la que sus cuerpos dejan de quemar calorías a la misma velocidad porque sienten que deben preservarlas. Por eso es tan importante el ejercicio. La actividad física ayuda a acelerar la tasa de metabolismo porque el ejercicio es lo que le da el visto bueno a tu cuerpo para que queme calorías. Por lo tanto, debes hacer ejercicio esencialmente para evitar que tu cuerpo entre en pánico y comience a funcionar en la modalidad de pseudo desnutrición. Una combinación adecuada de ejercicio y alimentación convierte la Dieta del Manual de Instrucciones en un estilo de vida.

alimentos que dejará de distribuir productos que contengan nocivas grasas *trans*—una importante señal para los productores de alimentos de que podemos exigir productos más saludables.

¿Qué significa todo esto? Aunque no somos perfectos, estamos progresando—al aumentar la actividad, dejar de fumar y cambiar nuestra dieta. El hecho es que quienes tienen más autoridad para hablar de cómo saber envejecer no son los médicos que nos atienden normalmente sino el que tiene en sus manos este libro.

TÚ Debes Pensar en la Medicina Como Algo que es en Parte una Ciencia y en Parte un Arte

A veces se cree que la medicina es un campo en el que hay que unir los puntos. El síntoma A más el síntoma B debe ser igual a la enfermedad C. De cierta forma, el cuerpo es una fábrica mecánica lógica que funciona repitiendo la misma rutina una y otra vez. Si bien los investigadores han descubierto, sin duda, muchas de las idiosincrasias de la forma como funciona el cuerpo humano, a veces los obreros de la fábrica se toman un descanso, o deciden que quieren hacer otra cosa, o incluso se insubordinan y desorganizan toda una línea de ensamblaje. No siempre sabemos por qué se presentan los problemas—ni siquiera entendemos qué significan. Por eso hay miles de investigadores que dedican sus vidas a explorar el comportamiento de las células humanas y animales para entender mejor nuestro cuerpo.

En ese sentido, es mucho lo que sabe de nuestro cuerpo la comunidad científica y esperamos poder darte los más importantes de esos elementos. La medicina cuenta con un intrincado proceso de pruebas que nos ayudan a pasar de los mitos a las recomendaciones respaldadas por conocimientos científicos sólidos. Esto funciona en cuanto a muchos tratamientos y métodos preventivos. En otro sentido, la medicina no ha realizado toda la gama de investigaciones, pero cuenta con suficiente evidencia anecdótica y resultados científicos preliminares como para que podamos recomendarlos a nuestra familia y a nuestros amigos, y eso también te lo contaremos.

En último término, nos concentraremos en los órganos y las afecciones más importantes que participan en el proceso de envejecimiento, así como los estados más prevenibles. Por consiguiente, no esperes que cubramos todo tipo de enfermedades; nos concentraremos, en cambio, en las que la ciencia ha ayudado a demostrar que podemos prevenir.

Prueba de Tu CC: Prueba de Cociente Corporal

Todo el mundo conoce la prueba del Cociente de Inteligencia (CI), que mide tu nivel de conocimiento. También hay algo que se llama el Cociente Emocional (CE), que mide los rasgos relacionados con la personalidad y el carácter. Nuestro acrónimo favorito es CC: Cociente Corporal, ¿Cuánto sabes de tu cuerpo? Claro que sabes que tus piernas te permiten correr, que tu hígado limpia tus diabluras y que tu intestino sabe manejar muy bien esa botella de cerveza que tomaste, pero queremos que respondas un pequeño examen para demostrarte lo increíble que es tu cuerpo y poner en tela de juicio algunas de tus ideas preconcebidas de cómo funciona y envejece tu cuerpo.

Aunque has vivido en él por treinta, cuarenta, cincuenta, sesenta, tal vez setenta años o más, suponemos que probablemente no conoces tu cuerpo tan bien como crees. Al entender tu cuerpo, desarrollas una base de conocimientos que te faculta y autoriza para preservar y fortalecer tu vida.

No te preocupes si no pasas la Prueba del Cociente Corporal porque en este libro te daremos todas las respuestas. Además, recuerda que una vez que hayas terminado nuestro libro, tienes tutores a tu disposición: tus médicos. Y debes aprovecharlos no solo para firmar prescripciones. Debes utilizarlos como maestros; después de todo, eso es lo que la palabra *doctor* significa en latín. La mayoría de nosotros quiere servir en esa forma—es lo que nos divierte. No nos lo niegues. Haz preguntas. Aprovecha los conocimientos de tus médicos para aprender más sobre el funcionamiento de *tu* cuerpo.

Ahora saca ese lápiz del morral de tu hijo y responde las siguientes preguntas. Cuando termines, pasa a las últimas páginas del capítulo y comprueba las respuestas, sabrás qué tanto conoces tu cuerpo.

La Prueba del Cociente Corporal: ¿Qué Tanto Sabes de Tu Cuerpo?

1. ¿Cuál de los siguientes factores causa menos envejecimiento?

    a. Fumar un paquete de cigarrillos al día.

    b. Un nivel de colesterol HDL (el bueno) de 29 mg/dl.

    c. Evitar rutinariamente incluir la limpieza del cemento blanco entre las baldosas en tu lista de cosas por hacer.

    d. Comer bistec de carne de res dos veces por semana.

2. ¿Cuál es la presión arterial ideal?

    a. 115/76.

    b. Cualquier lectura inferior a 140/90.

    c. La que fuera que hizo que George Burns llegara a los cien años.

    d. Depende de la historia familiar.

3. ¿Cuál de los siguientes es el mejor consejo con respecto a las dietas?

    a. A menor consumo de alimentos mayor pérdida de peso.

    b. La mejor dieta es la que se hace de por vida.

    c. Una buena pérdida de peso incluye alimentos con poca o ninguna grasa.

    d. ¿Quiere alguien, por favor, pasar la tocineta?

4. ¿Cuál es el mayor peligro para las arterias?

    a. Una tensión arterial elevada de 160/90.

    b. Un colesterol LDL (el malo) alto de 200.

    c. Una porción abundante de palitos de calabacín fritos.

    d. Demasiado tiempo en el sofá.

5. ¿Cuál de las siguientes afecciones no es producida principalmente por el deterioro de las arterias?

    a.   Los accidentes cerebrovasculares.

    b.   Las arrugas.

    c.   La diabetes.

    d.   La impotencia.

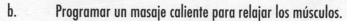

6. ¿Cuál es el mejor regalo que puede darle a su pareja el Día de San Valentín para mantenerlo(a) sano(a)?

    a.   Unos cuantos bombones de chocolate por sus efectos nutritivos.

    b.   Programar un masaje caliente para relajar los músculos.

    c.   Flores, por sus efectos terapéuticos y aromáticos.

    d.   Con gusto estudiaré un catálogo de Victoria Secret para buscar unas cuantas ideas.

7. ¿Cuál es la dosis ideal de aspirina que se debe tomar para reducir el envejecimiento de las arterias?

    a.   La misma que se requiere para aliviar una resaca.

    b.   Dos o más aspirinas para niño o media aspirina corriente.

    c.   Una aspirina para niño.

    d.   Ninguna; el ibuprofeno es mejor.

8. ¿Cuál es el síntoma más revelador de que tal vez se tenga demencia relacionada con la enfermedad de Alzheimer?

    a.   Olvidar constantemente dónde están las llaves.

    b.   No reconocer información recibida cinco minutos antes.

    c.   Olvidar que ya había contado esa historia a los compañeros de trabajo la semana pasada.

    d.   ¿Cuál era la pregunta?

9. *¿Cuál de los siguientes alimentos tiene características menos similares a las de una droga adictiva?*

    a.   El menú no. 2 con una Coca-Cola grande y una malteada de chocolate.

    b.   El maní.

    c.   Las papas.

    d.   Los cereales con azúcar.

10. *¿Cuál de las siguientes afirmaciones sobre las diferencias del cerebro según el sexo son ciertas?*

    a.   Los hombres pueden resolver problemas más rápido que las mujeres mientras que las mujeres analizan mejor los problemas complejos.

    b.   Las mujeres tienen más inteligencia emocional que los hombres.

    c.   Los cerebros de los hombres tienen una sustitución neural escondida bajo sus Calvin Kleins.

    d.   Los hombres y las mujeres tienen el mismo sistema cerebral.

11. *¿Cuál es el mejor tipo de crucigrama que puede hacer para su cerebro?*

    a.   Lo que haya disponible en ese momento sobre la tapa del tanque del inodoro.

    b.   Uno que pueda terminar.

    c.   Uno que no pueda terminar.

    d.   No sé, pero estoy buscando una glándula secretora de insulina de ocho letras que empieza con P y termina con S.

12. *¿Qué tamaño de partículas son las más peligrosas para los pulmones?*

    a.   Las del tamaño de un maní, puesto que pueden bloquear la traquea.

    b.   Las del tamaño de una picadura de tabaco fina.

    c.   El tamaño de eso que hace que se forme el smog.

    d.   Las del tamaño tan pequeño que sería necesario un microscopio mejor que un microscopio de luz común para poderlas ver.

13. Llene el espacio en blanco con la comparación más adecuada. El sueño es como: _____.

    a.   El sexo, porque nunca podemos tener suficiente.

    b.   Los cinturones de seguridad, porque permiten que el organismo se detenga.

    c.   El jefe, porque es más agradable cuando no lo interrumpen.

    d.   La Iglesia, porque es siempre silenciosa y tranquila.

14. ¿Qué indica el roncar en exceso?

    a.   Que uno ha dejado de respirar.

    b.   Que hay un tipo de obstrucción en la garganta.

    c.   Que no se ha dormido lo suficiente.

    d.   Que el divorcio es inminente.

15. ¿Cuál es el riesgo equivalente de una hora de exposición al humo del cigarrillo de terceros?

    a.   Fumar cuatro cigarrillos.

    b.   Conducir sin el cinturón de seguridad.

    c.   Asolearse por una hora sin protector solar.

    d.   Tener un nivel de colesterol de 240.

16. ¿Cuál de los siguientes gustos no es heredado?

    a.   El dulce.

    b.   El ácido.

    c.   Las películas de Adam Sandler.

    d.   La grasa.

17. *¿A qué otro órgano se parecen más tus intestinos?*

    a.   Al corazón, porque bombea nutrientes a todo el organismo.

    b.   Al cerebro, porque libera las mismas sustancias químicas.

    c.   A tus cuerda vocales, porque gruñen cuando tienen hambre.

    d.   Al órgano en la parte posterior de la Iglesia, porque emite todo tipo de sonidos majestuosos.

18. *¿Qué puede causarte con más probabilidad una úlcera gástrica?*

    a.   El jefe (por el estrés).

    b.   El chef (por la mala comida).

    c.   El cónyuge (por los besos).

    d.   Uno mismo (por comer en exceso).

19. *¿Cuál es la principal función del colon?*

    a.   Indicarle al cerebro que estás lleno.

    b.   Absorber líquido para distribuirlo al organismo.

    c.   Digerir los alimentos y eliminar los gases.

    d.   En inglés, separar una cláusula independiente de una dependiente.

20. *¿Qué truco se ha demostrado científicamente que sirve para comer menos en una comida?*

    a.   Comer mucho en la comida anterior.

    b.   Comer grasa al comienzo de cada comida.

    c.   Cinta de enmascarar.

    d.   Tomar una bebida gaseosa no dietética antes de la comida.

21. *¿Por qué los hombres pueden tomar más alcohol que las mujeres?*

    a.   Dos palabras: *Animal House.*

    b.   Los hombres tienen más testosterona.

c. Los hombres son más grandes físicamente.

d. La sangre de los hombres recibe menos de lo que ellos consumen.

22. *¿Dónde se lleva a cabo la concepción?*

a. En el útero.

b. En las trompas de Falopio.

c. En el cuello uterino.

d. En el Holiday Inn.

23. *Complete la siguiente frase. El tamaño del órgano sexual de un hombre: _____.*

a. Tiene que hacernos pensar lo que estaba pensando Speedo.

b. Se basa en la necesidad de atraer a los miembros del sexo opuesto.

c. Es importante para el adecuado funcionamiento de la próstata y la satisfacción sexual.

d. No importa.

24. *¿Cuál es la sustancia más responsable del impulso sexual tanto en hombres como mujeres?*

a. El tequila.

b. Los estrógenos.

c. La testosterona.

d. La nicotina.

25. *¿Cuál es la mejor prueba para saber si se tiene la resistencia cardiovascular para hacer el amor?*

a. Hacer diez lagartijas sin parar.

b. Subir dos tramos de escaleras sin detenerse.

c. Correr en una banda sinfín por diez minutos.

d. Practicar solo.

26. **¿Qué es lo más importante que ocurre en la menopausia?**

a. Los ovarios indican que sólo les quedan unos pocos óvulos.

b. La mujer pierde su capacidad de producir niveles constantes de hormona de crecimiento y estrógeno.

c. Disminuye el deseo sexual en la mujer.

d. Los maridos buscan dónde esconderse para protegerse de los sartenes voladores.

27. **¿Qué detecta un examen de Papanicolaou?**

a. El herpes.

b. El cáncer cervical.

c. La fertilidad.

d. Los chismes desagradables de las viejas amigas.

28. **¿Qué alimentos aumentan las tasas de fertilidad?**

a. Las nueces de nogal.

b. Las ostras.

c. Los alimentos ricos en calcio.

d. Cualquier cosa siempre que incluya flores, un par de botellas de vino y una buena noche de baile.

29. **¿Cuáles son los músculos más activos del cuerpo?**

a. Los de la espalda.

b. Los de la mandíbula.

c. Los de los ojos.

d. Los que utilizamos durante la luna de miel.

30. **¿Por qué se debe evitar utilizar un hisopo para limpiarse los oídos?**

a. Va contra la mayoría de las normas de urbanidad de Emily Post sobre cómo comportarse en la mesa del comedor.

b. Pueden romper el tímpano.

c.   Pueden empujar la cera a una posición donde bloquea las ondas sonoras.

d.   Limpiar la cera de los oídos sólo aumenta la cantidad que se produce.

31. *¿Cuál es una indicación de que se es legalmente ciego?*

a.   Usar pantalones rosados con la camisa roja.

b.   Tu pareja te acusa de no tener buen conocimiento de las cosas.

c.   No se pueden ver las letras grandes en una cartilla de prueba visual a una distancia de veinte pies.

d.   **No se puede leer esto, Mister Magoo.**

32. *¿Cuál es la parte del cuerpo que tiende a dañarse menos con el sol?*

a.   Los ojos, porque no tienen piel.

b.   El cuero cabelludo, porque está cubierto de pelo.

c.   El trasero, porque está cubierto por la ropa (o el pelo).

d.   La parte de atrás de las orejas, porque es un área muy pequeña.

33. *¿Cuál es la principal función de la piel?*

a.   Mantener el negocio de Hugh Heffner.

b.   Proteger tu interior del mundo exterior.

c.   Mantener la sal y el potasio dentro de las células.

d.   Sostener los folículos capilares.

34. *¿Cuál es el efecto más probable de entrenarse para correr una maratón?*

a.   Desarrollar la resistencia cardiovascular de los mejores atletas.

b.   Causar daño a tus huesos y articulaciones a largo plazo.

c.   Respirar una cantidad letal de toxinas si se corre en una gran ciudad.

d.   Obtener el papel de chica Bond.

35. ¿Cuáles de las siguientes afirmaciones son ciertas en relación con las articulaciones?

    a.   Casi todas se componen de sólo dos huesos y una bisagra entre los dos.

    b.   La mayoría une los huesos con una bisagra que se mantiene mejor lubricada si se ingieren nueces o aceite de pescado.

    c.   Están formadas por músculos, tendones, ligamentos, cartílago, nervios y huesos.

36. ¿Cuál de las siguientes afirmaciones sobre la afección ósea conocida como osteoporosis es cierta?

    a.   Es una de las principales causas de la mayoría de las fracturas de cadera en las mujeres pero no en los hombres.

    b.   Tanto en hombres como en mujeres, sus riesgos se reducen haciendo ejercicios de estiramiento de los tendones inguinales y sentadillas, y tomando vitamina D y calcio.

    c.   Produce molestias y dolores.

    d.   Es más común en las personas corpulentas porque tienen más masa ósea.

37. ¿Cuál de las siguientes afirmaciones es cierta en relación con la osteoartritis?

    a.   Se encuentra en el 85 por ciento de las personas mayores de ochenta y cinco años.

    b.   Es algo que no debe preocuparnos hasta que cumplamos ochenta y cinco años.

    c.   Empeora cuando se hacen sonar los nudillos.

    d.   Mejora con la natación.

38. ¿Cuál de las siguientes afirmaciones sobre los huesos es cierta?

    a.   Están totalmente formados para cuando se llega a los veintitrés años.

    b.   Tienen una estructura de matriz como la de la Torre Eiffel.

    c.   Se debilitan en las mujeres pero no en los hombres.

    d.   Son la sustancia más dura de nuestro cuerpo.

39. ¿Cuál es la principal función de los músculos?

   a. Vender jeans en las vallas de Times Square.

   b. Ayudarnos a mover, pensar, respirar y orinar.

   c. Justificar el inscribirse en un gimnasio.

   d. Almacenar los carbohidratos y azúcares que el cuerpo digiere.

40. ¿Cuál de las siguientes afirmaciones es cierta en cuanto al dolor de espalda?

   a. Se origina en los músculos de la pelvis.

   b. Es más común a medida que envejecemos.

   c. Se disminuye con esos cinturones de soportar peso que utilizan quienes hacen ejercicio o trabajan en bodegas.

   d. Puede evitarse en gran medida con ejercicio para fortalecer la parte central del cuerpo alrededor de la pelvis y el abdomen.

41. ¿Cuáles son las mejores formas de actividad física?

   a. El ejercicio cardiovascular, levantamiento de pesas y otros ejercicios.

   b. Caminar, correr, nadar.

   c. Sexo por la mañana, sexo por la tarde, sexo por la noche.

   d. ¿Darse una ducha se puede considerar actividad física?

42. ¿Cuál de las siguientes cosas es la más importante en el ejercicio con pesas?

   a. Hacer suficientes repeticiones como para que se cansen los músculos.

   b. Utilizar máquinas de hacer ejercicio.

   c. Tener buena visibilidad en el espejo.

   d. Imitar lo que hacen los demás en el gimnasio.

43. *Caminar con "pequeñas" pesas de tres libras en las manos es...*

   a. Una buena forma de desarrollar músculos y hacer ejercicio cardiovascular.

   b. Una forma fácil de aumentar de forma dramática el número de calorías quemadas.

   c. Un riesgo de lesión en el hombro.

   d. Mucho mejor que caminar con pesas de tres libras en los tobillos.

44. *¿Cuál es la primera línea de defensa contra la infección?*

   a. Estornudar o toser.

   b. Los anticuerpos que se encuentran en la boca y la nariz.

   c. Bañarse con jabón antibacterial.

   d. La piel.

45. *¿Cuál es la peor parte de una infección menor no tratada que no tenga síntomas evidentes?*

   a. Puede obligarnos a faltar al trabajo.

   b. Puede producir cáncer de páncreas.

   c. Puede producir inflamación crónica de las arterias.

   d. Puede hacer que desarrollemos resistencia a los antibióticos.

46. *¿Cuál es la forma más segura de acortar la duración del resfriado común?*

   a. La sopa de pollo de mamá.

   b. Las tabletas de zinc para chupar.

   c. Vitamina C y reposo en cama.

   d. Los antibióticos.

47. *¿Qué es lo mejor que puede hacerse para evitar las infecciones?*

   a. Utilizar un filtro para agua.

   b. Usar condones.

   c. Lavarse las manos.

   d. Dejar de tomar los antibióticos tan pronto como desaparezca la infección.

48. *¿Cuál es la anomalía hormonal más común en las personas mayores de sesenta?*

   a. El hipotiroidismo.

   b. La diabetes.

   c. La deficiencia de testosterona.

   d. La pérdida de impulso sexual (deficiencia pituitaria Brad).

49. *¿Cuál de las siguientes afirmaciones con relación a las hormonas es cierta?*

   a. Entre más mejor.

   b. Las hormonas vegetales son naturales.

   c. Todas disminuyen con la edad.

   d. La mayoría de suplementos hormonales de venta libre son un engaño.

50. *¿Cuál de las siguientes afirmaciones con relación al cáncer es cierta?*

   a. Casi nunca es prevenible.

   b. No se puede coexistir con el cáncer.

   c. No hay cánceres que sean 100 por ciento letales.

   d. La mayoría de los cánceres son contagiosos.

Respuestas a la Prueba de
Cociente Corporal:
¿Qué Tanto Sabes de Tu Cuerpo?

1. D: Comer bistec dos veces por semana te envejece menos de un año en comparación con fumar un paquete de cigarrillos (lo que envejece ocho años), un nivel inadecuado del colesterol HDL de 29 envejece aproximadamente cuatro años, y el estrés de evitar una tarea molesta nos envejece ocho años.

2. A: La presión arterial ideal es 115/76, establecida en cincuenta y seis estudios realizados en cincuenta y dos países y más de 20 millones de personas. Es lo mismo en Nueva Delhi que en Chicago o en Tokio. Una presión arterial más baja no mejora mucho la tasa de envejecimiento, pero las cifras más altas no son buenas—más del 50 por ciento de los infartos pueden atribuirse a una presión arterial entre 125/80 y 140/90.

3. B: La clave para una dieta es que nos guste y que podamos permanecer en ella. Comer muy poco reduce la tasa del metabolismo.

4. A: Una presión arterial de 160/90 incrementa más que cualquier otra cifra el riesgo de disfunción arterial. Esto no significa que deba evitarse la actividad física ni evitar reducir una cifra de colesterol nocivo. Simplemente significa que la presión arterial puede ser el número más importante que debas conocer, con excepción de la fecha del cumpleaños de tu cónyuge, en especial si tu presión está por encima de 160/90.

5. C: La diabetes empeora la enfermedad de las arterias, pero se trata principalmente de una enfermedad genética que se acentúa con la obesidad en los adultos. Las demás afecciones como la impotencia, las arrugas y los accidentes cerebrovasculares son como los infartos: se producen principalmente por el envejecimiento de las arterias.

6. A: Los flavonoides y la grasa más sana en el chocolate con base de cacao lo hacen saludable. Programar un masaje no cuenta hasta que se haya recibido.

7.　B: Los datos demuestran que en la prevención de la enfermedad arterial y el cáncer se obtienen los mismos beneficios con dos o más aspirinas para niños que con una aspirina entera, y que dos aspirinas para niños son dos veces mejor que una para prevenir la enfermedad arterial.

8.　B: Aunque con la enfermedad de Alzheimer se olvida la información reciente, estos olvidos son tan profundos que puede no reconocerse lo que se nos ha olvidado.

9.　B: Sólo el maní no produce la liberación directa del neurotransmisor de dopamina que causa la sensación de placer. En realidad, el maní es una sustancia benéfica que contiene tanto grasa buena como proteína saludable.

10.　A: Eso dicen los datos; no se diga más.

11.　C: Con la constante presentación de retos se incrementan el desarrollo de las dendritas de las células cerebrales y la función cerebral.

12.　D: Las partículas más pequeñas evaden las defensas naturales de la respiración a través de los cilios (vellosidades) en la tráquea y llegan a lo más profundo de los pulmones, donde, entre otros problemas, pueden producir inflamación.

13.　C: Entre menos se interrumpa el sueño, mejor, porque tenemos movimientos oculares rápidos y patrones de sueño de ondas lentas que son restauradores para un buen desempeño.

14.　B: Los ronquidos se producen por un estrechamiento de la vía aérea que impide el movimiento del aire. Son, en realidad, el ruido de la turbulencia del movimiento del aire producida por una obstrucción parcial que impide que el aire fluya libremente.

15.　A: El humo del cigarrillo de terceros produce efectos muy similares a los de fumar uno mismo en cuanto a la disfunción arterial y la impotencia.

16.　D: El gusto por la grasa es adquirido; por lo tanto, en un período de apenas ocho semanas, es posible cambiar el tipo de grasas de las que uno disfruta.

17. B: El intestino es muy similar al cerebro porque se compone de sistema nervioso y sustancias químicas.

18. C: Las bacterias que producen la mayoría de las úlceras gástricas pueden trasmitirse en ambos sentidos por muchas otras personas.

19. B: Hay que eliminar el líquido para concentrar las heces y mantener también un nivel de líquido lo suficientemente alto en el resto del organismo.

20. B: Comer un poco de grasa al comienzo de cada comida evita que el estómago se vacíe; se obtiene así una sensación de saciedad más pronto y por un período de tiempo más largo, reduciendo así el deseo de consumir grandes cantidades de alimentos.

21. D: Los hombres tienen más deshidrogenasa de alcohol ácida en el recubrimiento de sus intestinos, que metaboliza aproximadamente la mitad del alcohol antes de que éste llegue al torrente sanguíneo.

22. B: El óvulo fecundado se implanta en el útero. El sitio donde el espermatozoide fertiliza el óvulo suele ser las trompas de Falopio, aunque se puede producir en cualquier sitio donde los dos se unan.

23. B: Sí, esa es la razón (desde un punto de vista evolutivo).

24. C: La testosterona influye en el impulso sexual en ambos géneros.

25. B: Si no puedes subir dos tramos de escaleras sin detenerte, el sexo representará un peligro para ti y necesitas más práctica.

26. A: Aparentemente los ovarios ayudan a regir el inicio de la menopausia; no se trata simplemente de señales provenientes del cerebro.

27. B: Es importante que las mujeres se sometan a esta prueba al menos una vez al año, si son sexualmente activas.

28. A: En realidad, las nueces de nogal tienen más ácidos grasos Omega 3 que cualquier otra clase de nueces. Los ácidos Omega 3 mejoran las tasas de fertilidad tanto en los

hombres como en las mujeres al mejorar la capacidad de desplazamiento de los espermatozoides y el entorno de la implantación en la mujer. Puede haber también otras
razones.

29. C: Siempre están en movimiento.

30. B: Lo más pequeño que debes introducir en tu oído es tu codo.

31. C: Si no puedes hacer esto, tal vez es preciso que prestes atención a este libro.

32. C: ¿Alguna vez has visto un trasero arrugado?

33. B: La piel es uno de nuestros principales medios de protección.

34. B: Sí, es cierto que se puede llegar a hacer demasiado ejercicio.

35. B: El aceite de pescado y las nueces son una excelente forma de reducir el dolor de las
articulaciones y de mantenerlas funcionando por largo tiempo.

36. B: Se fortalecen los huesos al practicar ejercicios que exijan esfuerzo de los músculos y
articulaciones que los rodean o conectan. La vitamina D y el calcio también son importantes tanto para los hombres como para las mujeres.

37. A: De ahí la importancia de hacer cosas que mantengan tus articulaciones tan ágiles
como las de una persona menor de ochenta y cinco.

38. B: Sí, la Torre Eiffel se diseñó basándose en la estructura de los huesos del cuerpo humano y, como resultado, es increíblemente resistente.

39. B: No creías que fuera así, ¿cierto? De hecho los músculos nos ayudan a mover,
respirar y orinar e inclusive a pensar, puesto que el ejercicio mantiene más joven el
cerebro.

40. D: Como con la mayoría de las cosas, se puede prevenir o disminuir el dolor de espalda
con algo de esfuerzo consciente de antemano o después de mejorar.

41. A: Los tres componentes de la actividad física que afectan independientemente la salud incluyen cualquier actividad física, el ejercicio de esfuerzo y el ejercicio suficiente como para hacerte sudar en un cuarto frío. Pero para tener una mayor probabilidad de éxito, debes haber hecho cualquier actividad, como caminar, antes de comenzar el ejercicio de levantamiento de pesas, y hacer dicho levantamiento de pesas antes de la actividad cardiovascular.

42. A: Sólo cuando los músculos comienzan a cansarse logramos realmente fortalecerlos y no sólo aumentar su capacidad de impulso.

43. C: Caminar con pequeñas pesas en las manos debe servir para mantener ocupados a los cirujanos ortopédicos que se especializan en reparación de hombro.

44. D: La piel es la que realmente hace el mejor trabajo.

45. C: Las infecciones menores pueden ser mucho más peligrosas que un alto nivel de colesterol para la disfunción arterial.

46. A: No conocemos ningún riesgo relacionado con la sopa de pollo de mamá, y sí reduce la duración del resfriado común tanto como las tabletas de zinc para chupar o la vitamina C.

47. C: Tu mamá tenía razón.

48. A: Más del 10 por ciento de las personas mayores de sesenta presentan hipotiroidismo, razón por la cual recomendamos hacerse una prueba de tiroides cada cinco años a partir de los sesenta.

49. D: Bueno, al menos lo peor que puede ocurrir es que el dinero pasa de tus manos a las de quien las vende, y el tomarlas no te va a enfermar.

50. C: Correcto, hay esperanza aún con el peor de los cánceres y se produce la recuperación espontánea cuando el sistema inmune lucha contra la enfermedad.

Tu Puntaje:
Anota un punto por cada pregunta correcta para determinar el puntaje final de tu Cociente Corporal

45–50:   EXCELENTE. Estás entre los aceptados para ingresar a la escuela de medicina, o ves demasiados episodios de *ER*. Prescripción: Los libros de medicina están en el siguiente estante, sabelotodo.

30–44:   BUENO. Sabes más que muchos sobre el cuerpo humano. Con una buena base de conocimientos de anatomía, podrás valorar los conceptos que se presentan en este libro y las acciones que se recomiendan. Prescripción: Leer un capítulo cada noche durante dos semanas.

16–29:   PROMEDIO. Aunque no romperías ningún récord, sabes lo suficiente sobre tu cuerpo como para entender su complejidad y carácter artístico. Prescripción: Tomar las siguientes 371 páginas y llamarnos en la mañana.

0–15:   ¿QUÉ PASA? ¿ERES UN LAGARTO O ALGO ASÍ? Las malas noticias son que tienes que explorar mucho más el cuerpo humano. Las buenas noticias son que puedes convertirte en una persona experta con una gran dosis de conocimiento, suplementada con un curso de acción de por vida. Prescripción: Pasa la página y comienza a aprender.

TABLA 1.1 Lista de Hojas de Datos para Copiar

Ejercicios de Fortalecimiento	Página 143
Saludo al Sol en la Práctica del Yoga	Página 154
Actividad Física	Página 137
Sueño	Página 178
Plan de Actividad para la Dieta	Página 393
Aspectos Básicos de la Dieta	Página 394

Capítulo 2

Los Latidos No Cesan: Tu Corazón y Tus Arterias

Los Principales Mitos Acerca de Tu Corazón

Mito #1 Acerca del Corazón	Sabrás cuando te esté dando un infarto.
Mito #2 Acerca del Corazón	El mayor peligro para tus arterias es el colesterol.
Mito #3 Acerca del Corazón	Una arteria con una obstrucción del 90 por ciento es peor que una con una obstrucción del 50 por ciento.

Si pensamos en el grado de atención que recibe el corazón, nos deben dar lástima los demás órganos del cuerpo. Normalmente las niñas de séptimo grado no dibujan pequeños intestinos cuando se enamoran perdidamente de un lindo muchachito. Los fabricantes de dulces no empacan los bombones de chocolate en cajas con forma de vejigas. El hombre de hojalata no pedía un nuevo esófago y, ¿cuándo fue la última vez que jugaste veintiuno con una Reina de bazos? Todo esto, dicho sea de paso, con buena razón. Como símbolo del amor y el valor, el corazón es más que una inspiración para quienes escriben las letras de las canciones, los poetas, los artistas del tatuaje y quienes asechan a los famosos. Es más que sólo un símbolo de vida. Es la vida.

Tu corazón, que se parece mucho a la fuente de agua de tu casa anatómica, te suministra los nutrientes que necesitas para vivir. En tu casa, el agua potable te permite beber con seguridad y lavar las cosas para deshacerte de los gérmenes. En tu cuerpo, el corazón bombea sangre a cada una de las habitaciones de tu organismo—a tu cerebro para que pueda pensar, a tus órganos sexuales para que puedas procrear, a tu sistema digestivo para que puedas procesar los alimentos, a tus músculos para que puedas ayudar a tus vecinos a mover el piano.

El hecho es que sientes una íntima unión y una conciencia constante de tu corazón que no se iguala a lo que sientes por ningún otro de tus órganos (exceptuando, tal vez, aquellos a los que nos referiremos en el Capítulo 7). Es una realidad que hemos entendido desde épocas prehistóricas, porque el corazón tiene otra ventaja sobre muchos de los demás órganos: puede palparse; podemos sentir su presencia y la forma como funciona con sólo presionar el tórax o tomar entre los dedos la muñeca durante unos segundos. Como nuestro metrónomo interno, marca el ritmo de la música de nuestras vidas (y de nuestra salud), y nos mantiene vivos. Además de hablar en público y utilizar los baños de las terminales de buses, nada hay que nos asuste más que este hecho: si nuestro corazón deja de funcionar, nosotros también.

Larry King tuvo un susto hace diecisiete años, cuando tuvo un infarto—un infarto que no pensó que fuera tal. Tenía todos los signos clásicos de advertencia: su padre murió a los cuarenta y tres años de un infarto; fumaba tres paquetes de cigarrillos por día; seis años antes le habían diagnosticado enfermedad de las arterias coronarias; era un ferviente discípulo de la Dieta Para una Catástrofe Coronaria (pocos vegetales, mucha carne roja, muchos alimentos con alta cantidad de grasas saturadas). Con cada comida alta en contenido de grasa, aumentaba muchas veces el riesgo de sufrir un infarto. Entonces, cuando a mitad de la noche experimentó un dolor en su hombro derecho y una intensa sensación de agotamiento—junto con un dolor no clásico en el pecho—negó lo que estaba ocurriendo. De hecho, incluso fumó un cigarrillo mientras un amigo lo llevaba al hospital, y cuando el dolor cedió por unos minutos, estuvo a punto de salirse de la sala de urgencias e irse a su casa (ese hubiera podido ser su último viaje a casa, dado que estaba sufriendo un infarto de grandes proporciones). Aún las personas inteligentes suelen no preocuparse por sus propios cuerpos en la misma medida en la que se preocupan por su automóvil—por eso escribimos este libro, para que cuando lo hayas leído nadie pueda decir que eres un genio jugando *Trivial Pursuit* pero totalmente ignorante con respecto al cuidado de tu cuerpo.

Afortunadamente, King permaneció en el hospital esa noche y la medicina moderna, junto con su decisiva voluntad, hicieron del infarto mayor un evento pequeño del que saldría con vida para contarlo. Se sometió a una cirugía de by-pass e hizo algunos cambios en su estilo de vida que le permitieron sobrevivir ese infarto. En muchas formas, puedes parecerte a Larry King porque, por lo general, el infarto se presenta sorpresivamente. Muchos preferirían ignorar el malestar que se siente, a veces de manera intermitente, y suelen pensar que los síntomas son de acidez, o de un desgarro muscular, o alguna otra cosa. Para cerca de una tercera parte de las víctimas de infarto, su primer síntoma es también el último—la mitad de esas muertes se producen antes de que la víctima llegue al hospital. No querrás ser una de ellas—y si decides llevar una vida más joven con los consejos que se dan en este capítulo, probablemente no tendrás que serlo.

La enfermedad de las arterias coronarias, o CAD (por su sigla en inglés), es la principal causa de muerte en todos los países desarrollados. Todo norteamericano, asiático y europeo tiene una probabilidad del 40 por ciento de morir por enfermedad cardiaca y un 50 por ciento de probabilidad de que su calidad de vida se vea afectada por enfermedad arterial a medida que envejece. La última parte es algo que realmente sorprende, porque muchos, sobre todo si son jóvenes, se preocupan más por un padrastro en una uña que por la muerte. Sin embargo, si pensamos que el envejecimiento de las arterias afecta mucho más que las arterias que van al corazón, la importancia de la enfermedad arterial es evidente. Las arterias dañadas disminuyen la memoria, la capacidad de otros órganos de funcionar correctamente y la vida sexual. En otras palabras nos hacen más lentos.

El hecho es que, cuando el corazón funciona bien, es una máquina de una eficiencia sorprendente. Los vasos sanguíneos que abastecen los músculos del cuerpo están despejados y son flexibles, como los neumáticos de las llantas de una bicicleta que se expanden según sea necesario. Los vasos sanguíneos que salen del corazón llevan la sangre por todo tu cuerpo de un lugar a otro, sin importar cuánta necesites. Tu corazón es tan potente que puede cambiar los niveles de bombeo de acuerdo con cualquier situación en la que te encuentres, ya sea que camines en una banda sin fin o corras para escaparte de una bandada de gansos furiosos. Imagina lo que sería apretar tus puños de sesenta a setenta veces por minuto durante toda tu vida, lo que hace esencialmente tu corazón—sin extenuarte jamás. Ese bombeo procesa cinco litros de sangre por minuto cuando estás en reposo. Cuando decides hacer los ejercicios del video de Richard Simmons, de inmediato empiezas a bombear veinte litros de sangre. Tu corazón está equipado para manejar ese cambio drástico, pero no puede hacerlo solo, y no puede funcionar con eficiencia si no lo cuidas.

El factor más importante para la salud de tu corazón y para su capacidad de bombear más sangre es tu propio suministro sanguíneo—la eficiencia de tus arterias coronarias para suministrar sangre a tu corazón. La barrera más común a este suministro es la enfermedad de las coronarias, que hace que estas arterias se estrechen o taponen. Cuando eso ocurre, tu músculo cardiaco se debilita por falta de sangre. Afortunadamente, tú—y no alguna dependencia burocrática—actúas como la empresa de acueducto de tu cuerpo. Suministras los ingredientes que determinan la cantidad de líquido que corre por tus tuberías y que daña o protege su revestimiento mediante los alimentos que consumes, el tipo de ejercicio que haces y la forma como respondes a las tensiones sociales y ambientales. Tienes el poder de hacer que tu corazón sea más fuerte y más joven, convirtiéndolo en el órgano más vital de tu cuerpo. Y si eso no merece que el corazón ocupe un lugar en la pantaloneta del Día de San Valentín, no sabremos a ciencia cierta qué otra cosa merece ocupar un lugar allí.

Tu Corazón: Su Anatomía

Otra forma de pensar en tu corazón y tu sistema vascular es imaginando un sistema de transporte subterráneo o de trenes. Tu corazón es la estación central. El punto de distribución por el que deben pasar todos los trenes. Las arterias y venas son las vías y los túneles—los conductos que fluyen por todo tu cuerpo y van dejando los pasajeros (la sangre) en las estaciones de todo tu cuerpo (el tren del sábado por la noche que va hacia esa pantaloneta Jockey suele ir muy lleno). Ahora bien, si hay una interrupción en la vía o algún tipo de obstáculo que impida que pasen los trenes, los pasajeros se irritan. Si el bloqueo se prolonga lo suficiente, puede dejar sin trabajo a algunos órganos. Dentro de tu cuerpo, cualquier estación que se quede sin sangre se cerrará y podría causar, a su vez, el cierre de muchas otras estaciones a su alrededor. Si ese tren del sábado no llega a su destino final, por ejemplo, se produce la impotencia. Para entender un poco mejor este concepto, saquemos el mapa y montémonos en el tren. Su tiquete, por favor.

¿Mito o Realidad?
Sabrás cuando te esté dando un infarto masivo

El 50 por ciento de quienes sufren un infarto jamás han sentido ningún síntoma o al menos nunca han reconocido lo que sienten como un síntoma de infarto. Parte del problema es que el infarto se presenta en formas muy distintas—y la molestia que se experimenta puede ser intermitente, lo que hace que sea más fácil echarle la culpa a otra cosa, como a un malestar estomacal. Los signos más frecuentes son los siguientes:

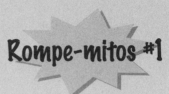

Rompe-mitos #1

★ dolor o molestia en el tórax (puede sentirse como una presión, una sensación de llenura o una sensación de opresión)

★ molestias en la parte superior del tronco (en uno de los brazos, en la espalda, en el cuello, en la mandíbula o en el estómago)

★ falta de aire

★ sudor frío

★ náusea

★ un súbito agotamiento extremo (sin que haya habido falta de sueño)

La razón del dolor o las molestias puede ser tan impredecible (por ejemplo, la razón por la que Larry King sintió ese intenso dolor en su brazo derecho, que no es, normalmente, el lado donde se experimenta dolor de corazón) se debe a que el corazón mismo no duele; no tiene fibras de dolor específicas. Los nervios del corazón nunca sienten directamente el dolor. Pero cuando algo anda mal en el corazón, la electricidad de los nervios cardiacos se torna inestable. Y cuando pasan por la columna vertebral, pueden hacer corto circuito con otros nervios—con los nervios que se conectan con tu brazo, por ejemplo, o con tu tórax. Esos nervios son los conductos de los impulsos dolorosos. Entonces, duele el brazo, o el tórax, o la mandíbula, según los nervios que entren en corto. A veces, el cerebro también entra en acción y estimula el nervio vagal, lo que produce malestar estomacal y sudor frío. Pero si no hay cruce con esas fibras nerviosas, no experimentarás ninguna molestia, ni siquiera mientras estés teniendo un infarto, y esa es la razón por la cual tantas personas no se enteran de que lo están sufriendo.

Tu Corazón

Cuando palpamos nuestro pulso por entre la piel, tendemos a imaginar que el corazón es como un tambor que resuena, expandiéndose con cada latido. Pero lo que realmente hace el corazón es apretarse, o contorsionarse, en lugar de pulsar hacia fuera. Comienza así: la electricidad proveniente de células especiales (conocidas como células marcapasos—comenzando desde la parte superior del corazón hacia abajo—estimula el músculo cardiaco haciéndolo bombear sangre a través de la válvula aórtica. Es como exprimir una toalla mojada para sacarle toda el agua. Esa

DATO

A medida que se desarrolla el corazón en un niño no nacido, va tomando distintos aspectos, cada uno de ellos similar a corazones de otros animales y cada uno a un escalón más alto de la escala evolutiva. Inicialmente, el corazón es como un tubo, muy similar al de un pez. Cuando se divide en dos cámaras, es similar al de una rana; cuando desarrolla la tercera cámara, se parece al corazón de una serpiente o una tortuga. Por último, ya con las cuatro cámaras, el corazón totalmente formado tiene la apariencia de lo que es: el corazón más evolucionado de un mamífero. El corazón de cuatro cámaras tiene una ventaja evidente sobre las estructuras más simples: nos permite enviar nuestra sangre "sucia" a la lavandería—los pulmones—y nuestra sangre "limpia" al resto del organismo, sin que las dos se mezclen, en un sistema muy eficiente. La sangre que viene del lado izquierdo del corazón es pura, totalmente oxigenada, lista para abastecer los músculos; por otra parte, la sangre que bombea el corazón de un pez sólo es 50 por ciento pura porque no tiene cámaras individuales que le permitan limpiarla en un ciclo para luego distribuirla al siguiente. Nuestro sofisticado órgano vital nos permite procesar más eficientemente la energía y así estar más lejos del generador—podemos realizar una gran cantidad de trabajo antes de salir a buscar alimento, mientras que el pez tiene que vivir dentro de su fuente de energía, comiendo constantemente. Desafortunadamente, esta eficiencia permite también que los humanos almacenen energía sobrante, especialmente en la forma de la temible grasa.

ola de sangre que ha sido exprimida del corazón se expulsa con fuerza hacia la aorta misma, la arteria más grande del cuerpo, que lleva sangre oxigenada a todo el organismo. Cuando esto ocurre, el corazón se relaja—como si las manos aflojaran la toalla. Al hacerlo, los vasos coronarios, que se encuentran en la superficie del corazón, se relajan también, se expande el espacio entre las apretadas células musculares y la sangre oxigenada que acaba de ser expulsada del corazón llena las arterias que van por la superficie de este órgano y fluye hacia abajo entre esas células, abasteciéndolas. La mayor parte de la sangre expulsada va a abastecer el resto del organismo, pero no sin que antes el corazón le cobre un impuesto, reclamando una primera porción de este líquido vital.

Tu corazón tiene una forma muy ingeniosa de garantizar su propia subsistencia—y, por consiguiente, la tuya. Se cuida muy bien antes de ocuparse de los demás órganos. Así como una madre le da leche a su bebé antes de prepararse la comida, tu corazón tiene que obtener su ración de sangre antes de poder cumplir su función de bombearla a otros lugares. Es como si el cuerpo tuviera su pequeño fondo de jubilación para garantizar tu bienestar futuro: primero se paga una pequeña porción al corazón con cada latido; y entre mayor sea la eficiencia con la que se realiza este pago (al bombear sangre por las arterias coronarias), mejor será tu calidad de vida a medida que envejezcas. Después del proceso de exprimir la toalla—expulsando la sangre hacia la aorta y después relajando el músculo, permitiendo que el corazón vuelva a llenarse—y repitiendo este proceso sesenta o más veces por minuto, las células marcapasos envían su siguiente señal y el proceso comienza de nuevo.

Tus Arterias

Tus arterias tienen tres capas, cada una encargada de una función exclusiva. La capa más interna, la que entra en contacto con el torrente sanguíneo, se llama la íntima. Es suave y lisa, como el Teflón, para que la sangre pueda fluir libremente. En su estado normal, esta capa interna, revestida con una capa de células, es totalmente

FIGURA 2.1 **Envejecimiento de las Arterias.** La hipertensión, los altos niveles de azúcar sanguíneo, los efectos del cigarrillo y otros factores producen irregularidades en el revestimiento liso de las arterias. El organismo intenta reparar esas irregularidades utilizando colesterol como yeso. Pero si las proteínas que transportan el colesterol son malas (LDL), se desencadena una reacción inflamatoria que envía una señal a los glóbulos blancos para que invadan el área. La placa resultante se irrita y promueve la formación de un coágulo sanguíneo. Ese coágulo puede bloquear súbitamente toda la arteria y producir un infarto, un accidente cerebrovascular, impotencia y pérdida de la memoria.

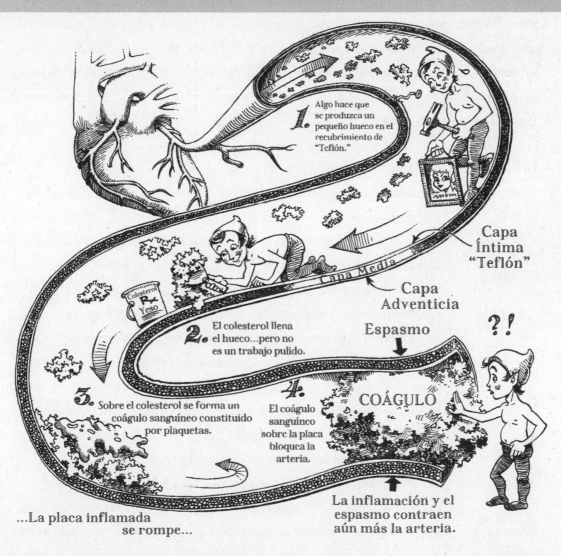

1. Algo hace que se produzca un pequeño hueco en el recubrimiento de "Teflón."

Capa Íntima "Teflón"

Capa Media

Capa Adventicia

Espasmo

?!

2. El colesterol llena el hueco...pero no es un trabajo pulido.

Colesterol y Yeso

3. Sobre el colesterol se forma un coágulo sanguíneo constituido por plaquetas.

4. El coágulo sanguíneo sobre la placa bloquea la arteria.

COÁGULO

...La placa inflamada se rompe...

La inflamación y el espasmo contraen aún más la arteria.

lisa, y permite que los trenes circulen rápida y eficientemente. Es también el lugar donde se desarrolla la acción inicial de la enfermedad cardiaca, como lo analizaremos dentro de un momento. El revestimiento interno ayuda también a proteger la capa intermedia, conocida como la media, que soporta la estructura de la arteria. La media es una capa muscular capaz de responder a lo que ocurra en tu cabeza o en cualquier otro lugar de tu cuerpo: experimenta espasmos cuando hay depresión o ansiedad y se relaja cuando haces ejercicio para permitir un mayor suministro de sangre a los distintos músculos. La capa externa es la adventicia, y se parece al recubrimiento de una salchicha; sostiene la estructura de la arteria desde el exterior, como un recubrimiento de celofán. Como es natural, varios factores pueden desajustar el programa de trabajo, y en la Figura 2.1 se ilustra la forma como funciona el proceso. Estos factores son:

IRREGULARIDADES

El revestimiento suave al interior de las arterias mantiene su integridad con delicadas células que pueden lesionarse con sutiles anormalidades como un exceso de azúcar o de presión en el torrente sanguíneo, o por efecto de productos tóxicos como la nicotina o la homocisteína. Cuando se lesionan estas células, se separan unas de otras y crean una brecha. La "irregularidad" resultante debe cerrarse rápidamente para proteger el revestimiento del vaso sanguíneo. Estas irregularidades son producidas por toda una serie de factores que, básicamente, tú puedes controlar: la presión producida por la hipertensión, los altos niveles sanguíneos de algunos compuestos como la homocisteína, el cigarrillo, la inflamación crónica por diversos factores como la enfermedad de las encías (enfermedad periodontal) o las enfermedades de transmisión sexual, el estrés, la ira, o un nivel excesivamente alto de azúcar en la sangre. La mayoría son factores que tú puedes controlar, aunque tu mamá y todos tus tíos los hayan tenido: la hipertensión puede normalizarse con actividad física o dieta (de esto hablaremos más adelante), o con píldoras, si fuera necesario; la homocisteína puede ser un factor genético o puede producirse por un exceso de proteína o por una cantidad insuficiente de ácido fólico (el folato es una vitamina) en la dieta; puedes prevenir las enfermedades de transmisión sexual con el uso de condones y evitar la enfermedad de las encías con el uso de seda dental y una buena práctica de cepillado. De igual forma, puedes evitar las irregularidades en la capa interna de las arterias producida por cada una de las demás afecciones (ver el Plan de Acción para una Vida Joven, más adelante en este capítulo). Pero la irregularidad misma es el primer paso. Esta es reparada con un pañete formado por un parche de colesterol, que produce inflamación y atrae la formación de más coágulos.

ATASCOS

El organismo se molesta cuando se produce un imperfecto—un desgarro o una hendidura—en el revestimiento interno de la arteria, porque la capa media queda expuesta a la sangre. Entonces, el organismo, como un obrero contratado para reparar tu *drywall*, procede sin demora a reparar con yeso el imperfecto en el revestimiento interno (ese mismo yeso termina por empeorar el problema, como lo analizaremos en un momento). Mientras que un tipo de yeso—el colesterol—ha sido objeto de más mala prensa que los actores infantiles, realmente no se merece esa mala reputación. De hecho, el colesterol es indispensable para el funcionamiento del organismo. Mientras que el colesterol malo (LDL) merece la mala prensa, el colesterol bueno o saludable es llevado a todo tu cuerpo por la lipoproteína de alta densidad (HDL) y actúa como la espátula de tu sistema arterial—por lo tanto, ese colesterol debe ser considerado benéfico. Compacto y potente, llega y pasa por tus arterias intentando limpiar el yeso sobrante. El colesterol malo, transportado por la lipoproteína de baja densidad (LDL), es como un globo defectuoso del desfile del Día de Acción de Gracias de Macy's: abultado, inestable y propenso a romperse y a esparcir residuos de colesterol cuando entra en contacto con las paredes de la arteria. Ahora bien, si tienes niveles altos de LDL para empezar (tal vez por tu dieta o por herencia) y luego dañas el revestimiento interno de tus arterias, tu organismo se enloquece con el uso del yeso. En su afán por sanarlo todo, empieza a cubrir el daño con colesterol "malo," usándolo en forma descuidada y abundante sobre cualquier hendidura, como cuando se resana un desperfecto en una pared. Y ese es sólo el comienzo, puesto que así se estimula al sistema inmune a atraer glóbulos blancos, los protectores que tratan de alisar y controlar la actividad del colesterol malo. Estos, a su vez, derraman parte de sus contenidos tóxicos, que normalmente atraen infecciones enemigas que producen inflamación generalizada. La inflamación y el colesterol se acumulan en espacios grandes y ampulosos en las paredes de las células conocidas como células espumosas que aumentan aún más el tamaño de la placa o yeso, y las asperezas de la pared arterial, lo que a su vez desencadena más inflamación, que produce abultamientos y melladuras en la pared. Es como si unos estudiantes de secundaria hicieran una fiesta en tus arterias mientras sus padres están ausentes por el fin de semana. Los muchachos hacen muchos daños, e invitan más y más gente sin que nadie se preocupe por llamar a la policía.

Esas enormes células espumosas se vuelven tan avaras que superan el suministro de sangre. Cuando eso ocurre, algunas comienzan a morir de inanición por falta de sangre y a medida que mueren se tornan "irritables"—tienen una carga eléctrica, similar a la descarga eléctrica que a veces sentimos al peinarnos. Esa carga atrae aún más bebedores de dieciséis años que llegan de colados a la fiesta: son las pegajosas plaquetas sanguíneas, a las que les encanta ir de un lado a otro en grupo y formar coágulos en tus arterias. Por consiguiente, el primer problema son los rasguños, el siguiente es el exceso de yeso (el colesterol malo) o muy poca acción de la espátula (el colesterol bueno); el tercer problema es la inflamación y el último son los coágulos sobre los parches de colesterol.

COÁGULOS Las plaquetas, un tipo de células sanguíneas con la apariencia arrugada de las sábanas de una cama sin tender, realizan un buen trabajo. Son, por ejemplo, las que impiden que nos desangremos hasta morir cuando nos cortamos al afeitarnos. Permanecen muy tranquilas y calmadas hasta que se encuentran con algo áspero, como el parche dentro de la arteria resanada con colesterol. Cuando lo encuentran, se desgranulan y se aferran al revestimiento arterial como a un salvavidas (si la aspereza fuera una cortada en la piel, les agradecería que aparecieran en escena porque estarían allí para formar un coágulo en el extremo cortado del vaso sanguíneo; eventualmente, ese coágulo se convertiría en una costra que ayudaría a detener el sangrado y a promover la cicatrización). Si la aspereza es una placa que está pegada a los baches que se han formado en tus arterias, y especialmente si la placa tiene una carga eléctrica proveniente de las células en proceso de morir, las

Rompe-mitos #2

plaquetas terminan por formar un gran coágulo sobre la placa irritada e inflamada que atrae más proteínas de coagulación hacia el área. Esta inflamación y los resanes de las arterias atraen las plaquetas que se van acumulando hasta que, un día—¡bum! Las paredes que han estado inflamadas y han ido aumentado de tamaño cada vez más rápido de pronto atraen tantas plaquetas y se forma un coágulo tan grande que se taponan por completo. El resultado: el tejido vivo del corazón que se alimentaba a través de ese vaso sanguíneo queda privado de su nutrición vital. Comienza a morir. Salgámonos por un momento de la fiesta de la inflamación producida por el colesterol y consideremos otra razón por la cual los coágulos son invitados indeseables en tus arterias. A veces un coágulo que se ha colado a la fiesta en tu pared arterial decide seguir su camino. Cuando eso ocurre, es más que preocupante; puede llegar a ser realmente letal. Si se desprende un coágulo y se desplaza por tus arterias, puede ir a parar a una fiesta en la que la aglomeración por la estrechez del espacio es aún mayor y quedar totalmente atascado, impidiendo que tu sangre pase por la puerta. Si esta fiesta tiene lugar en un área vital, todas las celebraciones pueden terminar para siempre—y de un momento a otro.

Este escenario describe uno de los aspectos más extraños de la enfermedad cardiaca: debido a este hábito poco refinado de colarse a las fiestas, a veces, alguien que tenga

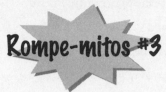

Rompe-mitos #3

más placa acumulada en las arterias (por ejemplo, un taponamiento del 90 por ciento de la pared arterial) está en mejores condiciones que alguien que tenga un bloqueo de sólo 50 por ciento.

El mecanismo es el siguiente: si la arteria ha pasado veinte años dando fiestas—es decir, desarrollando placa y estrechándose cada vez más—el cuerpo que la alberga ha gastado al menos una parte de esos años aprendiendo a realizar parte del trabajo de esa arteria en algún otro lugar. Es lo que se conoce como circulación colateral. Es como si el puente que usted debe atravesar todos los días para llegar a su trabajo cerrara carril por carril hasta producir un atascamiento de tráfico. Después de soltar algunas palabrotas como uno de los personajes de *The Sopranos*, aprendes—al cabo de unas semanas o unos meses—a encontrar otras vías para llegar a tu oficina. Eso es lo mismo que hace tu cuerpo cuando desarrolla nuevos vasos sanguíneos para ayudar a descongestionar las venas principales

DATO

Si eres de los viajeros que se desplazan frecuentemente de un lugar a otro en avión, debes pararte de tu asiento cada dos horas y caminar un poco, o mover tus pies haciendo ejercicio sin levantarte de tu asiento. Así podrás evitar una afección que se conoce como trombosis venosa profunda (o vena trombosada de la pierna), que se produce cuando uno permanece sentado en la misma posición por mucho tiempo. El peligro está en que, al no haber movimiento, se puede formar un coágulo en la pierna. Este coágulo puede deslizarse hacia los pulmones y bloquear el paso del suministro de sangre (eso es muy malo). Caminar de un lado a otro o mover los pies en círculos permite que las venas vuelvan a bombear sangre por todo el cuerpo para evitar la formación de coágulos. Además, debes tomar 162 miligramos de aspirina (esto es, dos aspirinas de niño o media aspirina de adulto, con un vaso de agua) antes de emprender vuelos largos, para que las plaquetas tengan menos tendencia a aglomerarse y así reducir el riesgo de que se produzca una trombosis venosa profunda.

que sufren congestión de tráfico—una excelente respuesta de adaptación que los humanos han desarrollado para sobrevivir a una lesión. Cuando los vasos sanguíneos se cierran, los tejidos circundantes a punto de morir de inanición liberan una proteína que envía señales para que empiecen a desarrollarse nuevos proveedores de sangre. Al permanecer físicamente activo, se obliga a los tejidos a exigir cada vez más aporte de sangre, con la subsiguiente proliferación de suministro de sangre colateral. Pero si te vuelves totalmente dependiente de un solo puente, por el que siempre has llegado a tu lugar de trabajo más o menos a tiempo día tras día, y un día llegas al peaje y te das cuenta de que el puente está cerrado, no tendrás nada que hacer. Por más que reniegues y utilices las peores palabras de tu vocabulario, no encontrarás ayuda: no podrás llegar a tu trabajo. De igual forma, supongamos que un gran coágulo ha salido de compras por tus arterias ya algo estrechas. Con un coágulo de apenas el 50 por ciento, es posible que tu sangre haya circulado con la suficiente libertad como para que tu cuerpo no sintiera la necesidad de construir otras vías rápidas como ruta alternativa a la del puente. Cuando el coágulo crece y llena la totalidad de la vía, tu puente principal queda cerrado, tu corazón no recibirá suficiente sangre oxigenada y la fiesta llegará a su fin. El resultado es el mismo que el del proceso inflamatorio progresivo ya descrito: el tejido cardiaco vivo que era alimentado por ese vaso sanguíneo, muere de inanición por falta de su nutrición vital. Sin vías alternas, el coágulo cierra la arteria y el músculo cardiaco "irrigado" por esa arteria comienza a morir.

Tu Sistema Eléctrico

Piensa por un momento qué es lo que hace que tu corazón palpite, latido tras latido (la respuesta no es George Clooney). Sí, así es: necesita un aporte sanguíneo constante (de ahí la importancia de que esas paredes arteriales estén lisas). Pero necesita además el impulso crucial que hace que palpite sin interrupción un promedio de 3.3 mil millones de veces durante tu vida. Esas fiestas en tus arterias, que están bloqueándole el paso a la sangre, pueden también afectar la regularidad con la que late tu corazón. De hecho, cerca del 50 por ciento de quienes tienen enfermedad cardiaca coronaria terminan desarrollando también problemas eléctricos que afectan la frecuencia cardiaca (eso fue, en parte, lo que le ocurrió al corazón del vicepresidente Dick Cheney).

El problema es la inestabilidad, o podríamos decir, la confusión. Cuando partes de tu músculo cardiaco mueren por falta de irrigación sanguínea (porque se bloquearon tus arterias), las células musculares que están posadas a los lados de esos segmentos muertos se tornan inestables, se confunden y dejan de cumplir debidamente su función. Comienzan a pelear unas con otras, como los invitados a un programa de Jerry Springer, en lugar de practicar la ayuda mutua, como lo hace Oprah. Están tan ocupadas compitiendo entre ellas que dejan de transmitir los impulsos eléctricos que hacen latir tu corazón (ver la figura 2.2).

Esa competencia se convierte en una especie de danza desenfrenada conocida como fibrilación. En vez de un ballet en el que los músculos fuertes se mueven en forma rítmica y sincronizada, tendrás algo que se parece más a una pista de baile a las cuatro de la mañana, en donde cada cual se mueve a un ritmo diferente sin preocuparse por lo que pueda encontrar en su camino. Es mortal porque ninguna de las desorganizadas contracciones es lo suficientemente fuerte como para bombear sangre a tu organismo. Se requiere una corriente eléctrica muy alta para administrar una descarga eléctrica al corazón y hacerlo que recobre su ritmo normal (esos remos

> ## DATO
>
> Todas tus arterias se dilatan por la acción del óxido nítrico, un gas de muy corta vida que produces constantemente, a la misma velocidad a la que se disuelve — a menos que el endurecimiento de tus arterias (lee sobre el daño a la capa interna de tus arterias en la figura 2.1) haga que el proceso sea más lento. Sin el óxido nítrico suficiente, tus arterias no pueden dilatarse para suministrar más energía a tu corazón o a tus piernas cuando caminas o haces ejercicio. Por eso, aún sin un bloqueo como tal, en una arteria, si hay algún daño en tu endotelio, el flujo de sangre a tu corazón o tus piernas puede ser inadecuado.

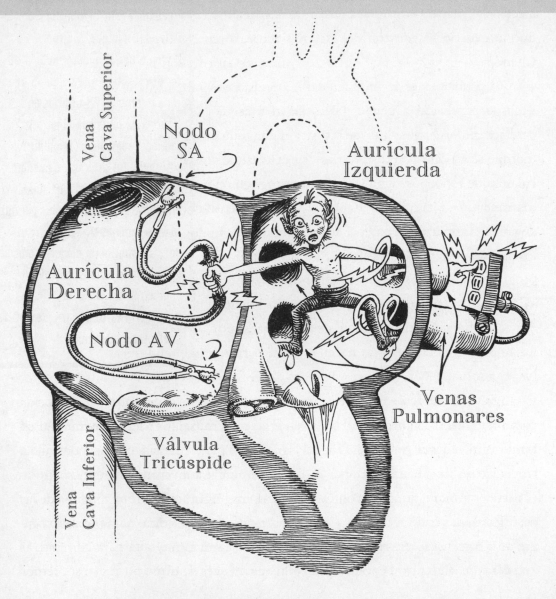

que vemos en los programas de televisión, administran esa descarga). El milagro de la medicina moderna es que quienes están en riesgo de presentar problemas de frecuencia cardiaca pueden recibir un implante que se conoce como un desfibrilador cardiaco interno automático (AICD, por su sigla en inglés), que se coloca directamente dentro del tórax. El desfibrilador cardiaco interno automático, que tiene ahora el señor Cheney, puede detectar las frecuencias irregulares y administrarle automáticamente una descarga eléctrica al corazón para normalizarlo de nuevo.

Ahora bien, tal como ocurre con tu casa, tu corazón también tiene una entrada o un atrio, que se conoce como aurícula, por su forma de oreja, que recibe la sangre que entra al corazón. Cuando se produce fibrilación en esta cámara, que es la menos crítica, se sienten palpitaciones. En lugar de un desfibrilador cardiaco interno automático, lo que estas personas necesitan, en algunos casos, son procedimientos mínimamente invasivos que consisten en la inserción de un marcapasos, o en una ablación, o en la administración de un medicamento que incluye un agente adelgazante de la sangre para prevenir la formación de coágulos que pueden acumularse en las temblorosas paredes de la aurícula y producir accidentes cerebrovasculares.

Las Válvulas

Las válvulas desempeñan una función clave y sorprendentemente básica en el ciclo incesante del paso de la sangre por el corazón: son porteros que impiden que la sangre dé marcha atrás y se escape hacia las cámaras de donde acaba de salir. Hay válvulas entre cada aurícula y cada ventrículo y entre cada ventrículo y el vaso sanguíneo que sale de él. A medida que la sangre fluye con fuerza a través de las válvulas, éstas se cierran, produciendo lo que oímos en la televisión como un latido del corazón (los doctores que lo escuchan por el estetoscopio intentan oír el funcionamiento de las válvulas cardiacas—la "nitidez del sonido" indica la eficiencia del cierre de las válvulas mientras que los soplos indican el tamaño de la abertura de la válvula o de cualquier escape que se produzca a través de ellas).

FIGURA 2.3

Válvulas con Escapes

Las arterias coronarias, que están en la superficie del corazón, dejan escapar gotas de sangre hacia el músculo cardiaco. Con cuerdas unidas a ese músculo, la válvula mitral regula la sangre que va al ventrículo izquierdo. Si esas cuerdas son demasiado largas, las valvas de la válvula se deslizan demasiado hacia arriba y permiten que la sangre se devuelva a la aurícula izquierda. Este es un estado que se conoce como prolapso de la válvula mitral. Las valvas de la válvula aórtica pueden perder elasticidad y desgarrarse por desgaste, produciendo escapes o, por el contrario, hacer que la abertura se torne demasiado estrecha.

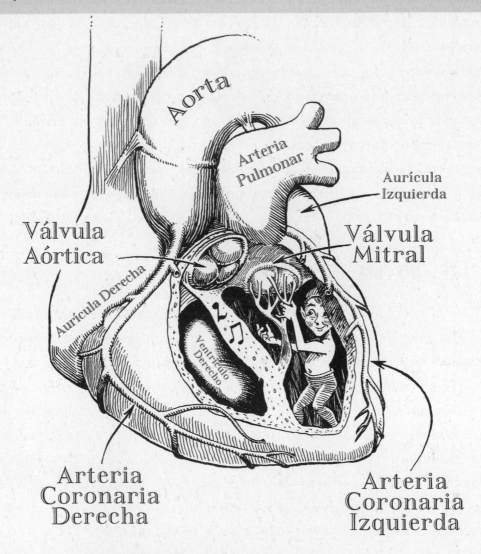

Aorta

Arteria Pulmonar

Aurícula Izquierda

Válvula Aórtica

Válvula Mitral

Aurícula Derecha

Ventrículo Derecho

Arteria Coronaria Derecha

Arteria Coronaria Izquierda

El problema valvular más común es el prolapso de la válvula mitral (a propósito, el término "mitral" viene de mitra, el sombrero que usan los Papas), este problema consiste en que la válvula ubicada entre la aurícula izquierda y el ventrículo izquierdo no se cierra de un golpe en su totalidad, como se ilustra en la Figura 2.3. Imagínate la válvula como una vela: normalmente debe ser golpeada por el viento y encajada en su lugar, pero en el prolapso de la válvula mitral, la vela es algo grande, o sus lazos son demasiado largos, y en lugar de encajarse queda flameando al viento, cerrándose de forma poco precisa y permitiendo que parte del viento (es decir, la sangre) se escape. Ese proceso defectuoso hace que se irriten los nervios de la aurícula, lo que a su vez puede producir palpitaciones y sudoración. Al 15 por ciento de las mujeres se les diagnostica prolapso de válvula mitral. Aunque también los hombres presentan válvulas anormales, el síndrome de palpitaciones, sudoración y ataques de pánico, relacionado con las válvulas blandas, suele encontrarse en mujeres jóvenes. Puede tratarse con medicamentos conocidos como betabloqueadores, aunque la mayoría de quienes presentan este problema lo supera al cabo de unos años.

Tu Corazón: El Plan de Acción Para Llevar una Vida Más Joven

Se hereda mucho de la familia—la apariencia, los conceptos políticos, la receta de la torta de carne. A esa lista puedes agregarle también los problemas cardiacos. Si uno de tus padres u otro pariente cercano desarrolló enfermedad de las arterias coronarias antes de los sesenta años de edad, las probabilidades de que tú también presentes ese tipo de afección son considerablemente mayores que las de la persona promedio. Parece ser que las anormalidades en la producción de lípidos es hereditaria—es decir, la tendencia a tener niveles más altos de LDL, o niveles más bajos de HDL, u otros factores de riesgo como hipertensión. Pero también los comportamientos pueden ser heredados: si tu padre fumó, es probable que tú también fumes; si tu familia consumía alimentos muy salados (que pueden predisponer a la hipertensión), es probable que tú también lo hagas; si tu madre tuvo un trabajo que le producía mucho estrés, tal vez tú también lo tengas. Cualquiera que sea el mecanismo, quien tenga una historia familiar de enfermedades cardiacas debe tener aún más cuidado en cuanto a los hábitos peligrosos para el corazón. Dicho esto, no hay por qué echarle toda la culpa al tío Juan; las elecciones que hagamos en cuanto a nuestro estilo de vida son aún más peligrosas. Basta con considerar los venenos cardiovasculares que nos rodean: el cigarrillo, el pastrami, el sofá. Si conocemos al enemigo, podremos aprender a derrotarlo.

Paso #1: Bombea Tu Corazón

Con las simples actividades de la vida diaria, tu cuerpo quema más grasa que un cocinero de comidas rápidas. De hecho, tu organismo es un quemador natural de grasa. Estas quemando calorías todo el tiempo—cuando trabajas en el jardín, mientras lees, o cuando vas al baño. Para una óptima salud, deberás realizar suficiente actividad física (ejercicio) para quemar entre 3,500 y 6,500 calorías por semana (o de 500 a cerca de 950 por día). La mayor parte de calorías se queman con las actividades diarias, sin siquiera proponérnoslo. Sin embargo, los datos científicos demuestran que además de las calorías que quemamos con la actividad física normal, se requieren también sesenta minutos a la semana de ejercicio fuerte—es decir, una actividad cardiovascular que incremente la frecuencia cardiaca a 80 por ciento o más del máximo ajustado para tu edad (220 menos tu edad) por un periodo de tiempo prolongado. En último término, este ejercicio de resistencia, necesario para lograr una óptima salud (se requiere aún más para ponerse en forma *excelente,* aunque no necesariamente para la buena salud), se obtiene con sólo tres sesiones de ejercicio de veinte minutos por semana a este nivel de frecuencia cardiaca. Es también el nivel de ejercicio que nos hace sudar en una habitación fría. Lo gracioso es que cuando lo hacemos por más de sesenta minutos, aproximadamente, no obtenemos más beneficio

Encuentra el Momento

Practicar una actividad física durante veinte minutos basta para lograr un cambio benéfico — en tu corazón, tus arterias, tus huesos, tus articulaciones, tu actitud y toda tu salud. Para definir estos veinte minutos, se trata de veinte minutos de actividad continua que te deja sin aliento o sudando. Sabemos que tienes las responsabilidades de tu trabajo, del cuidado de los niños, de esa maleza de un metro de alto que ha crecido en tu jardín; pero conviene ser egoísta cuando se trata de encontrar tiempo para hacer ejercicio — sobre todo cuando te das cuenta de que estarás mejor preparado para cuidar de tus niños o de tus padres si estás en mejor estado físico. Si tienes poco tiempo, te sugerimos poner el despertador media hora más temprano. Entre más temprano lo hagas, menos distracciones tendrás que superar.

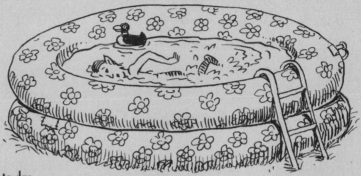

para nuestro cuerpo, desde el punto de vista de la longevidad. Y al quemar más de 6,500 calorías por semana, realmente *reducimos* nuestra longevidad por el desgaste que sufre el cuerpo al soportar los rigores de ese ejercicio adicional (un hombre de cincuenta y cinco años que queme 6,500 calorías por semana tendrá el cuerpo de un hombre de cuarenta y siete años, mientras que un hombre de cincuenta y cinco años que queme más de esa cantidad de calorías tendrá el cuerpo de un hombre de cincuenta y dos años; ver el Capítulo 4 para más detalles). Sólo tres sesiones de ejercicio de veinte minutos pueden no ser el mejor régimen para alguien que tenga que perder noventa libras y que quiera ganar la Maratón de Boston, pero lo es si de lo que se trata es de llevar una vida más joven y vivir más tiempo.

Hay un par de razones que hacen que el ejercicio sea tan importante. Por una parte, cualquier cantidad de actividad física reduce la presión arterial, tanto la sistólica (la presión que se ejerce cuando el corazón se contrae; la primera cifra, o los números más altos) como la diastólica (la presión en las arterias cuando el corazón está en reposo; la segunda cifra, o la más baja) que constituyen los factores más importantes del envejecimiento de las arterias. Inclusive caminar sólo unos minutos más por día reduce el colesterol malo (LDL), mejora el bueno (HDL) y reduce la inflamación, entre otras ventajas. Ejercitar cualquier músculo al máximo lo fortalece, por lo tanto no debemos sorprendernos de que el músculo cardiaco se fortalezca si lo sometemos periódicamente a esfuerzo máximo. El ejercicio también puede fortalecer los vasos sanguíneos al obligarlos a dilatarse y tal vez a aumentar su elasticidad. Si hace mucho tiempo que no haces ejercicio, empieza por caminar hasta que puedas levantar pesas y luego agrega algún tipo de actividad—ciclismo, natación, el uso de una banda sinfín—para incrementar tu frecuencia cardiaca (la práctica de correr regularmente, día tras día, produce por lo general demasiado estrés en las articulaciones). Al agregar ejercicios de fortalecimiento, los que analizaremos en detalle en el Capítulo 4, y luego los ejercicios para aumentar la resistencia, el hombre promedio de cincuenta años rejuvenece ocho años en edad real (RealAge), y una mujer de cincuenta y cinco años rejuvenece 9.1 años.

Tal vez la siguiente razón más importante para hacer ejercicio es que puede ayudar a evitar que te engordes hasta alcanzar el tamaño de un condominio de dos alcobas. El riesgo de enfermedad cardiaca se aumenta de dos formas: si se tiene un problema grave de obesidad (un índice de masa corporal [IMC] de más de 35—por ejemplo, 1.52 metros y pesar 230 libras), o si tu cintura mide 101.60 centímetros o más si eres hombre o 88.90 centímetros o más si eres mujer (medida alrededor del ombligo). Claro que muchos hacen trampa con este último criterio y miden el largo del cinturón, que desafortunadamente se ha estado ocultando bajo un estómago en forma de tonel de cerveza desde hace varios años. El peso representa dos riesgos importantes. En primer lugar, tienes mucha más probabilidad de desarrollar otras afecciones de riesgo como hipertensión, diabetes, trastornos lipídicos (exceso de grasa en tu organismo) como altos niveles de LDL, apnea del sueño o artritis, que inhibirán tu deseo de hacer ejercicio. En segundo lugar, si el sobrepeso lo tienes alrededor de la cintura, tu riesgo es aún mayor, porque las células grasas en la grasa abdominal secretan una hormona que aumenta directamente la inflamación de todos tus vasos sanguíneos. Si pierdes un 5 por ciento de peso corporal, mejorarás significativamente tu salud general y cardiovascular. Otra forma en la que el ejercicio puede ser útil es al ayudarte a reducir el estrés, uno de los principales factores de envejecimiento de tu organismo.

Paso # 2: Conoce las Cifras

Para muchos, el día en que presentaron su examen SAT fue la última vez que tuvieron que hacer cualquier tipo de cálculo. Pero sólo porque puedas tenerle miedo a los números como los adúlteros le tienen miedo al Doctor Phil, no significa que debas ignorarlos. Entre más control tengas sobre los importantes niveles de tu organismo, mejor podrás medir tu riesgo, predecir tus problemas cardiacos y reconocer el peligro a tiempo. Considera estas pruebas y estas cifras como parte vital de tu salud cardiaca—como el indicador de las cotizaciones de la bolsa de valores para tu corazón.

CONTROLAR LA PRESIÓN ARTERIAL La presión arterial es el grado de fuerza que ejerce tu sangre sobre las paredes de tus arterias al circular. Si tu presión arterial es alta (el nivel óptimo es 115/76; la media nacional es 129/86) esa fuerza literalmente perfora huecos en tus arterias, y produce las irregularidades de la superficie ya descritas. Pero la hipertensión no produce síntomas, por lo que se ignora con más facilidad que un filtro de aire sucio en tu casa. Sin embargo, se puede tratar también fácilmente con medicamentos o con cambios en tu estilo de vida (con dieta y ejercicios), lo que significa que todos deberíamos controlar nuestra presión arterial regularmente y tomar medidas sin demora, en caso de que esté elevada. Además, las lecturas de la presión arterial pueden ser más variables que las tallas de pantalones en un paradero de bus—pero siempre será mejor que esta lectura sea baja. La presión arterial debe controlarse en la mañana, durante el día y en la noche, mientras realizas tus actividades normales (excepto *esa*, Fabio). Si en cualquiera de esos momentos es alta, puedes hacer que tu edad real (RealAge) sea menor. Si tienes cincuenta y cinco años, podrás sumar un año más a tu edad real por cada 5 mmHg por encima de la cifra más alta o por cada 7 mmHg por encima de la cifra más baja. Pero si logras bajar las lecturas de 160/90 a niveles ideales, habrás rejuvenecido nueve años. (También puedes preguntar a tu médico acerca de un control doble de la presión arterial—se conoce como prueba de índice braqueal a nivel del tobillo.)

EXAMEN DE SANGRE Claro, probablemente prefieras tragarte unos cuantos gusanos licuados que dejarte clavar una aguja. Pero un examen de sangre anual revelará muchos datos importantes sobre tu estado general de salud. Lo que hay que buscar es lo siguiente:

Colesterol El colesterol LDL es transportado por las lipoproteínas de baja densidad, y es lo que se conoce como colesterol "malo," el tipo de colesterol que se rompe fácilmente y se acumula en las paredes de las arterias en cualquier parte donde haya una irregularidad o un hueco. En los últimos años nos hemos dado cuenta de que la cifra total de colesterol no es tan importante como la diferencia entre el colesterol LDL y el HDL, porque tienen acciones muy distintas. Recordamos cuál es cuál por sus primeras iniciales—L para "lousy" (espantoso), H para "healthy" (saludable). Los niveles altos de LDL pueden deberse a un exceso de consumo de

alimentos como McLard Ribs (costillitas de cerdo) o croissants—
que están llenos de colesterol, carbohidratos simples, grasa
saturada y ácido graso *trans*. O puede estar determinado, en parte,
por factores genéticos: la tendencia a los altos niveles de LDL
puede ser hereditaria. Hacer ejercicio, perder aunque sea sólo diez
libras de peso, evitar los carbohidratos simples (evitar la mayoría
de los alimentos blancos como el pan, el azúcar refinado y la pasta
blanca) y restringir el consumo de grasas saturadas y *grasas trans*
a menos de 20 gramos por día, reducirá tu LDL. No tienes que
convertirte en un contador de calorías compulsivo para obtener
beneficios: basta leer la información de las etiquetas y saber que
decidirse por cosas como el lomo de cerdo asado con 4 gramos de
grasa saturada por porción es mucho menos grave que decidirse
por unos anillos de cebolla (Bloomin' Onion), con más de 90
gramos de grasa saturada y ácido graso *trans* o el equivalente al
consumo de grasa de cuatro días y a doce días de envejecimiento.
Puedes comerte cinco porciones de lomo de cerdo, que es bajo
en grasa saturada (con menos de 20 gramos por día), aunque
recomendamos que procures eliminar esta grasa hasta donde
sea posible. La recompensa de saber tomar estas sabias decisiones
puede ser sustancial: una personas de cincuenta y cinco años con
un LDL de 180 mg/dl que lo reduzca a 100, rejuvenecerá tres
años.

Evitar consumir más de 20 gramos de grasa saturadas y *grasas
trans* por día tiene otra ventaja—mantiene la capacidad de tus
arterias de dilatarse y te da más energía (en realidad es algo fácil de
hacer; tanto nosotros como nuestras esposas lo hacemos día tras
día). Las comidas llenas de grasas saturadas y *grasas trans* hacen

que, en último término, estas grasas lleguen a tu sangre, donde paralizan la pared media de tus arterias; lo que deseas es que ese músculo arterial sea funcional, para que cuando le pidas al músculo de una pierna que se mueva, reciba la energía suficiente para hacerlo. Por lo tanto, conviene ser estricto: mantén controladas tus grasas saturadas y *grasas trans* en menos de 20 gramos por día.

En realidad queremos aumentar algo en tu organismo, para variar. También es conveniente que tu nivel de HDL sea lo más alto posible, al menos superior a 40. El HDL puede aumentarse en varias formas:

★ consumiendo grasas sanas como las que se encuentran en el aceite de oliva, el pescado y las nueces (una cucharada, cuatro onzas o doce por día, respectivamente)

★ caminar o realizar cualquier actividad física durante treinta minutos al día

★ tomar niacina (también conocido como ácido nicotínico o vitamina B3)

★ tomarse un trago todas las noches (no es lo mismo tomarse cinco tragos el sábado por la noche; además, evita consumir bebidas alcohólicas si algún miembro de tu familia se vuelve irritable cuando bebe)

A propósito, el alcohol es una espada de doble filo. Las ventajas son que reduce la inflamación, por razones aún no bien entendidas. Pero consumido en exceso puede llevar al envejecimiento del sistema inmune, tal vez al inactivar las células que te defienden. Cualquier cosa que exceda dos tragos y medio por día para los hombres y uno y medio para las mujeres es un incremento de riesgo neto.

Homocisteína

Un subproducto de la digestión de proteínas corporales, la homocisteína produce irregularidades e inflamación en la superficie de las paredes arteriales, posiblemente por el simple hecho físico de que está compuesta de pequeños cristales que golpean y desgastan directamente las paredes. Los niveles altos de homocisteína bajan fácilmente al nivel normal con el consumo de la vitamina folato (lo que nosotros tomamos son 700 microgramos por día). El nivel ideal de homocisteína debe ser de 9 mg/dl o menos.

Proteína C-Reactiva

La HsCRP (Hs significa alta sensibilidad) es una prueba que mide el nivel de inflamación en el organismo, incluyendo cualquier cosa, desde una infección por sinusitis crónica hasta infecciones del tracto urinario o inflamación de las encías. Si este nivel es alto, aumenta el riesgo de enfermedad cardiaca porque cualquier inflamación significativa en el organismo aumenta la inflamación en tus vasos sanguíneos. El estudio de Women's Health Initiative (Iniciativa de Salud Femenina) que se practicó en veintiocho mil mujeres, demostró que las que presentaban altos niveles de HsCRP tenían una tasa de muerte cardiovascular 3.1 veces mayor de las que presentaban los niveles más bajos. Hay varias formas de disminuir su HsCRP (que disminuirá su edad real de cuatro a siete años), incluyendo un curso de antibióticos, al igual que ejercicio, aspirina y medicamentos anti-inflamatorios no esteroideos, como el ibuprofeno (no deben consumirse aspirinas e ibuprofeno en un mismo periodo de veinticuatro horas—debe consumirse sólo uno de las dos; hablaremos más a este respecto en el Capítulo 9) y estatinas.

Glucosa en Sangre

Este nivel debe ser inferior a 100 mg/dl. El exceso de azúcar en la sangre producido por la diabetes daña las arterias al inactivar una fosfoquinasa específica, una sustancia que permite que tus arterias se dilaten y contraigan normalmente. Si en esa fosfoquinasa, el riesgo de que se produzcan huecos y grietas en las paredes de las arterias a nivel de las intersecciones aumenta dramáticamente. Por lo tanto, todos, no sólo los diabéticos, debemos evitar alimentos con alto contenido de azúcares simples y saturados, grasas saturadas y ácido graso *trans* como las donas rellenas de jalea.

EXÁMENES FÍSICOS Dos exámenes físicos sencillos pueden determinar el estado de salud de tu corazón. Ambos tienen que ver con la forma como tu corazón soporta el ejercicio vigoroso—cuánto puedes esforzarte al hacer ejercicio y qué tan rápido te recuperas. Cada una de estas pruebas puede predecir, independientemente, tu riesgo de muerte o discapacidad en los próximos diez años, por cualquier causa, no solamente por enfermedad cardiaca o envejecimiento arterial. A continuación te indicamos cómo puedes realizar tu propia prueba de esfuerzo (sólo debes hacerlas hasta el nivel máximo de ejercicio que normalmente hagas, o si tu médico te dice que la puedes hacer). Tendrás que tener un método para medir tu frecuencia cardiaca, como un dispositivo que se incorpora en el manubrio de una máquina de hacer gimnasia, o con un monitor de frecuencia cardiaca que te pones en tu muñeca.

Máxima Frecuencia Cardiaca

Después de esforzarte al máximo durante tres minutos haciendo ejercicio, comprueba tu frecuencia cardiaca: ¿Qué tanto se aproxima al 80 o 90 por ciento del máximo para tu edad? (Calcula el máximo restándole a 220 tu edad cronológica: si tienes 40 años, tu frecuencia cardiaca máxima debe ser aproximadamente 180 pulsaciones por minuto; el 90 por ciento sería 162, el 80 por ciento sería 144.)

Tiempo de Recuperación

Justo en el punto donde estés haciendo el mayor esfuerzo comprueba tu frecuencia cardiaca. Luego deja de hacer ejercicio (sólo por esta vez no esperes a enfriarte), y comprueba tu frecuencia cardiaca dos minutos después.

Si logras al menos el 80 por ciento o más de tu frecuencia cardiaca máxima, o si tu frecuencia cardiaca disminuye en 66 o más pulsaciones al cabo de dos minutos de haberte detenido, tu edad real es al menos cinco años menos que tu edad cronológica.

Paso # 3: Utiliza Tu Inteligencia y Establece Amistades de por Vida

Como bien sabes por tu primer amor (ya se trate de Sammy cuando estaba en segundo de bachillerato o de Cheryl Tiegs en vestido de baño), hay una fuerte conexión entre mente y cuerpo. Nos *sentimos* distintos cuando estamos contentos. De hecho, estamos más sanos si estamos contentos. No debe sorprenderte, entonces, que tus sentimientos—más específicamente, la forma como manejes algunos aspectos no científicos de tu vida—pueden tener un enorme impacto en la forma como funcione tu organismo.

LUCHA CONTRA LA IRA Y LA HOSTILIDAD   Los fuertes estados emotivos negativos son malos para el corazón y son lo suficientemente importantes como para que los efectos que tienen en tu edad real equivalgan a un incremento de ocho años, de manera que no se trata de disgustos menores. Estas emociones pueden producir hipertensión, y también perturbar el mecanismo normal de reparación de tu organismo constriñendo los vasos sanguíneos y haciendo más difícil la circulación. Distintas terapias—incluyendo técnicas de relajación y meditación y frecuentar amigos con los que nunca pensarías enfadarte—son medidas que ayudan a manejar estos sentimientos nocivos de forma más saludable (consulta el siguiente párrafo).

SUPERA LA DEPRESIÓN   Cuando hablamos de depresión no nos referimos a lo que sentimos después de perder veinte dólares en una polla futbolera en la oficina. Un estado emocional negativo más pasivo y prolongado tiene una fuerte relación con la enfermedad cardiaca. De hecho, quienes padecen depresión tienen un riesgo estadístico cuatro veces mayor de sufrir un infarto que quienes no se deprimen. Aparentemente, una sensación de indefensión debilita al sistema inmune. Por lo demás, hay aún mucho que aprender sobre la forma como la depresión afecta el organismo—lo que sabemos hasta el momento es que lo afecta de forma significativa. Por ejemplo, un estudio ha demostrado que la depresión aumenta la agregación plaquetaria, lo que significa que estar deprimido puede aumentar el riesgo de formación de coágulos arteriales y envejecimiento de las arterias. Buscar ayuda profesional y tratar la depresión exige que sepamos reconocerla en nosotros o en nuestros amigos; buscar ayuda o ayudar a nuestros amigos a buscar ayuda reduce los síntomas y las consecuencias en más de un 90 por ciento en sólo tres meses. Buscar ayuda, ya sea recibiendo y programando una terapia o tomando medicamentos, es un primer paso indispensable para ayudarte y ayudar a tu corazón.

ELIMINA EL ESTRÉS   En términos generales, el estrés es el principal factor de envejecimiento de tu organismo; en especial ese que es producido por cosas que no dejan de molestarnos, tareas pendientes, el estrés que se cierne sobre nosotros todo el día, o el estrés de las cosas que se salen de nuestras manos (en contraposición a las situaciones de estrés agudo—como un neumático pinchado o tener que soportar un embotellamiento de tránsito cuando se tiene prisa—cosas que eventualmente se resuelven). No entendemos a cabalidad el mecanismo que lleva a que el estrés emocional produzca estrés físico, pero sí sabemos que hay una fuerte relación entre uno y otro: en los Estados Unidos, durante los 30 días siguientes al 11 de septiembre de 2001 (en comparación con los treinta días anteriores a esa fecha), se produjeron cerca de tres veces más infartos en las ciudades de Washington y Nueva York y se triplicaron también en Missouri, Chicago, Kansas y Alabama. Hasta los desfibriladores implantados que ayudan a controlar las pulsaciones cardiacas peligrosas se activaron más del doble de lo normal durante esos días. Tres eventos de importancia en tu vida o una serie de tareas pendientes pueden hacer que tu edad real aumente más de treinta y dos años.

Así como el estrés crónico puede dañar tu corazón, un esfuerzo consciente por reducirlo mantendrá tu corazón más sano. Terapias como la meditación y las técnicas de relajación pueden enseñarte a tolerar los aspectos de tu vida que te producen estrés—el temperamento difícil del jefe, la hija adolescente rebelde, el pelo de perro en tu traje—y a reducir la respuesta física de tu cuerpo al estrés (la aceleración de las pulsaciones, la liberación de hormonas de estrés), algunos encuentran alivio en el contacto social, en las devociones o la participación en actos religiosos, inclusive en jugar con la mascota. Encuentra algo que le dé un nuevo enfoque a tus intereses y dedícale tiempo. Los siguientes son los principales factores reductores de estrés que también sirven para aliviar la depresión y la ira: el ejercicio, la meditación y el cultivar buenas amistades. En los Capítulos 4 y 5 te enseñaremos a desarrollar los dos primeros.

Paso # 4: Come de Corazón

Cada día es más evidente que la comida es uno de los factores más poderosos para mantener el cuerpo en el mejor estado posible (en especial el corazón). Ahora, seremos los primeros en admitir que a veces la evidencia ha sido confusa, inclusive contradictoria (recordamos, tan bien como tú, que nos recomendaron comer margarina en lugar de mantequilla—hasta que resultó ser que los ácidos grasos *trans* de la margarina son al menos tan malos como la grasa saturada de la mantequilla). Pero hay algunas recomendaciones nutricionales que son tan transparentes como una laguna en el Caribe.

ENLOQUECE POR LAS NUECES   Come al menos una manotada de nueces por día. Las nueces son una excelente fuente de grasas y proteínas sanas; también pueden ser fuentes concentradas de flavonoides y antioxidantes (véase el párrafo siguiente). En el estudio de enfermeras de Iowa y en otros tres estudios, una onza de nueces por día redujo la incidencia de enfermedad cardiaca entre 20 y 60 por ciento. Las mejores nueces (las que contienen la mayor cantidad de ácido graso Omega-3) son las nueces de nogal, pero todas las nueces—inclusive el maní, que es una leguminosa—son buenas.

LUBRICA TU CUERPO   El aceite de oliva contiene grasas monoinsaturadas, que ayudan a aumentar el nivel de colesterol HDL—el colesterol "sano" que se distribuye por tu organismo en las lipoproteínas de alta densidad. Ayuda realmente a limpiar tus arterias mientras circula por ellas. Aunque puede parecer repetitivo, creemos que es lo suficientemente importante como para decirlo de nuevo. Cuando se trata del HDL, entre más alto sea su nivel, mejor—por lo tanto, un nivel de HDL de 60 versus uno de 30, hará que una mujer de cincuenta y cinco años sea en realidad cuatro años más joven; de hecho, debes asegurarte de que las grasas saludables representen cerca del 25 por ciento de tu consumo diario de calorías. En cuanto a los vegetales y flayonoides, además de todos los trucos que ya te hemos contado, han demostrado aumentar el nivel de HDL.

VE DE PESCA   Debes consumir tres porciones de pescado por semana. El pescado, en especial el pescado graso como el salmón y los pescados blancos como el bacalao o la lubina, tienen un alto contenido de ácidos grasos, Omega-3, que poseen varios beneficios poderosos. Parece que reducen los niveles de triglicéridos en la sangre (los niveles altos de triglicéridos llevan a la acumulación de placa en las arterias), estabilizan los latidos del corazón (reducen las arritmias), hacen que las plaquetas se aglutinen menos (reducen la formación de coágulos) y pueden también reducir la presión arterial. (Si no te agrada el pescado ni los aceites de pescado, puedes lograr el mismo efecto con el aceite de borraja). Algunos estudios han sugerido que consumir pescado una vez por semana disminuye en 50 por ciento el riesgo de infarto. El mejor pescado (el que contiene menos mercurio y bifenilos policlorados [PCBs, por su sigla en inglés]) son los que se encuentran normalmente en la naturaleza, como el salmón, pescado con caña (casi todo el salmón enlatado es silvestre, saludable), mahi mahi, el bagre, el lenguado, la tilapia o mojarra y el pescado blanco.

ESCOGE TU FLAVO FAVORITO   Consume 31 miligramos de flavonoides por día. Los flavonoides son potentes antioxidantes y anti-inflamatorios que se encuentran naturalmente en algunos alimentos vegetales, incluyendo las nueces, cualquier té, incluyendo el té verde, el vino rojo, las uvas, los arándanos, el jugo de naranja 100 por ciento natural, las cebollas y los tomates y el jugo de tomate. Puedes consumir esta cantidad bebiendo dos y medio vasos de jugo de arándano o varias tazas o vasos de té.

CONOCE TUS ENEMIGOS   Como ya hemos dicho, debes limitar tu consumo de grasas saturadas y ácido graso *trans* (una forma de grasa que envejece y que es principalmente artificial) a menos de 20 gramos por día. Ningún otro elemento alimenticio está más relacionado con el envejecimiento arterial que ese tipo de grasas, que se encuentran principalmente en las carnes, en los productos lácteos enteros, en los productos de pastelería, en las comidas rápidas fritas y en los aceites de palma y coco. Incrementan la inflamación arterial que promueve la acumulación de placa y activan también el mecanismo que incrementa el nivel de colesterol LDL en el torrente sanguíneo—representan una forma más de incrementar la cantidad de placa en las paredes de tus arterias. Son en realidad las malas palabras de la enfermedad cardiaca. También debes evitar consumir azúcares simples, incluyendo el jarabe de maíz con alto contenido de fructuosa y la mayoría de los alimentos blancos procesados, que tienen un efecto muy directo sobre tus arterias. Cuando tu sangre tiene un alto contenido de azúcar (más de 106 mg/dl), este afecta el recubrimiento celular de tus vasos sanguíneos permitiendo que se formen hendiduras y desgarramientos en el revestimiento interno de las arterias, lo que lleva al desarrollo de inflamación y a la acumulación de placa. Los azúcares simples también pueden contribuir a la obesidad o llevar a una resistencia a la insulina que termina en diabetes, lo que también es muy nocivo para tus arterias.

Paso # 5: No Ignores a Tus Parientes

Si pensamos en las personas que se sientan alrededor de una mesa la noche de Acción de Gracias, cada familia podrá elegir uno o dos parientes que preferiría que cenaran en otra mesa—de preferencia en otra casa. Pero no debemos escondernos de esos parientes; debemos aprender de ellos (y escondernos de ellos *después*). Si uno de tus padres u otra persona cercana de tu familia desarrolló una enfermedad cardiaca o un endurecimiento de las arterias en una época relativamente temprana de la vida, tus probabilidades son significativamente mayores que las de la persona promedio de desarrollar también este tipo de problema. Las anomalías en la producción de lípidos pueden ser hereditarias—es decir, la tendencia de tener un nivel más alto de LDL o un nivel más bajo de HDL. Hay también otros factores de riesgo, como la hipertensión o los altos niveles de homocisteína, que pueden ser hereditarios. Pero, como ya lo hemos dicho, también los hábitos pueden heredarse. Cualquiera que sea el mecanismo, quien tenga una historia familiar de enfermedad cardiaca debe tener especial cuidado para detectar hábitos que constituyan un riesgo para el corazón y también deben someterse a pruebas de rutina a una edad más temprana que la población general. Si estás haciendo todo esto, es posible que derrotes las probabilidades genéticas.

Paso # 6: Toma Pildoritas

Como aprenderás en este libro, estamos a favor del poder de ciertos nutrientes, suplementos y medicamentos ocasionales que pueden servir como medidas preventivas y obrar de forma maravillosa en tu organismo. Las principales de estas elecciones, en lo que se refiere a tu corazón, son las siguientes:

LA ASPIRINA ¿Quién hubiera pensado que una píldora blanca pequeñita podía tener un efecto tan poderoso en el corazón? Sin embargo la evidencia de que la aspirina ayuda a prevenir las enfermedades cardiovasculares sigue aumentando: por ejemplo, un estudio bien controlado demostró que tomar aspirina regularmente reduce en 44 por ciento la incidencia de infarto. Se cree que este efecto se produce de varias formas, incluyendo la de hacer que las plaquetas se tornen menos adhesivas, disminuyendo así la inflamación de las arterias. Una de las principales desventajas es el efecto de la aspirina en el recubrimiento del estómago—se trata de una sustancia ácida por lo que puede irritar o dañar el revestimiento protector. Además, debido a que inhibe la coagulación, puede causar más sangrado en quienes tengan úlcera gástrica. Puedes reducir estos eventos secundarios bebiendo medio vaso de agua tibia antes y después de tomarla. Sin embargo, es tan benéfica contra la enfermedad cardiaca que los hombres mayores de treinta y cinco y las mujeres mayores de cuarenta deben considerar tomar media aspirina corriente (o 162 miligramos) por día, de por vida (se requieren por lo menos tres años para obtener la totalidad del beneficio). Una aspirina diaria hace que una persona promedio de cincuenta y cinco años tenga una edad real 2.3 años menor.

UNA MULTIVITAMINA   Las multivitaminas son una fuente de micronutrientes, algunos de ellos especialmente claves para la salud del corazón: el magnesio (400 miligramos por día) ayuda a mantener estable la frecuencia cardiaca, y junto con el calcio (600 miligramos dos veces al día) reduce la presión arterial; para una buena absorción del calcio se requiere vitamina D (400 IU por día para los menores de sesenta; 600 IU por día para los mayores de sesenta), que también puede reducir la inflamación de los vasos sanguíneos. La vitamina C (600 miligramos dos veces al día) y la vitamina E (400 IU por día) actúan como una combinación antioxidante—son mucho más potentes si se consumen juntas que si se toman por separado. (A propósito, si estás tomando una estatina como Zocor o Prevachol, o Lipitor o Crestor, debes disminuir la cantidad de vitamina C y E que consumas en suplementos o píldoras a no más de 100 miligramos dos veces por día y 100 IU por día, respectivamente. Las vitaminas C y E inhiben el efecto anti-inflamatorio de las estatinas—los efectos sobre el colesterol no se alteran, sólo los efectos anti-inflamatorios, que representan el 40 por ciento o más de los beneficios de las estatinas.)

El potasio mejora el estado general de las arterias (se obtiene de fuentes dietéticas: cuatro frutas por día, sobre todo banano, aguacate y melón). Se debe evitar tomar más de 2,500 IU de vitamina A por día (el mínimo es 1,500 IU). La combinación multivitamínica correcta tomada dos veces por día puede reducir en seis años tu edad real.

FOLATO   Esta vitamina B ha demostrado ser esencial para la salud humana de diversas formas, pero, en especial para tu corazón, tiene una función esencial: una dosis diaria de 800 microgramos reduce la homocisteína a niveles normales, y hace de quienes tengan un nivel de homocisteína de 26 mg/dl (el nivel al que debes procurar llegar es de menos de 9 mg/dl) seis años más jóvenes. El folato es un alimento que sólo se absorbe parcialmente por el organismo, de forma que es más fácil asegurarse de estar recibiendo lo suficiente mediante la ingestión de un suplemento—pero también hay que tomar vitamina B_6 y B_{12}; a veces el folato revela una deficiencia de estas dos vitaminas.

Paso # 7: Programa el Sueño

No sabemos por qué; pero, si duermes menos de lo que necesitas, aumentas el envejecimiento arterial y el riesgo de sufrir un infarto. Algunos estudios han demostrado que la cantidad óptima de sueño es de siete horas por noche para los hombres y de seis a siete horas para las mujeres. Además, deben ser horas continuas. Debes haber dormido de dos a dos horas y media seguidas antes de que tu sueño sea realmente reparador. El sueño inadecuado hace que tu cerebro libere menos serotonina, la hormona del placer. Para compensar este efecto, intentas aumentar esos niveles consumiendo alimentos como azúcar o sustancias nocivas como tabaco. Por lo tanto, ignorar el sueño es como ignorar una gotera en el tejado—si no resuelves el problema, las cosas sólo se pondrán peor. Consulta el plan en el Capítulo 5 para lograr una buena noche de sueño y haz que tus arterias y tu corazón rejuvenezcan aún más.

Capítulo 3

¿Tienes Algo en Mente?
Tu Cerebro y
Tu Sistema Nervioso

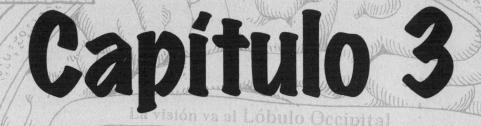

Los Principales Mitos Acerca de Tu Cerebro

Mito #1 Acerca del Cerebro — La pérdida de la memoria es natural, parte inevitable del envejecimiento.

Mito #2 Acerca del Cerebro — La mejor forma de determinar el poder de la mente es administrando pruebas de inteligencia.

Mito #3 Acerca del Cerebro — A menos que pierdas totalmente el conocimiento, el trauma cerebral es insignificante.

Mito #4 Acerca del Cerebro — La depresión puede vencerse con fuerza de voluntad.

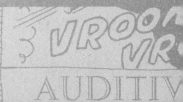

Vivimos en un mundo de cables. En las computadoras, conectan la unidad central de procesamiento con el monitor. En los frenillos, ayudan a fijar la posición de los dientes. En los rascacielos, impiden que se caigan los encargados de limpiar las ventanas. En los brasieres hacen lo mismo con los senos. Inclusive en una sociedad de teléfonos celulares y acceso inalámbrico a Internet seguimos dependiendo de los cables para tantas cosas—sobre todo en el hogar. Si le retiramos a una casa sus paredes externas y el aislante, podremos ver un sistema similar a un laberinto de cables que como serpientes se deslizan por toda la estructura para llevar energía eléctrica a cada habitación. Todo entra y sale de una estación central—la caja de fusibles—pero termina cuando encendemos algo, ya sea una luz, el televisor o el CD de Jessica Simpson. Sin una potente fuente de energía, la casa no sería más que un caparazón de tortuga con tres alcobas y dos baños.

Tu caja de fusibles anatómica—tu cerebro—tiene el mismo tipo de responsabilidad. Tiene el poder de controlar *todo* lo que hace tu cuerpo. Tu cerebro activa todos los interruptores de tu cuerpo. Sin embargo, más importante aún, es tu cerebro lo que te hace un ser humano, porque te da el poder de soñar, imaginar, razonar, entender las raíces cuadradas, enamorarte, dejarte llevar por la lujuria, inventar autos voladores, arrepentirte de haberle faltado el respeto a tu jefe, arrepentirte aún más por habérselo dicho en su cara, bromear, orar y hacer miles de millones de cosas que tantas otras especies no pueden hacer.

Tal como ocurre con una casa construida en los años 50, que tiene una capacidad de cableado distinta de la que ha sido construida durante esta década, tu cerebro tiene distintas capacidades de energía a medida que envejece. El hecho es que una casa más antigua podía funcionar a la perfección con su sistema eléctrico original, cuando todo lo que tenía que manejar era una nevera, una cafetera y un poquito de Ed Sullivan. Pero si tratáramos de equipar una casa vieja con computadoras, un equipo de sonido cuadrafónico y el equipo de juegos de video de nuestro hijo de ocho años, la demanda haría que el sistema eléctrico se sobrecargara y entrara en shock; se quemarían los fusibles, se produciría un incendio, y toda la casa quedaría reducida a cenizas. Por otra parte, una casa joven está equipada para soportar todas las exigencias de la sociedad moderna, por lo que puede abastecerlo todo de energía.

Tu cerebro funciona de la misma manera. De hecho, en circunstancias normales, la mayoría de los cerebros no envejecen muy bien. Los cerebros más jóvenes están equipados para manejar sobrecargas con sólo una pequeña falla accidental por aquí o por allá, pero los cerebros más viejos necesitan actualizarse para evitar que se quemen los fusibles neurológicos y se produzcan grandes apagones. Afortunadamente, la actualización cognoscitiva no requiere un subcontratista. Es un proyecto autoejecutable con muchos y maravillosos resultados: mantendrá el buen funcionamiento de tu cerebro a óptimo nivel durante toda tu vida; minimizará el deterioro que se produce como parte normal del proceso de envejecimiento y te ayudará a regenerar células cerebrales para mantener tu mente tan aguda como un arrecife de coral.

¿No nos crees? Dale un vistazo a uno de nuestros estudios favoritos. Esta prueba midió el cociente intelectual de los médicos de Harvard a medida que envejecían. Aunque las pruebas para determinar el cociente intelectual son una forma sobresimplificada de medir la inteligencia, para propósitos de este estudio, dan una medición burda de lo que sucede en el cerebro humano. El estudio, que se inicio en los años 50 (y aún continúa), demostró que el cociente intelectual de estos doctores disminuía en promedio un 5 por ciento cada diez años. Pero aquí el término clave es *promedio*. Cierto, muchos perdieron rápidamente puntos de cociente intelectual, pero algunos inclusive aumentaron los suyos con la edad. Esto *demuestra* que uno puede ser la excepción a la regla. No es inevitable ni involuntaria una disminución en la función cerebral; tenemos la capacidad de influir en la sección de la montaña rusa que recorre nuestro cerebro—ascendiendo sin tregua y bajando rápidamente. Lo mejor es que no necesitamos ser eruditos de la Universidad Rhodes para mantenernos mentalmente fuertes. Lo podemos lograr con trucos muy sencillos. Consideremos otro estudio, uno

Rompe-mitos #1

¿Mito o Realidad? Sólo utilizas una porción de tu cerebro.

En realidad, utilizas todo tu cerebro; sólo que usas distintas partes en distintos momentos. Si no necesitáramos la totalidad del cerebro, la evolución se habría encargado de desarrollar cerebros más pequeños. Pero no te quepa duda de que utilizas cada una de las cien mil millones de neuronas que flotan en tu galaxia neurológica.

en el que se midió la función cerebral de personas jubiladas que solían ir a Starbucks en Illinois. La mitad de los que se sentaban allí a tomar su café no mejoraron su nivel de inteligencia, mientras que la mitad que tomó su café y caminó durante cuarenta y cinco minutos al menos tres días por semana realmente mejoró su cociente intelectual (no se dice nada de cuántas veces tuvieron que detenerse para ir al baño). ¿Cuál es la explicación? La actividad física mejora la función arterial, a mejor función arterial, mejor función cerebral.

Con un peso de apenas tres libras, tu cerebro es la parte más compleja y menos comprendida de todo tu cuerpo. Apenas durante las últimas décadas hemos podido progresar para entender el laberinto que se aloja dentro de nuestros cráneos. Claro está que somos conscientes de las cosas sorprendentes que hacen nuestros cerebros—en los campos de la ciencia, la tecnología, el arte, la música… en todo. Porque vemos que tiene una capacidad sorprendente, tal vez por eso nos preocupa tanto ver que hay personas que presentan problemas neurológicos. Porque por más potencial que nuestros cerebros tengan, ver a Ronald Reagan con la enfermedad de Alzheimer o a Muhammad Ali con la enfermedad de Parkinson también nos demuestra el grado de devastación que puede sufrir. El músico Quincy Jones, de fama mundial, sabe también lo que es experimentar esa devastación. En 1974 sintió un dolor insoportable, como si hubiera recibido un disparo en la cabeza. Jones perdió el conocimiento, no supo lo que ocurrió. Lo que había pasado era que se le había roto un aneurisma; una de las principales arterias de su cerebro se había reventado. Cuando superó la crisis, se enteró de que debía rehabilitar su cerebro para que recobrara sus capacidades. Jones recurrió al yoga y a la meditación para superar sus problemas arteriales y la depresión que había sufrido. A través de todas estas experiencias, él confirma que la mente puede tener una influencia significativa sobre el cuerpo, si uno le plantea el reto (más adelante hablaremos de este tema más a fondo). Este es un punto muy importante. Si bien entender la anatomía del cerebro puede parecernos algo tan complejo como aprender otro idioma, el hecho es que podemos responsabilizarnos de evitar que la capacidad de funcionamiento de nuestro cerebro disminuya con la edad. Afortunadamente, si estas leyendo este libro, te preocupa lo suficiente tu fuente de energía intelectual como para agregarle algunos fusibles a tu caja.

Tu Cerebro: La Anatomía

Muchos comparan los cerebros con las computadoras. Procesan grandes cantidades de información y, los modelos más antiguos, se congelan con mucha frecuencia. Claro está que hay muchas diferencias entre los cerebros y las computadoras, pero tal vez la más importante es que tu cerebro no viene con ningún tipo de póliza de mantenimiento incorporada automáticamente—sobre todo, no trae garantía de por vida. De ti depende proveerle el soporte técnico que mantenga el software y el hardware funcionando con los menores problemas posibles. Actuaremos como tu estación de ayuda *(help desk)*, pero de ti depende aprender qué puede hacer que tu sistema se caiga—y cómo evitar que eso ocurra. Antes de entrar a considerar algunos de los problemas neurológicos más comunes relacionados con la edad, exploremos el interior de tu mente para comenzar a entender cómo funciona el cableado.

Aproximadamente el 80 por ciento de tu cerebro es en realidad agua, pero el

¿Mito o Realidad? Entre más grande sea el cerebro mejor podrá pensar.

A algunas mujeres les gusta decir que los hombres piensan con sus penes. Eso no lo sabemos, lo que sí sabemos es que los cerebros y los penes son similares, al menos en un aspecto—el tamaño no lo es todo. El tamaño de tu cerebro no es más que una función de la genética, no una medida de tu intelecto. De hecho, el cerebro de Einstein pesaba sólo 2.7 libras—10 por ciento menos que el promedio.

FIGURA 3.1 # Tienes Algo en Mente

La corteza del cerebro está separada en los lóbulos principales: el frontal (donde se toman decisiones), el parietal (donde se siente dolor y se entiende el lenguaje), el temporal (la memoria), el occipital (la vista), el cerebelo (el equilibrio) y el tálamo (la estación de *relay* que conecta a todos los demás). Si estiráramos y aplanáramos los pliegues de la corteza, ésta tendría el tamaño de una pizza grande y el grosor de una cáscara de naranja.

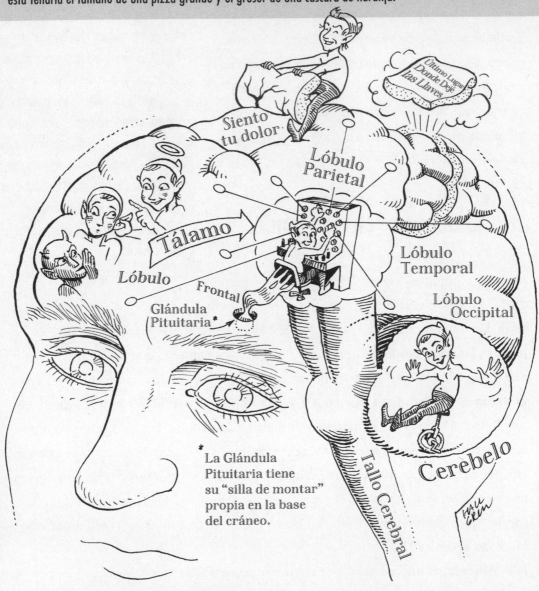

Último Lugar Donde Dejé las Llaves

Siento tu dolor

Lóbulo Parietal

Tálamo

Lóbulo

Frontal

Lóbulo Temporal

Lóbulo Occipital

Glándula Pituitaria *

* La Glándula Pituitaria tiene su "silla de montar" propia en la base del cráneo.

Tallo Cerebral

Cerebelo

resto está ocupado por estructuras tanto físicas como bioquímicas. Aunque no es un órgano extraordinario en términos de tamaño, sí lo es en términos de potencia. Equivalente a cerca del 2 por ciento del peso de una persona de 150 libras, si lo vemos desde esta perspectiva, tu cerebro utiliza aproximadamente el 25 por ciento del oxígeno y el azúcar que tu cuerpo mueve por el sistema circulatorio para propósitos de nutrición. En términos generales, las estructuras anatómicas de un cerebro se dividen en dos clases de funciones—ejecutivas (funciones de carácter intelectual) y reptilianas (basadas en el movimiento y las emociones burdas). Demos un vistazo rápido a la fuente de energía de las distintas partes de tu cuerpo; en la Figura 3.1 puedes ver el panorama completo de la función cerebral.

CRÁNEO Debido a que el cerebro tiene la consistencia de un huevo duro, tiene que estar protegido por un cráneo; incluso al nacer, al momento mismo del alumbramiento, el cráneo consiste en placas plegadas que ayudan al cuerpo a pasar por el canal de parto; después del nacimiento, estas placas se conectan entre sí y se calcifican.

TALLO CEREBRAL El tallo cerebral, que está conectado a tu médula espinal, es responsable de controlar muchas de las funciones involuntarias, como la respiración, la digestión y la frecuencia cardiaca.

EL CEREBELO Responsable de la coordinación muscular, los reflejos y el equilibrio.

EL CEREBRO Gran parte de la función cerebral se desarrolla en la corteza cerebral, o capa externa del cerebro. Es la línea de ensamblaje del pensamiento humano, donde se hace todo el trabajo pesado.

EL HEMISFERIO IZQUIERDO El hemisferio izquierdo controla tu lado concreto: el habla, la escritura, el lenguaje y el cálculo.

FIGURA 3.2 # Mensajes Instantáneos

Las neuronas se comunican entre sí mediante mensajes químicos. En un modelo de depresión, la serotonina pasa de la célula que envía un mensaje (presináptica) a una célula que puede "atrapar" esa sustancia química y propagar la información (postsináptica). Si algo batea la serotonina enviándola lejos, aumentará tu sensación de depresión. Si algo incrementa la serotonina que se libera y se recibe, se excitará un mayor número de células postsinápticas y se aliviará tu depresión. Muchos medicamentos actúan así.

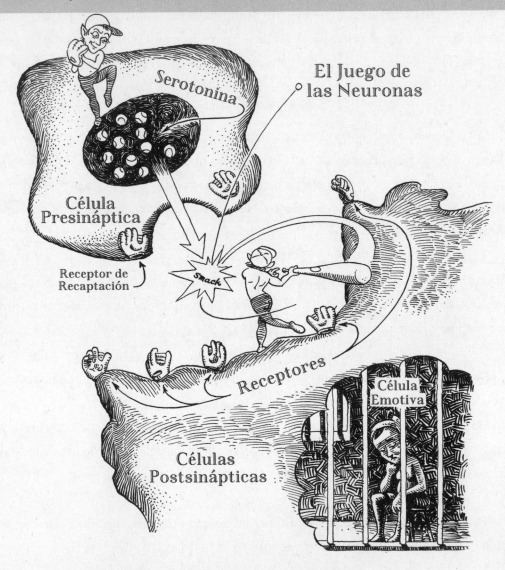

El Juego de las Neuronas

Serotonina

Célula Presináptica

Receptor de Recaptación

Receptores

Célula Emotiva

Células Postsinápticas

EL HEMISFERIO DERECHO El hemisferio derecho controla tu lado imaginativo: la capacidad espacial; la música y la intuición.

LOS LÓBULOS FRONTALES Estos controlan cosas como la planificación, la personalidad, el comportamiento y las emociones. Es el área que nos permite distinguir entre el bien y el mal y nos ayuda a pensar en abstracto.

EL LÓBULO PARIETAL Este es el más relacionado con el tacto y el movimiento de nuestras extremidades, su unión con el lóbulo occipital es el lugar donde se encuentran la función del habla y de la comprensión del habla.

LOS LÓBULOS OCCIPITALES Controlan la visión.

LOS LÓBULOS TEMPORALES Ubicados a cada lado del cerebro, más o menos a nivel del oído, procesan el sonido y son responsables de la memoria reciente.

LAS NEURONAS Tienes cien mil millones de neuronas en tu cerebro, que, si se estiraran en toda su longitud, cubrirían una distancia de treinta mil millas. Cada una de estas células nerviosas contiene partes de información que deben ser trasmitidas a otra neurona para que el cuerpo pueda funcionar normalmente. Las neuronas contienen la información, pero esa información es prácticamente inservible si no se comunica a otra neurona. Es ahí donde entran en juego los bordes de las neuronas. Se conocen como dendritas y son como los *catchers* en béisbol. Como se muestra en la Figura 3.2, reciben la bola que envía el *pitcher* desde otras neuronas. Lo que es aún más importante, actúan como *catchers* comunicándose con los demás jugadores en el estadio. Más específicamente, la dendrita puede influir en la forma como se envíe, se reciba y se trasmita la señal a otras neuronas.

LOS NEUROTRANSMISORES Estos son los mensajeros químicos de tu cerebro—como bolas de béisbol que se batean en una y otra dirección. Cuando se activa una

FIGURA 3.3 ## Para Tu Información

Por lo general procesamos la información externa pasándola directamente de los órganos sensoriales a la corteza, donde procesamos lo que hemos aprendido. Los ojos envían imágenes al lóbulo occipital, y los oídos envían sonidos e información de equilibrio al lóbulo parietal. Pero el olfato es único. Un olor pasa a través de la placa criviforme en la parte superior de la nariz y estimula el nervio olfativo. Este nervio recorre una vía que no atraviesa la corteza y filtra la información enviándola a la parte más antigua de nuestro cerebro (la amígdala), donde se producen las respuestas emocionales casi de manera subconsciente.

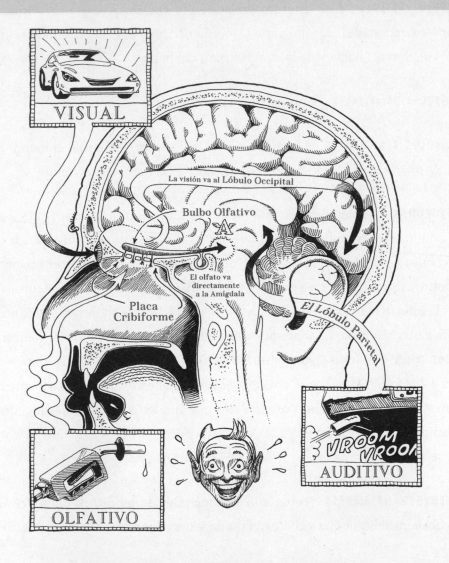

VISUAL

La visión va al Lóbulo Occipital

Bulbo Olfativo

El olfato va directamente a la Amígdala

Placa Cribiforme

El Lóbulo Parietal

OLFATIVO

VROOM VROOM

AUDITIVO

neurona, los neurotransmisores timbran o se encienden para ayudar a enviar o recibir información entre las neuronas. Cuando se sufren trastornos neurológicos, la causa suele ser una falla en el neurotransmisor—si no puede transportar una pieza de información a otra neurona, no podrás saber cómo terminar una determinada tarea. Además, se cree que una disminución natural en la capacidad de funcionamiento de ciertos neurotransmisores nos va haciendo más vulnerables a afecciones tales como la demencia y la depresión.

EL TÁLAMO   Hay que pensar en el tálamo—ilustrado en la Figura 3.1—como una estación de tren en una gran ciudad que sirve como el punto central de conexión con otros lugares más pequeños. Esto se debe a que muchas partes distintas del cerebro pasan por ese punto; el tálamo toma la información sensorial de la columna vertebral y luego se encarga de la sintonía fina de los movimientos que hagas aún antes de que comiencen. En realidad es el responsable de asegurarse de que las acciones sean continuas (los problemas en el tálamo pueden producir temblores, o movimientos motores que no son fluidos).

EL SISTEMA LÍMBICO   Este sistema no es una estructura sino una serie de vías que incorporan diversas estructuras en lo más profundo del cerebro, como el hipocampo y la amígdala (Figura 3.3). ¿Por qué nos debe preocupar? La información obtenida a través de la visión y la audición pasa desde los ojos y los oídos directamente a la corteza, de modo que reconocemos la sensación y conscientemente podemos considerar su significado. Por otra parte, las sensaciones olfativas recorren una vía alterna que no pasa por la corteza sino que influye directamente en la amígdala, de modo que nuestro organismo responde antes de que hayamos podido procesar conscientemente la información. La amígdala es responsable de las emociones, los estados de ánimo y de otras funciones relacionadas con la depresión y la ansiedad; el hipocampo, que está en las proximidades, es responsable de procesar y almacenar la memoria reciente. ¿Entiendes por qué les va tan bien a los fabricantes de perfumes?

El cerebro tiene muchísimas más partes y funciones específicas, y podríamos dedicar el resto del libro a tratar de disecar toda su anatomía (pero no podemos, por lo que apenas te hemos dado los aspectos más importantes). Antes de continuar, vale la pena referirnos a la forma como desarrollamos nuestros cerebros para entender por qué pensamos como lo hacemos. Durante la infancia, tenemos todo este material cerebral compactado en un lugar muy pequeño. Como las ramas de los árboles, estos materiales se superponen unos a otros. Esta anatomía enredada hace que resulte difícil hacer ciertas cosas, como tomar decisiones, porque las enmarañadas estructuras que se cruzan entre sí hacen que sea prácticamente imposible para nuestros cerebros centrarse en una sola cosa. A medida que crecemos—a los tres, cuatro y cinco años—nuestro cerebro empieza a decidir qué puntos de las ramas se desarrollan y cuáles, por así decirlo, se desprenden. Por consiguiente, entre más utilicemos ciertas partes de nuestro cerebro durante la niñez, más desarrollaremos ese tipo de neuronas, mientras que ocurrirá lo contrario con las que no utilicemos. La forma como entrenemos nuestros cerebros a una edad temprana realmente incidirá en definir cuáles de los sistemas neuronales se convertirán en nuestros puntos fuertes y cuáles no. (En los niños autistas, de acuerdo con la teoría actual, esos enlaces subutilizados no desaparecen, lo que significa que la masa de conexiones enmarañadas permanece y hace que les resulta difícil concentrarse porque hay un exceso de actividad en su cerebro.) Esto es distinto del trastorno de déficit de atención (conocido como ADD, por su sigla en inglés), que afecta la capacidad de concentración. Muchos tuvimos realmente este problema cuando niños (pero años atrás era muy raro que llegara a diagnosticarse), y la dificultad de concentrarnos en una sola cosa puede ser algo que permanezca en algunos de nosotros hasta la edad adulta.

Esta explicación del desarrollo neurológico puede aclarar, en parte, por qué nuestros cerebros funcionan de cierta forma a media que envejecemos. Si no escuchamos música cuando niños, no aprendimos a esquiar, ni a hablar francés, aprender estas cosas en la edad adulta resulta más difícil, porque no hemos desarrollado esas conexiones neuronales para procesar la información necesaria.

Pero tal vez la diferenciación más importante que tenemos que hacer es la siguiente: tradicionalmente, las disfunciones cerebrales se han dividido en dos clases. En una, la disfunción tiene una explicación obvia, fisiológica, neurológica y médica: cosas como los accidentes cerebrovasculares, la pérdida de la memoria y la enfermedad de Parkinson. En la otra, la disfunción cerebral no tiene una explicación neurológica clara: cosas como la depresión, la ansiedad y los trastornos de personalidad. Por años, este tipo de problemas fue un enigma tan insondable como un pozo de agua turbia, y los diagnósticos eran poco claros e imprecisos. Mientras más aumenta la evidencia médica hay más indicios de las disfunciones neurológicas que se producen para ocasionar algunos de estos trastornos. En lo que resta de este capítulo, diferenciaremos entre dos campos de problemas cerebrales, pero, como lo haremos en todo el libro, nos centraremos principalmente en las enfermedades y afecciones más prevenibles relacionadas con el proceso de envejecimiento.

Tu Cerebro que Envejece: Lo que Puede Fallar

Cuando pisamos una puntilla mientras vamos en bicicleta, el diagnóstico es muy fácil (un neumático pinchado) y el remedio también lo es (parchar el neumático e inflarlo de nuevo). Pero a menos que seamos expertos en tecnología, el mal funcionamiento de una computadora es especialmente frustrante porque no sabemos cual sea la causa por la que se haya bloqueado, o cual sea la razón por la que se ha borrado el disco duro. Cuando no conocemos el problema, no sabemos cómo resolverlo. Debido a que el cerebro es una estructura misteriosa y compleja, la persona promedio no sabe si atribuir un problema relacionado con él ("¿Dónde dejé mi arete del ombligo?") a un simple fenómeno de hipo neurológico o si debe interpretarlo como una señal de un trastorno grave.

Si bien hay muchísimos tipos de trastornos cerebrales, no los cubriremos todos. Por ejemplo, la enfermedad de Parkinson, una enfermedad progresiva caracterizada por rigidez muscular, temblores y dificultad para caminar, es una de las enfermedades del movimiento más comunes en las personas mayores de cincuenta y cinco años, pero hasta el momento no se conocen métodos efectivos de prevenirla, fuera de evitar situaciones que produzcan lesiones traumáticas. (Más adelante en este capítulo analizaremos brevemente una terapia alternativa prometedora, la co-enzima Q10). Tampoco analizaremos el trauma cerebral, que puede afectar a cualquier persona en cualquier edad—excepto para decir que la principal forma de llevar una vida más joven, cerebralmente hablando, es usar un casco ya sea que montes en bicicleta o que patines en línea. Es cuestión de sentido común, ¿verdad? Si eres lo suficientemente testarudo como para montar en bicicleta sin protección para tu cabeza, es como si lanzaras tu computadora contra una pared y destruyeras todo lo que contiene—excepto que el contenido de tu cerebro es mucho más valioso y mucho menos reemplazable que lo que sea que haya almacenado en tu disco rígido.

Antes de comenzar, es importante diferenciar entre las funciones cerebrales y la inteligencia. La función cerebral, en cuanto se relaciona con el proceso de envejecimiento, abarca realmente aspectos como la memoria y la concentración, no la inteligencia. De hecho, la inteligencia no es necesariamente un factor que tenga que ver con tener una función cerebral joven. Tal vez se deba a todos los distintos rangos de definiciones de inteligencia. Por una parte, en la inteligencia hay diferencias entre uno y otro género. Los hombres utilizan su cerebro con más velocidad para actuar y resolver problemas (esto proviene de los días en que los hombres tenían que cazar con lanzas a los peludos mamuts), mientras que las mujeres tienen mejor lateralización—es decir, la capacidad de analizar un tema complejo. La siguiente es una buena forma de considerarlo: cuando los hombres van de compras, saben que necesitan crema para afeitar; por lo tanto, entran al supermercado, encuentran la crema, la pagan y se van. Cuando las mujeres van de compras, lo miran todo. Evalúan las opciones, toman de-

Rompe-mitos #2

cisiones con base en múltiples factores externos y podrían salir del almacén con un frasco grande de ibuprofeno, con la última revista *People* y con una tarjeta de cumpleaños para mamá (aunque todavía faltan seis meses para que mamá cumpla años) cuando ninguna de estas cosas estaba en su lista, para empezar. No quiere decir que uno de los sexos sea más inteligente ni más eficiente que el otro, sólo que evalúan y procesan la información de forma distinta.

Mientras que la prueba estándar de potencia cerebral es la prueba del cociente intelectual, que mide cosas como destrezas matemáticas, lógicas y verbales, hay también algo que se conoce como inteligencia emocional. Cada vez son más quienes creen que la inteligencia emocional—es decir, la capacidad de relacionarse e interactuar con los demás—es igualmente importante para la salud general de tu cerebro. Mientras hablamos de cosas que pueden hacerse para mejorar tu cerebro, debes tener en cuenta que todos tenemos cerebros únicos que no deben ser juzgados por una serie de normas. Aún quienes presentan retardo mental, según la definición de las pruebas de cociente intelectual, pueden tener (o hacer que otros lleguen a tener) una capacidad de comprensión sorprendente. Dicho esto, sí sabemos ciertas cosas sobre el funcionamiento del cerebro—y sobre las razones de los graves problemas resultantes de las disfunciones cerebrales. Los siguientes son algunos ejemplos:

Trastornos Relacionados con las Arterias

Llega un huracán, el viento derriba las redes eléctricas y hay un apagón. Ese es un accidente cerebrovascular. Es un evento mayor que se produce en tu cerebro y que interrumpe el suministro de energía—pero, en el caso de tu cuerpo, el daño en la red eléctrica hace que tus arterias pierdan la capacidad de aportar sangre a tu cerebro. Aunque hay distintos tipos de accidentes cerebrovasculares y éstos se pueden presentar en distintos sitios, el accidente cerebrovascular tradicional ocurre cuando un vaso sanguíneo que va al cerebro se bloquea o se revienta, causando, esencialmente, el colapso de la línea de energía maestra que abastece de energía tu hogar. Las partes del cerebro que quedan privadas de irrigación sanguínea mueren y ya no pueden funcionar normalmente, razón por la cual quienes sufren un accidente cerebrovascular quedan incapacitados para hablar o para mover determinadas partes de sus cuerpos. Los factores de riesgos son los mismos que para cualquier otra enfermedad arterial—hipertensión, diabetes, inflamación arterial, consumir grandes cantidades de grasas (grasa saturada y ácido graso *trans*) que aceleran el proceso de envejecimiento, no disfrutar suficientes grasas saludables (aceite de oliva, nueces, pescado y aceite del pescado, aguacates, etc.), bajos niveles de colesterol bueno (HDL), altos niveles de colesterol malo (LDL), altos niveles de homocisteína, demasiado tiempo en el sofá, cigarrillos y obesidad (ver el Capitulo 2 para más detalles).

Así como una tormenta puede ocasionar una falla de energía eléctrica que dure unos cuantos minutos o que se prolongue indefinidamente, un accidente cerebrovascular puede tener el mismo efecto—y el grado de daño que cause puede ser variable. Un ataque isquémico transitorio (AIT), por ejemplo, es un mini-accidente cerebrovascular en el que las arterias se bloquean sólo por un corto tiempo. Un AIT es realmente un aviso de riesgo de un accidente cerebrovascular mayor (aunque es más fácil de tratar). Múltiples accidentes cerebrovasculares pequeños pueden tener consecuencias a largo plazo, como demencias. Sin embargo, la recuperación dependerá siempre del grado de lesión cerebral que se haya producido por falta de irrigación sanguínea al cerebro, por lo que hay que actuar de inmediato. Aunque todos saben que es importante llegar al hospital tan rápido como Mario Andretti si se tiene dolor en el tórax, esto también se aplica a la incapacidad de moverse o de expresarse como consecuencia de un accidente cerebrovascular. Sin embargo, la mayor diferencia entre una falla de energía eléctrica y un accidente cerebrovascular es que podemos controlar a la Madre Naturaleza—y evitar que las tormentas produzcan un caos en nuestros sistemas.

Trastornos Relacionados con la Memoria

A medida que envejecemos, todos tenemos momentos en los que olvidamos cosas. Podemos inclusive olvidar cosas importantes y aparentemente fáciles de recordar, como los nombres, fechas de cumpleaños o aniversarios, el nombre de nuestro conjunto musical favorito *(te acuerdas, estos cuatro, vamos, esos que estaban mal peluqueados…)*. De cualquier forma, la pérdida de memoria relacionada con la edad es normal. Pero, como lo indicaremos más adelante en este capítulo *(¡Los Beatles!)*, no tenemos que aceptar el envejecimiento normal y podemos tomar medidas para evitar la pérdida de la memoria relacionada con la edad. Desde los treinta años podemos empezar a perder la memoria, pero parte de la complejidad de la pérdida de la memoria asociada con la edad es que se produce por diversos factores:

★ Problemas Vasculares: Cuando el cerebro no recibe suficiente sangre, la falta de circulación puede producir mini-accidentes cerebrales y afectar la memoria.

★ La Enfermedad de Alzheimer: En este caso, las neuronas se enredan unas con otras y dejan de funcionar normalmente.

¿Mito o Realidad? El abuelo tiene Alzheimer.

La enfermedad de Alzheimer no es culpable de toda la pérdida de memoria; puede deberse en parte a problemas vasculares o una pérdida de función neuronal. El siguiente es un rápido autodiagnóstico para ayudarte a detectar los primeros signos de Alzheimer. Dale al abuelo un número telefónico de siete dígitos y dile que lo memorice. Cualquiera que presente pérdida de memoria tendrá problemas para recordar de inmediato el número completo, pero esa no es la prueba. Pasados cinco minutos, tanto una persona con Alzheimer como alguien con otro tipo de pérdida de memoria podrá recordar de cero a cuatro números. Al darles a estas dos personas tres números de teléfonos diferentes, incluyendo el que se les dio primero, la persona con Alzheimer no lo reconocerá, mientras que las otras sí.

★ Pérdida Neuronal: Muchos problemas relacionados con la edad son el resultado de pérdida de neuronas o pérdida de la función neuronal; perdemos, literalmente, parte de la mente.

★ Trauma: La pérdida de memoria también puede ser el resultado de un trauma sufrido en un accidente o al participar en un deporte, como el boxeo, con lesiones repetitivas al cerebro. Un fuerte impacto en el cráneo hace que el cerebro rebote en el interior del cráneo y se golpee produciendo concusiones o un daño más permanente. Por lo general se pierde la memoria al momento del impacto porque el cerebro sufre un corto circuito, aunque el tejido circundante puede suplir las áreas dañadas.

Rompe-mitos #3

Además, las apariencias pueden engañar. Lo que podría parecer un trauma craneal o menor puede tener en realidad un importante impacto en la pérdida de memoria a largo plazo. Aunque por lo general asociamos el trauma cerebral con las 1.1 millones de personas que sufren concusiones u otros efectos peores, el simple hecho de ver estrellas después de una lesión craneal de menores proporciones puede llevar a una pérdida de memoria más adelante. El hecho es que tu cerebro flota en un mar de líquido; cuando tu cabeza se detiene de improviso (como sucede cuando hay un impacto o cuando se golpea contra otro objeto), se puede dañar la vaina que protege tus neuronas por el movimiento súbito del cerebro que lo hace golpearse contra el cráneo. Esas neuronas dañadas son las que pueden olvidar ocasionalmente la inicial del nombre de tu cónyuge o la letra de "Hound Dog"; los traumas menores repetitivos—por inocuos que parezcan en el momento en que se producen—pueden acumularse hasta llegar a causar daño neuronal y pérdida de memoria aún veinte o cuarenta años después.

Aunque la ciencia no ha definido claramente por qué se produce la pérdida de la memoria, sí sabemos que hay cambios químicos en la estructura del cerebro que impiden la capacidad de procesar, almacenar y recuperar información. Muchos podemos creer que la pérdida de la memoria llega al mismo tiempo que la tarjeta de miembros de la AARP, pero la disminución de la memoria empieza realmente mucho antes, a mediados de la tercera década de la vida. No es raro observar algunos efectos de pérdida de memoria cuando se tienen treinta o más años y una pérdida aún más evidente cuando se tienen cuarenta o más años. Lo que ocurre es que la velocidad con que se procesa la información va disminuyendo naturalmente a medida que envejecemos (se ha comprobado que ocurre en ratones, ratas y primates, al igual que en humanos). Esto se debe, específicamente, a que perdemos la capacidad de almacenar información en nuestra memoria reciente (por ejemplo, no recordar una palabra que acabamos de escuchar). La teoría que intenta explicarlo sostiene que hay una toxina que se come el recubrimiento de grasa saludable que protege las neuronas; algunos creen que el colesterol es el que las produce. Sin embargo, otros factores—como el estrés, los trastornos de la tiroides, la diabetes, la ansiedad, la depresión y el trauma—pueden desempeñar un papel en la iniciación y aceleración de la pérdida de la memoria. Afortunadamente puedes tomar medidas para reducir el avance de este proceso (ver el Plan de Acción para Llevar una Vida Más Joven).

¿Mito o Realidad? El tratamiento para la pérdida de la memoria es ineficiente.

Puedes comparar la pérdida de la memoria con un cable pelado—no vale repararlo, hay que reemplazarlo. Sin embargo, hay otra forma de reforzar los cables. Además de las medidas señaladas en el Plan de Acción Para Llevar Una Vida Más Joven, ciertas investigaciones sugieren que las drogas, incluyendo la anfetamina Adderall, pueden mejorar la concentración y reducir los olvidos. Imagina que los cables de tu sistema eléctrico están pelados, pero una vez que hayas apagado todos los demás electrodomésticos podrás concentrar toda la capacidad de energía en una necesidad específica, aunque el mecanismo subyacente continúe dañado. Entonces, sigue nuestros consejos para evitar que se pelen los cables de tu cerebro—usa casco cuando practiques deportes especialmente peligrosos, esto es algo que cada vez tiene más lógica.

Sin embargo, la enfermedad de Alzheimer es distinta. Por ejemplo, los síntomas de Alzheimer empiezan con olvidos (que se detectan generalmente cuando la persona no puede recordar cómo volver a casa cuando está en el vecindario). Una persona que pierde la memoria reciente por lo general nos repite múltiples veces la misma historia relacionada con su pasado en el término de quince minutos. Luego la enfermedad avanza hasta el punto en el que la persona olvida importantes eventos o cosas recientes relacionadas con ella misma, y luego avanza aún más hasta llevarla a un estado de desorientación y confusión. Es frecuente que una persona con Alzheimer pueda recordar eventos remotos porque la memoria remota es la última en desaparecer. En realidad, una gran parte de la pérdida de la memoria se parece un poco a la sopa de vegetales. Tu cerebro es, de hecho, un caldero en el que coexisten varios trastornos cognoscitivos—hay algo de pérdida neuronal, algo de neuronas enredadas, algo de problemas vasculares—que, en conjunto, contribuyen a la pérdida de parte de la capacidad de recordar la información. De hecho, casi todos vamos presentando algunas de estas características a medida que envejecemos. Cualquiera que sea el diagnostico oficial, hay varios puntos que debemos recordar. Uno, que parte de la pérdida de la memoria se asocia con la pérdida de células cerebrales no funcionales, por lo que es importante regenerar neuronas funcionales para retener la capacidad de recordar (aún no estamos seguros de qué efecto pueda tener la regeneración de neuronas en quienes tienen Alzheimer). Además, la pérdida de la memoria se relaciona también con los bloqueos de los vasos sanguíneos pequeños, por lo que mantener jóvenes tus arterias es una de las claves para ayudar a evitar la pérdida de la memoria.

Afecciones tan complejas como la pérdida de la memoria no se pueden solucionar con una bala de plata; entonces, hay que considerar el problema en la siguiente forma: son muchos los factores que pueden hacer que olvides el nombre de tu cacatúa favorita, y hay muchas cosas que puedes hacer para recordarlo. Algunas provienen de la tecnología médica, otras deben venir de ti.

Trastornos Asociados con Factores Químicos

Uno de los trastornos cerebrales más graves que se atribuye a las disfunciones de las sustancias químicas del cerebro es la adicción, cuando nos volvemos adictos a ciertas sustancias que aumentan o liberan ciertos elementos químicos en el cerebro. Algunas sustancias como la nicotina liberan dopamina, la sustancia química que produce placer, y el cuerpo quiere recibirla cada vez en mayor cantidad—lo que lleva a un comportamiento habitual para bombear constantemente dopamina a tu sistema. No todas las adicciones son producidas por la dopamina, pero este ejemplo puede ayudarte a entender la teoría de que ciertas cosas, como los carbohidratos, pueden ser adictivas. La sustancia química del placer que se libera después de comerlos es lo que despierta el deseo de consumirlos en mayor cantidad. No dormir lo suficiente puede ser una de las razones por las cuales nos volvemos adictos a muchos de estos carbohidratos y azúcares simples, así como a las grasas que aceleran el envejecimiento y que no son más que impostoras que se hacen pasar por alimento real.

La nicotina es uno de los líderes en toxicidad, sobre todo debido a su efecto fisiológico en el resto del organismo. La adicción misma se manifiesta no sólo en la necesidad emocional de consumir la droga sino también en una necesidad física: el cerebro le dice a tu organismo que necesita nicotina para evitar los síntomas de la abstinencia. Una de las formas como actúa es creando placer en el cerebro, produciendo una sensación de relajación. Con el tiempo, la nicotina impide que tu cerebro suministre estos químicos que producen las sensaciones de bienestar y terminas por necesitar cada vez más nicotina y ansiar cada vez más la sensación que te produce. La adicción al alcohol tiene el mismo mecanismo, pero con otras desventajas. El exceso de alcohol puede producir otros trastornos mentales, como ansiedad y depresión.

Todos estos mensajeros químicos controlan diferentes habitaciones dentro de tu cerebro. Algunos te hacen sentir feliz. Otros te deprimen. Otros te hacen sentir la imperiosa necesidad de mantener tus golosinas en orden alfabético en la despensa. Debes

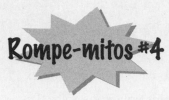

Rompe-mitos #4

recordar que aunque se produzcan estas reacciones químicas, tú tienes el poder de efectuar cambios en tu sistema—con lo que comas, con lo que pienses y con lo que hagas.

Esto se aplica también a otro problema relacionado con sustancias químicas: la depresión. La siguiente es una sencilla verdad médica: cuando tienes una pierna rota, no puedes correr. No importa cuánto te esfuerces, no vas a poder hacerlo. Así funciona a veces tu cuerpo; se bloquea para que físicamente no puedas realizar ciertas tareas. Por mucho que a algunos les sorprenda, la depresión tiene un mecanismo similar. Quienes están deprimidos tienen también partes rotas—probablemente lo que esté afectado sea una reacción química en su cerebro—que les impiden desempeñar sus actividades diarias. Y por mucho que se esfuercen o por mucho que alguien trate de convencerlos de ser felices, simplemente no pueden levantarse y correr.

Ahora, la depresión se ha convertido en una afección más ampliamente reconocida como la enfermedad fisiológica y psicológica que realmente es. Más de 11 millones de personas toman medicamentos para la depresión, y La Organización Mundial de la Salud (OMS) clasifica a la depresión como la segunda causa principal de discapacidad por enfermedad. Claro está que hay muchos tipos distintos de depresión—desde el trastorno afectivo estacional (SAD, por su sigla en inglés), que se produce por falta de exposición a la luz solar, hasta la depresión reactiva, a raíz de una enfermedad o una tragedia. Sea la que fuere, la depresión se define, por lo general, como una sensación de tristeza y desinterés por la vida diaria, y puede variar en intensidad desde leve hasta severa. Para clasificarse como depresión clínica, la sensación de tristeza deberá prolongarse por más de dos semanas. Desde el punto de vista fisiológico, creemos que la depresión se origina en un desequilibrio químico en el cerebro—lo que significa que puedes tener niveles anormales de las sustancias químicas que tu sistema nervioso utiliza para enviar señales hacia y desde el cerebro. Quienes padecen depresión tienen, por lo general, bajos niveles de serotonina, una de las hormonas cerebrales que producen sensación de bienestar—más específicamente, sus neuronas tienen problemas para cargarse de serotonina. Aunque se prescriben algunas drogas para aumentar los niveles de serotonina mediante el bloqueo, la degradación o la neutralización de este neurotransmisor (ver la Figura 3.2), también hay formas naturales de lograr el mismo efecto, como las técnicas de relajación y los llamados "alimentos de la felicidad," como el pavo y el chocolate. (El chocolate también produce liberación de dopamina, otra hormona que produce sensación de bienestar. Debido a esa liberación, se anhela ese bienestar y hay quienes pueden volverse adictos, como ocurre con la cafeína o la nicotina.)

Claro que la depresión se asocia con cualquier edad pero, en muy poco tiempo, puede hacernos sentir, actuar y ver mucho mayores. Por una parte, la depresión va unida al envejecimiento cardiovascular. En un estudio, los hombres y las mujeres que presentaban enfermedad cardiaca y depresión tuvieron una tasa de mortalidad por enfermedad cardiaca 69 por ciento mayor que la de quienes sólo tenían enfermedad cardiaca sin depresión. En otro estudio, se determinó que las mujeres deprimidas tienen menor densidad ósea que las que no padecen depresión, posiblemente debido a los mayores niveles de cortisol, la hormona del estrés, que se ha podido confirmar que se encuentra en niveles sanguíneos más elevados en quienes sufren depresión. Pero tal vez la razón principal sea el efecto indirecto que tiene en el envejecimiento. La depresión lleva a hábitos que aceleran el proceso de envejecimiento. Las personas deprimidas tienden a no alimentarse bien, no hacen ejercicio y no adoptan otras medidas para mejorar su estado de salud.

La enfermedad mental es de carácter tanto químico como ambiental en cuanto a que se trata de un problema químico que tiene también una base emocional para la depresión. De hecho, las tomografías cerebrales demuestran que la depresión se localiza en las partes del cerebro que tienen que ver con las emociones. Con frecuencia nos preguntan qué porcentaje de enfermedad mental proviene de factores psicológicos y qué porcentaje corresponde a la química cerebral. La respuesta de muchos médicos es: "El cien por ciento de los dos factores." Es decir, la depresión es una enfermedad interrelacionada que afecta muchas partes distintas de la mente.

Trastornos Relacionados con la Personalidad

Un simple vistazo a Joan Rivers y a Eminem nos da una buena idea de la gama de personalidades humanas que existen. Todos somos un poco raros. Hay todo tipo de personalidades excéntricas en este mundo—el surfista que se acuesta de espaldas sobre la tabla, el artista cerebral, la suegra que no deja de cantaletear, el ejecutivo que no se detiene jamás, el comediante que se burla de sí mismo. Y, ¿sabes qué?, también tú estás en esa lista, y eso es bueno. El mundo sería muy aburrido si no tuviéramos personalidades tan diversas.

Mientras aplaudimos las rarezas del mundo, tenemos que saber diferenciar entre las rarezas sanas y las rarezas patológicas. Cuando estos rasgos de personalidad empiezan a afectar negativamente tu vida—lo que se relaciona con tus actividades diarias y con la forma como interactúas con los demás—puedes tener un problema. Mantener limpia tu casa es bueno. Restregar tu piel con tanta frecuencia que los niños tienen que hacer reservaciones para poder utilizar el cuarto de baño, no lo es. Ser cauteloso al conducir es bueno pero preocuparse tanto por la posibilidad de sufrir un accidente que no quieres salir de casa, no lo es. Esa es la línea que determina el diagnóstico de los trastornos emocionales. ¿Es ese rasgo de tu personalidad simplemente idiosincrásico y algo que te hace agradable a los demás? ¿O se trata un rasgo de personalidad tan destructivo que cambia la forma de vivir y la de quienes te rodean?

Solía creerse que los rasgos de personalidad eran algo que podía activarse o desactivarse, que todo lo que se necesitaba era la voluntad de cambiar. Sin embargo, sabemos ahora que los cerebros son como estudiantes de primer año de universidad—a veces hacen lo que quieren sin importar lo que se les diga. Por ejemplo, la ansiedad, que se caracteriza por una sensación de intranquilidad, temor o tensión en respuesta a situaciones de estrés, puede ser leve o lo suficientemente intensa como para desencadenar pánico. Producidos por sustancias como el alcohol, la cafeína y algunas drogas, así como por problemas cardiacos o falta de algunas vitaminas u otras causas, algunos trastornos de ansiedad se manifiestan por afecciones como trastornos obsesivo-compulsivos, en los que algunas actividades normales, como lavarse las manos, se vuelven tan habituales que se tiene la necesidad de repetirlas hasta cuarenta veces por día: bueno para controlar los gérmenes; malo para el manejo del tiempo. La excelente noticia es que reconocer la presencia de estos trastornos permite controlarlos para que no pasen de ser un inconveniente menor que se puede resolver (como un desconchado en la pintura) y no una importante perturbación para la vida diaria (como un incendio que destruye gran parte de tu casa).

¿Mito o Realidad? Puedes entrenar tu cerebro con pesas.

Ensaya este auto-examen. Párate en un solo pie y cierra los ojos. Entre más tiempo puedas permanecer así sin caerte, más joven es tu cerebro (quince segundos es muy bueno si tienes cuarenta y cinco años o más). Ese acto de equilibrio es sólo un signo de la fortaleza de tu cerebro. Para desarrollar un mejor equilibrio, debes utilizar pesas libres —es decir, pesas de mano y pasas de barra— porque ejercitarte con ellas aumenta tu propiocepción (tu capacidad de equilibrio). Las máquinas de resistencia no tienen el mismo efecto porque las pesas están unidas a una superficie fija, por lo que no tienes que desarrollar tu equilibrio para levantarlas.

Tu Cerebro: El Plan de Acción para Llevar una Vida Más Joven

Cuando haces ejercicio, puedes ver que tu estómago se reduce. Cuando dejas de comer calamares fritos, puedes ver que tu nivel de colesterol LDL, o colesterol malo, desciende. Cuando dejas de fumar, dejas por fin de expectorar flemas. A medida que cambias tus hábitos, vas viendo cambios evidentes en tu cuerpo. Sin embargo, en lo que se refiere a tu cerebro, es mucho más difícil saber cuánto has progresado. No es como si te pudieras pasear por el gimnasio, quitarte el sombrero y hacer unas flexiones cerebrales ante todos. *(Mira como ha mejorado tu hipocampo, ¡excelente!)* Pero esa no es razón para ignorar el mismísimo órgano que te permite hacerlo. Considera éste tu plan para desarrollar un mejor cerebro—el presente para el futuro.

Paso # 1: Mantén Todos los Carriles Despejados

Para evitar accidentes en las redes eléctricas—que producen accidentes cerebrovasculares—toma dos aspirinas de niño cada día si tienes más de cuarenta años, porque se ha demostrado que la aspirina ayuda a mantener tus arterias libres de inflamación e impiden que tu sangre se coagule, a la vez que ayuda a que la sangre y el oxígeno lleguen al cerebro. Además, la aspirina puede ayudarte a desarrollar más vasos sanguíneos, para que, si se formaran coágulos, haya vías alternas por las que la sangre pueda fluir y evitar el vaso taponado. Estudios recientes con aspirina han demostrado una reducción en la tasa de accidentes cerebrovasculares y han comprobado que el uso continuado de la aspirina (y de otros medicamentos anti-inflamatorios no esteroideos, como el ibuprofeno) reducen también la incidencia de demencia y enfermedad de Alzheimer, probablemente al mantener jóvenes las arterias. Sin embargo, no debes tomar ibuprofeno y aspirina el mismo día. Básicamente, el anti-inflamatorio no esteroideo ocupa todo el espacio en los vasos sanguíneos y no permite que la aspirina ejerza su efecto. Anulan mutuamente sus efectos reductores del envejecimiento de tus arterias. Tomar 162 miligramos de aspirina por día debe tener, a largo plazo, el efecto de hacerte 2.3 años más joven para cuando tengas cincuenta y cinco y hasta 2.9 años más joven para cuando llegues a los setenta.

Paso # 2: Ejercita Tu Cerebro

No importa de qué parte del cuerpo hablemos, casi todo obedece al mismo mantra: Úsalo o piérdelo. Si no ejercitas tus músculos, se convertirán en puré de papa. Si no ejercitas tu corazón, tus arterias se taponarán. E incluso los urólogos recomiendan lo mismo a los hombres cuando se trata de la potencia eréctil. Si quieres seguir escribiendo, es mejor que tajes bien el lápiz. No hay ninguna diferencia cuando se trata de tu cerebro; de hecho, debes abordar la tarea de ejercitar tu cerebro con la misma regularidad con la que practicas cualquier otro ejercicio. El mantener tu cerebro emocional y mentalmente activo evita la perdida de la memoria.

Lo primero que debes evitar es activar el piloto automático—es decir, realizar la misma rutina día tras día. Si puedes encontrar formas de retar tu mente, lograrás, de hecho, evitar que tu cerebro se encoja. La forma clásica de hacerlo es aprender algo nuevo—ya se trate de aprender a hablar otro idioma, a tocar canciones de Sousa en la dulzaina o a reconstruir el motor de tu automóvil. Lo importante es que utilices las partes del cerebro que normalmente no usas. Al igual que los músculos, tu cerebro se desarrolla cuando trabaja a un mayor grado de exigencia del normal.

Otra forma de desarrollar tu cerebro es hacer lo que los investigadores llaman "probarse al límite." Un proyecto a gran escala tomó mediciones para determinar si probarse al límite podía revertir la pérdida y lograr la regeneración de las neuronas y las dendritas—las partes de las neuronas que captan la información de los neurotransmisores. En ese proyecto, se programaron las computadoras de forma que una computadora individual entendía esencialmente la capacidad de un determinado individuo para realizar cálculos matemáticos y luego la computadora programaba una prueba para ese individuo que estaba dentro de su capacidad individual. Una vez que la computadora llevaba al límite la capacidad de cada persona—llevándola al umbral de su capacidad—los investigadores pudieron ver el desarrollo de neuronas y dendritas (demostrado en imágenes tomográficas de sus cerebros). Pero lo mejor fue que no era necesario que estas personas dieran las respuestas correctas para obtener los beneficios. El simple hecho de ponerse a prueba a un nivel un poco mayor a su capacidad (respuestas correctas el 80 por ciento e incorrectas el 20 por ciento) fue suficiente para producir la regeneración. En lo que a ti respecta, digamos que siempre haces el crucigrama de los miércoles, pero en el de los domingos escasamente llegas a la mitad de las respuestas. Por lo que, aunque lo mejor para tu ego sería seguir llenando el crucigrama de los miércoles, lo mejor para tu *cerebro* sería insistir con el crucigrama de los domingos (siempre que la frustración no sea tan grande que dejes de disfrutarlo). Así como un atleta se hace más veloz y más fuerte con el ejercicio para alcanzar sus metas, que están un poco más allá de su alcance, tú puedes entrenar tu cerebro para hacerlo cada vez más inteligente y agudo.

Otro elemento más, claro está, es la educación. Y entre más sepas, más incrementarás la capacidad de aprendizaje de tu cerebro. Un estudio realizado con monjas de un monasterio es un gran ejemplo. Los investigadores analizaron la estructura de las frases de los ensayos que escribían las monjas antes de ingresar al convento; luego analizaron su función cognoscitiva unos sesenta y cinco años después. Las que utilizaban las estructuras de frases más complejas al ingresar al convento fueron adquiriendo una función cognoscitiva más alta a medida que fueron envejeciendo. (Este es otro hallazgo importante: las más optimistas al momento de su ingreso fueron también las que presentaron niveles más altos de función cognoscitiva.)

El resultado: cada cual tiene intereses tan distintos que tú eres la única persona capaz de saber qué actividades van a exigir de tu mente un esfuerzo que supere sus capacidades normales. Eres tú quién debe elegir algo que te guste; debe ser algo que consideres como un recreo, no como una hora de clase. Pero podemos ofrecerte algunas otras sugerencias de métodos para mejorar tu función cerebral en la vida diaria: en el trabajo, muchos siguen la misma rutina día tras día: toman café, se sientan, entran a eBay, toman más café, responden correos electrónicos, van al baño, trabajan en sus documentos, llaman a los clientes, almuerzan, soportan los gritos del jefe, etc. Claro está que sólo tu jefe puede indicarte cómo hacer tu trabajo, pero nos gustaría sugerir que cambies el orden de vez en cuando. Seguir la misma rutina día tras día no estimula tu hipocampo—la parte del cerebro más responsable de la memoria. Para mantener tu mente activa, intenta variar tu rutina tanto en el trabajo como en el hogar. Empieza por llamar a tu cliente o escribe tu informe a la primera hora, no a último momento. Cualquiera que sea tu rutina normal, cambia el orden.

Ésta es una de nuestras formas favoritas de exigirle a la mente: vacaciones. Claro que las vacaciones son excelentes tanto para tus niveles de estrés como para tu vida sexual. Pero también pueden contribuir a mejorar tus destrezas cognoscitivas. ¿Cómo? Con los mapas. Cuando conduces o caminas por una nueva ciudad o cuando estudias su sistema de transporte subterráneo, utilizas distintas partes de tu cerebro a la vez. Utilizas tu capacidad visual y espacial para interpretar un mapa y luego tienes que traducirlo a un código verbal para la persona que esté conduciendo (*Querida, ¡gira a la izquierda por aquí! ¡Ahora!*) Cuando estás conduciendo, tienes que decidir sin demora hacia dónde quieres ir, lo que requiere procesar al instante la in-

¿Mito o Realidad? No puedes volverte más inteligente de lo que ya eres.

Para demostrarte el poder que tienes de ejercitar tu cerebro, veamos un estudio que midió el tamaño del cerebro de los taxistas de Londres. ¿Por qué los taxistas? A pesar de la impresión que te hayas formado de ellos con base en el lenguaje profano que usan para los peatones distraídos, los taxistas tienen un trabajo muy exigente para su sistema neurológico. Tienen que memorizar la compleja distribución de una ciudad y poder determinar las rutas más rápidas entre miles de puntos de partida y de llegada diferentes. El resultado de esta investigación: los taxistas con mayor experiencia—y, por lo tanto, los que permanentemente están innovando sus métodos para conseguir más carreras—retan constantemente a sus cerebros para lograr sobrevivir en una industria altamente competitiva y, de hecho, tienen lóbulos temporales derechos más grandes. Aumentan el tamaño de su cerebro porque lo usan con mucha frecuencia y de distintas formas día tras día.

formación. Y almacenas cosas en tu memoria remota para recordar dónde has estado. ¿Te perdiste? Aún mejor. Tratar de determinar cómo volver al punto de donde saliste es algo que realmente contribuye al proceso de desarrollar el cerebro. Claro está que este tipo de capacitación que abarca la totalidad del cerebro sirve para distintos propósitos. Para alguien que esté de vacaciones, girar por donde no debe puede hacer que llegue a una pintoresca tiendita de antigüedades que, de otra forma, jamás habría descubierto; pero para un soldado en una guerra, el tomar un giro equivocado puede tener graves consecuencias.

Realmente, todo lleva al mismo e importante consejo: sigue aprendiendo. Sirve aún si se trata de un sistema informal. Quienes tienen los más altos niveles de educación y siguen desempeñando actividades que estimulan la mente sufren menos envejecimiento mental. Un egresado de la universidad que siga aprendiendo en entornos de educación formal es 2.5 años más joven que alguien que haya abandonado la secundaria. Sin embargo, la actividad informal también ayuda. Mantener la mente activa controla el ritmo de envejecimiento de las arterias y del sistema inmune e incluso evita que ocurran accidentes, a la vez que tiene un verdadero beneficio para tu edad real ("RealAge"), haciéndote 1.3 años más joven. Al final del capítulo encontrarás unas cuantas formas de poner a prueba tu cerebro y exigirle.

Paso # 3: Alimentos para Pensar

Por lo general, lo que es malo para tu corazón, también daña tu cerebro. No lo dudes—si las cáscaras de papas fritas están haciendo saltar tus botones, una parte de ellas asciende también hasta tu cerebro por tus arterias. Por ejemplo, las grasas saturadas taponan las arterias que van al cerebro y aumentan el riesgo de accidentes cerebrovasculares, mientras que los ácidos grasos Omega-3—los que se encuentran en el pescado—son benéficos para tu cerebro porque ayudan a mantener despejadas tus arterias. Además, alteran tus neurotransmisores y reducen la depresión. Los siguientes alimentos son los mejores para tu cerebro:

Alimento	Explicación	Cantidad Recomendada	Diferencia en la Edad Real
Nueces	Contienen grasas monoinsaturadas que mantienen limpias tus arterias y niveles de precursores de serotonina para levantar el ánimo.	1 onza al día es lo justo; consumir mas está bien, pero debes recordar que hay hay que tener cuidado de no exagerar el consumo de calorías —una onza equivale a unas doce nueces de nogal o a veinticuatro almendras.	Hombres: 3.3 años más jóvenes Mujeres: 4.4 años más jóvenes
Pescado (especialmente el salmón silvestre, el pescado blanco, la tilapia, bagre, la platija y el mahi mahi)	Contienen ácidos grasos Omega-3 que limpian las arterias.	13.5 onzas por semana (o tres porciones aproximadamente del tamaño de tu puño)	2.8 años más joven
Soja	Contiene proteína, fibra y grasas saludables para el corazón y las arterias.	1 taza al día	0.4 años más joven
Jugo de tomate y salsa de espagueti	Contienen folato, licopeno y otros nutrientes que mantienen jóvenes las arterias.	8 onzas de jugo al día; 2 cucharadas de salsa de espagueti	Al menos un año más joven
Aceite de oliva, aceite de nueces, aceite de pescado, aceite de linaza y aguacates	Contienen grasas monoinsaturadas saludables para el corazón.	25 por ciento del consumo calórico diario debe estar compuesto por grasas saludables.	3.4 años más joven
Chocolate de verdad (con base de cacao)	Aumenta la liberación de dopamina y suministra flavonoides que mantienen jóvenes las arterias.	1 onza al día (para reemplazar el chocolate de leche)	1.2 años más joven

¿Mito o Realidad? El café es bueno para el cerebro.

Ha habido suficientes estudios como para poder decir que consumir veinticuatro onzas de café por día reduce el riesgo de enfermedad de Parkinson en un 40 por ciento y el riesgo de Alzheimer en un 20 por ciento. ¿Por qué? No lo sabemos a ciencia cierta, excepto que parece que la cafeína tiene un impacto benéfico en los neurotransmisores. El efecto de la cafeína es sustancial (ya sea la que se encuentra en el café, en el té o en las bebidas gaseosas bajas en calorías). Puede ayudarnos a llevar una vida de tres a seis meses más joven. Advertencia: en algunas personas, el exceso de cafeína produce pulsaciones cardiacas irregulares, problemas con la diabetes, malestar estomacal, ansiedad o migraña; en los hombres que padecen de la enfermedad de la próstata conocida como hipertrofia prostática benigna, la cafeína la empeora al producir espasmos de la uretra.

Paso # 4: Reduce el Estrés

Por muchos aspectos, puede decirse que el estrés es bueno. Es el mecanismo fisiológico que nos ayuda a actuar. Nos hace cumplir con las fechas límites y escapar de los leones. Ante una situación que requiere acción, decidimos enfrentarla (apurarnos para cumplir la fecha límite) o huir de ella (del ya mencionado león)—es el proceso que define la reacción de "luchar o huir." Cuando esos factores de estrés llegan a niveles extremadamente altos, la tensión se torna peligrosa, como consecuencia del efecto de la hormona del estrés, llamada cortisol. Cuando estamos bajo estrés constante, los niveles de cortisol llegan a niveles demasiado altos. Cuando tus glándulas se agotan, terminas con niveles bajos. Ese es el momento en el que el estrés es más nocivo—cuando agota tu capacidad de aumentar tu nivel de cortisol.

De hecho, lo que solemos llamar estrés—el trajín diario, como cumplir con fechas de entrega y sacar a los niños al bus—no hacen que nuestro cerebro envejezca. Son esos pequeños y molestos factores de estrés los que nos envejecen. Por años, los investigadores pensaban que el tener una personalidad acelerada, tipo A, producía enfermedades inducidas por estrés, pero tu cerebro no envejece por el estrés que tú mismo has producido—como el trabajar intensamente para intentar alcanzar tus metas. Tu cerebro tampoco envejece por los factores intermedios, que se presentan una sola vez, y que producen estrés, como el que se pinche una llanta de tu bicicleta o el que se abolle un guardafango de tu auto en un estacionamiento. Estos eventos Importantes Pero Manejables (lo llamamos IPMs) no hacen que envejezcamos porque son problemas que se pueden resolver. En cambio, la enfermedad proviene principalmente de situaciones que nos mantienen bajo estrés constante—aunque para otras personas sean de menor importancia—que se prolongan en el tiempo. Una de las categorías de estos factores de estrés son las Molestas Tareas No Terminadas (MTNT). Por ejemplo, el molesto estrés de sentarse en un inodoro con una tapa inestable, y no solucionar nunca el problema, es un estrés que te envejecerá, es una de esas cosas que simplemente no deja de molestarnos cada vez que tenemos que utilizarla. Otro tipo de estrés proviene, como es de esperarse, de los eventos más importantes de tu vida—como mudarse de casa, enfrentar las obliga-

ciones financieras o hacer frente a la muerte de un miembro de la familia. Este tipo de factores de estrés molestos y constantes nos desgastan, mientras que los factores de estrés persistentes son verdaderos asesinos.

Puedes influir de forma importante en tu juventud reduciendo el estrés en tu vida mediante amistades, ejercicio, meditación y afiliación a grupos. De hecho, el hacerlo te recuperará el equivalente a treinta o treinta y dos años que los eventos más importantes de tu vida te hayan podido quitar. Dos de nuestros reductores de estrés favoritos son la risa y la meditación. Reír reduce la ansiedad, la tensión y el estrés y puede rejuvenecerte entre 1.7 y 8 años. Con la meditación, los beneficios son múltiples. La meditación ayuda a mantener tus células cerebrales y a preservar las funciones relacionadas con la memoria; además, el componente reductor de estrés de la meditación ayuda a evitar afecciones como la depresión y la ansiedad. Todo lo que necesitas para meditar es una habitación tranquila. Con los ojos parcialmente cerrados, concéntrate en tu respiración y repite la misma palabra o la misma frase una y otra vez—como "um" o "om." El cardiólogo Dean Ornish empieza incluso este proceso con un pequeño trozo de chocolate oscuro. El proceso de repetir la misma palabra es lo que contribuye a aclarar y relajar tu mente y es lo que produce ese efecto global positivo en tu salud, a menos que repitas la frase "Quiero nachos."

Paso # 5: Dedícate a lo Natural

Las siguientes son las principales vitaminas y los principales suplementos que pueden ayudar a incrementar tu función cerebral mejorando el estado de ánimo, la memoria y otros aspectos de tu mente, manteniéndote joven.

EL FOLATO B$_6$ Y B$_{12}$ Como lo dijimos en el capítulo sobre el corazón, los altos niveles de homocisteína son peligrosos. Duplican el riesgo de accidentes cerebrovasculares. Creemos que la homocisteína produce pequeñas brechas entre las células endoteliales que componen el revestimiento interno de tus arterias, llevando al deterioro de la pared arterial, la acumulación de placa y la inflamación. Tomar suplementos de 800 microgramos de folato por día en, o 1,400 microgramos en la dieta, puede reducir en forma significativa los niveles de homocisteína, eliminando esencialmente cualquier exceso de homocisteína del torrente sanguíneo y deteniendo los efectos del envejecimiento. Es importante porque, a medida que envejecemos, tendemos a obtener menos folato de los alimentos y se reducen los niveles de folato en el organismo; de hecho, la falta de folato es la deficiencia vitamínica más común entre las personas mayores. Ciertos alimentos como los espárragos, las alcachofas, las repollitos de Bruselas, las arvejas de ojo negro y las semillas de girasol contienen folato. La mayoría no tenemos niveles suficientemente altos de B_6 y B_{12} (los alimentos que contienen B_6 incluyen el pollo, los bananos y la pasta de tomate, mientras que la vitamina B_{12} se encuentra en el salmón, el atún, la carne para hamburguesa, el cordero, salvado y las hojuelas de trigo). Al tomar regularmente 800 microgramos de folato por día, 6 miligramos de B_6 y 800 microgramos de B_{12} en los alimentos o 25 microgramos como suplemento (la vitamina B_{12} en suplemento es más fácil de absorber), puedes hacer que tu edad real sea 1.2 años más joven en sólo tres meses, y probablemente 3.7 años más joven en tres años.

LA COENZIMA Q10 Esta coenzima ha recibido más atención que la boda de una celebridad por su supuesta capacidad de prevenir el envejecimiento cardiovascular (además de ayudar a los pacientes críticamente enfermos que se encuentran en lista de espera para un transplante de corazón). Creemos que sí ayuda al corazón y que puede ayudar a evitar el envejecimiento del cerebro. La coenzima Q10 que se encuentra naturalmente en los órganos del cuerpo ayuda a estimular las vías de energía a nivel celular, en especial en el tejido muscular y en todas las células tisulares, cerebrales y nerviosas. Nuestros organismos la producen naturalmente—pero únicamente cuando no tenemos carencia de vitamina C ni de ninguna de las vitaminas del complejo B como la B_{12}, la B_6 y el folato. En estudios de enfermedad de Parkinson e hipertensión, las dosis altas de coenzima Q10, que alcanzan hasta 1,200 miligramos por día, parecen disminuir los síntomas de la enfermedad de Parkinson y reducir la hipertensión. Según estos estudios, este extenso grupo de pacientes potenciales se beneficiaría con el consumo de coenzima Q10: los que utilizan estatinas (por ejemplo, Zocor, Pravachol, Lipitor o Crestor), que representan más de 15 millones de personas sólo en los Estados Unidos; se beneficiarían quienes presentan una insuficiencia cardiaca severa que pone en riesgo su vida y quienes tienen síntomas de Parkinson, diabetes e hipertensión.

EL ÁCIDO ALFALIPÓICO Y LA L-CARNITINA Estas dos sustancias han demostrado mejorar la función cognoscitiva en ratones. Los ratones viejos inyectados con estas sustancias demoran menos tiempo que los ratones jóvenes en encontrar la comida al final del laberinto—y menos tiempo que otros ratones viejos a los que no se les han administrado estas sustancias. La L-Carnitina es un aminoácido que ayuda a transferir energía entre nuestras células, y, en estudios con animales, ha demostrado disminuir el envejecimiento arterial y mejorar la memoria. Para personas mayores de sesenta, recomendamos 1,500 miligramos diarios de L-Carnitina. El ácido alfalipóico (ALA), que también ayuda a que nuestros cuerpos produzcan energía, se cree que ayuda a reducir el envejecimiento de nuestro ADN—causado por la glucosa y el oxígeno—y que facilita el transporte de estos materiales a nuestras fuentes de energía corporales. Aunque aún no se cuenta con la suficiente cantidad de datos, daremos recomendaciones en los sitios Web www.YOUtheownersmanual.com y www.realage.com cuando haya más datos disponibles. No dejes de visitarnos.

RESVERATROL Este es un flavonoide que se encuentra en el vino rojo y que, aparentemente, diminuye el envejecimiento del ADN en las mitocondrias—la central de energía de las células. Estos flavonoides actúan como antioxidantes y ayudan a disminuir el envejecimiento de las arterias y del sistema inmune. El vino rojo, en especial, tiene este beneficio porque la piel de la uva es la que contiene el resveratrol y el vino rojo ha estado en contacto con la piel de la uva por más tiempo que el vino blanco (de ahí su color). Para obtener los máximos beneficios de edad real (un rejuvenecimiento de hasta 1.9 años), debes consumir alcohol en cantidades moderadas—una o dos copas por día si eres hombre, una copa y media por día si eres mujer.

LA SAMe   La S-adenosilmetionina (SAMe), un aminoácido natural, mejora la depresión al alterar la reacción química de los neurotransmisores que se asocian con esta afección. A algunos expertos les preocupa que los antidepresivos, que tienen graves efectos secundarios, se estén prescribiendo en exceso. Este parece tener menos efectos secundarios. Si crees que necesitas un antidepresivo, busca ayuda. La dosis corriente de SAMe es de 800 a 1,200 miligramos por día (en ayunas). Muchos estudios se han centrado en la hierba *St. John's wort* como antidepresivo, pero este también interactúa con otros medicamentos. Por ejemplo, incrementa el metabolismo de las sustancias contenidas en los anticonceptivos, tornándolos esencialmente inútiles en el 25 por ciento de las mujeres que toman tanto anticonceptivos como verruga de San Juan. La SAMe es igualmente efectiva para la depresión leve, sin las interacciones con otros medicamentos.

Paso #6: Piensa en Hawai

Estás en una playa, con una bebida fría en una mano y el último Grisham en la otra. La brisa de la playa besa tu cara mientras que el océano te hace cosquillas en los dedos de los pies. Oyes el parlotear de las grullas, el golpear de las olas y el sonido de los tambores metálicos de una banda musical. Percibes el olor del agua salada y de los bronceadores a base de coco. ¿Te suena como la descripción del paraíso? Bien, es más que eso. Esa rápida imagen mental acaba de mejorar tu función cerebral. ¿Lo ves? Soñar despierto mantiene tu mente flexible. Al despertar esa parte de tu cerebro que maneja la imaginación, lo mantienes funcionando más allá de su proceso normal de pensamiento, lo que, como ahora sabes, ayuda tu función cognoscitiva a los niveles más altos. Considera el soñar despierto como parte importante de tu plan de acción mental. Sólo queremos que tu mente permanezca activa, por lo que de ti depende cuál sea el tema de tus ensoñaciones, ya sea que pienses en Hawai, en el Monte Everest o en una larga línea de sudorosos bailarines Chippendale.

Pon a Prueba Tu Cerebro

¿Qué tan inteligente eres? Haz esta rápida prueba para obtener una breve visión del poder de tu cerebro. Esta prueba fue adaptada del test de Mensa de la Dra. Abbie Salny y America Mensa Ltd., derechos de autor 1992 y 2004.

Busca los resultados en la página 112.

1. *Mientras Bill planchaba su tanga alguien golpeó a su puerta. Era el hijo del marido de la hija única de su suegra. ¿Cuál era su parentesco con Bill?*

2. *¿Qué número falta en esta serie?*
   1 3 9 ___ 81 243

3. *¿Cuál de los siguientes proverbios concuerda más con el significado de "No todo lo que brilla es oro"?*
   a. Un centavo ahorrado es un centavo ganado
   b. No puedes juzgar un libro por su carátula
   c. Un tonto y su dinero no permanecen juntos mucho tiempo
   d. Sólo porque Boy George usa maquillaje no significa que pueda cantar

4. *Ordena las letras para descubrir este término de salud*
   E E L L O C T O S R

5. *Si Britney es 10, Wolfgang Mozart es 20 y Prince y Sting son ambos 5, pero Elvis es 10, ¿cuánto es Madonna según el mismo sistema?*

6. *Después de pagar por un muñeco de Cabbage Patch que compraste en eBay, te quedan sólo $9.60 en el bolsillo. Tienes la misma cantidad de monedas de 25,*

de 10 y de 5, y ninguna otra moneda. ¿Cuántas monedas de cada uno de los tres valores tienes?

7. ¿Cuál de los siguientes se parece menos a los demás?
   a. Pulmones
   b. Orejas
   c. Cerebro
   d. Piernas
   e. Ingle

8. ¿Por cuántos números 9 pasas cuando empiezas a contar en 1 y llegas a 100?

9. Una palabra de cuatro letras cabe en los tres renglones a continuación para formar nuevas palabras con la palabra anterior y la siguiente (por ejemplo: CON[SIGA]LO.) Debe utilizarse la misma palabra en los tres renglones. ¿Qué palabra es?

   ANTI _ _ _ _ POLIO
   PRO _ _ _ _ GAMO
   SUPER _ _ _ _ TONO

10. ¿Cuál es el nombre de un árbol que contiene todas las vocales: A E I O U (aunque no en orden)?

11. El siguiente es un proverbio común disfrazado. Ponlo en la forma común.
   "Le llegaron todas las desgracias a la vez; luego, con lo poco que le quedó, compró un billete de lotería. Ganó el premio mayor y pudo lograr el sueño de su vida."

12. El espía fue capturado sin problemas y su mensaje resultó tan simple que el teniente detectó de inmediato su importancia. Este es el mensaje. ¿Qué dice?
   ALBERTO: TOMA ALGUNOS QUESOS, ÚNTALOS EN ESTOS LOMOS. LAS UVAS NO ESTÁN SALADAS. ANTES LAVA ALGUNOS MELONES AMARILLOS, NO ESPECIALMENTE CORTADOS EN RODAJAS.

Respuestas

1. Su hijo. Dibuja una casilla y márcala Bill, dibuja otra casilla para su suegra y conécta-las, dibuja una tercera casilla para la hija única de su suegra, que tiene que ser la esposa de Bill. Luego una cuarta casilla que tiene que ser el hijo de Bill, quien, además, debe estar muy preocupado por la actitud de su padre.

2. 27. Cada número tiene el triple del valor del anterior.

3. B, pregunta de conocimiento general.

4. Colesterol.

5. Madonna es 15 en un sistema que asigna 5 puntos por cada sílaba en el nombre.

6. 24.

7. El cerebro. Todos los demás tienen vello—las piernas, la ingle sobre la piel, mientras que las orejas y los pulmones tienen pequeños vellos llamados cilios que cumplen una función de limpieza.

8. 20.

9. Mono.

10. Sequoia.

11. No hay mal que por bien no venga.

12. Ataque el lunes al amanecer. El teniente tomó la primera letra de cada palabra y las unió.

Puntaje

11–12: Entre las personas más inteligentes que existen.

8–10: Muy inteligente.

5–7: Puntaje respetable.

4 o menos: Digamos que hoy no es tu día.

Capítulo 4

El Control del Movimiento: Tus Huesos, Articulaciones y Músculos

Los Principales Mitos Acerca del Movimiento

Mito #1 Acerca del Movimiento	Entre más ejercicio hagas, más beneficios obtendrás.
Mito #2 Acerca del Movimiento	Tus huesos son estructuras sólidas que se adelgazan a una tasa predeterminada a medida que envejeces.
Mito #3 Acerca del Movimiento	Los hombres no tienen problemas de osteoporosis.

Las vigas de madera de una casa definen su forma, anclan los soportes de donde cuelgan las paredes pesadas y protegen el interior de las inclemencias del tiempo. Al clavarlas unas con otras, estas gruesas vigas de 2 X 4 dan un marco de soporte a todo lo que hay dentro de la casa. Si esas vigas se debilitan o si esas puntillas se oxidan, el resultado sería una amenaza no sólo para una parte específica de la casa sino para la totalidad de la estructura. Sin una sólida estructura que sostenga las paredes falsas y los recubrimientos externos, nuestros objetos de valor estarían expuestos al daño producido por la intemperie, los ladrones y los osos hambrientos. En muchos sentidos, tus 206 huesos (al igual que las articulaciones que los mantienen unidos) cumplen el mismo propósito en tu cuerpo. Tu sistema esquelético te da la forma que te permite pararte derecho y protege tus órganos internos de potenciales caídas, accidentes y magos que lancen cuchillos.

Lo más probable es que te hayan educado para creer que tus huesos son como las vigas de 2 X 4—sólidos y, por lo general, estables. Crecen a medida que nos convertimos de niños en adultos pero, por lo demás, son estructuras estáticas ¿No es cierto? No exactamente. Los elementos moleculares en cada uno de nuestros huesos son, en este momento, realmente distintos de los que componían los huesos que nos sostenían hace apenas diez años. Las moléculas individuales en tus huesos rotan en respuesta a lo que tus huesos necesitan y a qué tan adecuada sea la nutrición que les des. Así como puedes controlar el grado de eficiencia con el que bombee tu corazón o la medida de tu cintura, también puedes controlar la forma como envejezcan tus huesos.

En conjunto, huesos, articulaciones y músculos componen la máquina humana del movimiento; te ayudan a sacar a pasear el perro, a jugar al golf, y a correr más rápido que los *paparazzi*. Aunque tus huesos se sientan más como vigas de acero que como palillos de dientes, tu sistema musculoesquelético hace algunas cosas sorprendentes a medida que se desarrolla. Tal vez, por ahora, no te preocupes demasiado por tus huesos, articulaciones y músculos, pero son extremadamente importantes para determinar la forma como envejezcamos, aunque no hubiera más razón que esta: tener el corazón de Lance Armstrong o el cerebro de Albert Einstein no significa nada si no eres capaz de pararte del inodoro.

Claro está que hay muchas cosas que pueden poner en riesgo tu sistema esquelético—caerte de una bicicleta, resbalarte en un parche de hielo, ser el extremo receptor de un machete. Pero lo que tiene el mayor potencial de dañar tu sistema esquelético es un factor de suma importancia para tu salud general: la actividad física. Aunque por lo general identificamos las cosas que son buenas para nosotros en cantidades extraordinarias (los vegetales, los billetes de cien dólares) y las que no lo son (perros calientes y las cuentas vencidas), la actividad física es una de esas cosas que son bastante más confusas. No hay duda de que la actividad física contribuye al bienestar de todo nuestro cuerpo—del corazón, el cerebro y los huesos—pero la trampa está en que cuando se trata de tus huesos, articulaciones y músculos, el exceso de actividad física puede ser tan destructor para tu cuerpo como un derechazo de Mike Tyson.

Considera lo que dice al respecto el político en mejor estado físico de Norteamérica—en su juventud, Arnold Schwarzenegger fue el ícono estereotípico del buen estado físico—un atleta musculoso y delgado con menos grasa corporal que las supermodelos adictas a los rábanos. Ahora, con varias operaciones a su espalda, el honorable Terminator reconoce que, con los años y debido a su pasado, su cuerpo se ha hecho más lento. Aunque no es médico, su diagnóstico es evidente. Dice que la mayoría de los super-atletas que conoce y que están ya en sus cuarenta o cincuenta—incluyéndose él mismo—se sienten como si hubieran recibido el golpe de la bola de una máquina demoledora en sus huesos y articulaciones por la cantidad de estrés que soportaron durante sus entrenamientos y competencias de 24 horas diarias. Aunque los más destacados atletas pueden ser rápidos, hábiles y lo suficientemente fuertes como para

Rompe-mitos #1

hacer malabares con Hummers, más tarde pagarán el precio, porque sus cuerpos (aunque compitan en deportes que no son de contacto) no pueden soportar el constante desgaste. Sabemos que resulta difícil aceptar este concepto cuando vemos que los atletas de hoy parecen esculpidos en granito. Pero la verdad es que el exceso de ejercicio es como un huracán categoría 5 para el cuerpo. Entre más golpes recibas—aunque no seas un super-atleta—mayor será la probabilidad de que la base de tu casa quede reducida a escombros.

Analizaremos más tarde en este capítulo cómo moderar el ejercicio (practicado hasta el punto en que te esfuerces al límite) y otras alternativas que pueden mantener jóvenes tus huesos, articulaciones y músculos. Pero primero, demos un paseo por ese sorprendente sistema del movimiento de tu cuerpo.

Tus Huesos, Articulaciones y Músculos: Su Anatomía

El trío compuesto por huesos, articulaciones y músculos es algo parecido al de los Tres Chiflados. Cada uno es distinto pero cualquiera de ellos es totalmente inútil sin el apoyo de los otros dos. Funcionan así:

Tus Huesos

A primera vista, los huesos parecen algo sencillo: son blancos y lisos y son excelentes para que los perros los vayan a buscar y para las fiestas de Halloween. Pero, en realidad, los huesos son elementos más malinterpretados que las letras de las canciones de Bob Dylan. Las siguientes son sus principales funciones:

★   Hacer las veces de armadura para nuestros otros órganos vitales
★   Almacenar minerales como el calcio y el magnesio

★ Actuar como una serie de brazos de palanca necesarios para el movimiento

★ Actuar como una fábrica productora de sangre y elementos similares

Además, los huesos tienen otras características únicas. Por una parte, son órganos vivos; se reparan y regeneran constantemente para constituir hueso nuevo en lugar del hueso viejo dañado—lo que los convierte en uno de los pocos órganos del cuerpo capaces de realizar esa función.

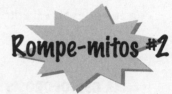

Rompe-mitos #2

De hecho, es el único material del organismo que se regenera y renueva totalmente (si te haces una cortada en la piel, no te sale piel nueva; al sanar te queda una cicatriz, que no es verdaderamente piel nueva porque no le sale vello ni pelo, no se estira y no transpira). Con el hueso ocurre lo contrario—sana por sí mismo y el hueso nuevo, reparado, llega a ser tan fuerte como el original. La única desventaja—como lo sabe cualquiera que haya tenido que usar un yeso—es que demora de cuatro a seis meses en sanar totalmente. Mientras se completa este proceso, otras partes de tu sistema—como los músculos que rodean los huesos—se pueden debilitar.

Otro factor intrigante acerca de los huesos es su estructura física. Muchos creen que los huesos tienen la consistencia de los ladrillos, que son duros en su totalidad. Sí, tus huesos son la segunda sustancia más dura de tu organismo (el esmalte es la más dura de todas), pero no son sólidos como el concreto. Su estructura física es más parecida a un panal de abejas—una masa sólida llena de pequeños huecos.

Normalmente, tu organismo recicla los componentes del hueso viejo para producir otros nuevos y además deposita nuevo calcio y otros minerales en tus huesos para endurecerlos y aumentar su densidad. Sin embargo, después de los treinta y cinco años, tus huesos dejan de crecer y, poco a poco, se pierde la densidad ósea, lo que significa que los huecos se hacen cada vez más grandes mientras que la sustancia dura se va adelgazando. Es así como tus huesos se vuelven más porosos, más débiles y más susceptibles a lesiones y fracturas. Para entender lo que hace el proceso de envejecimiento en tus huesos, piensa lo que le hacen las termitas a una casa. Perforan huecos por todo el centro de las vigas de madera. Si no se exterminan, perforan huecos tan grandes, que con el tiempo las vigas colapsan. Lo mismo ocurre con tus huesos, excepto que tú tienes la capacidad de actuar como tu propio exterminador.

LA OSTEOPOROSIS Si la disminución de la densidad ósea es lo bastante significativa, puede llevar a la osteoporosis, una afección en la que los huesos se han adelgazado y debilitado hasta el punto en que pueden romperse con mucha facilidad. En las personas que presentan osteoporosis, los dos procesos de reciclar células óseas viejas y depositar calcio se desorganizan, y el deterioro de las células óseas viejas es más rápido que la formación de células óseas nuevas.

Es posible que al pensar en la osteoporosis pienses en fracturas de los huesos. Claro que ese es el riesgo de tener huesos delgados. Pero no es la fractura en sí lo que hace que la osteoporosis sea tan mala. Es lo que ocurre después. La fractura desencadena una serie de eventos relacionados con el envejecimiento. Cuando uno permanece en cama, se debilita y se hace más susceptible a las infecciones. Con menos ejercicio, las arterias pierden elasticidad y son más propensas a las lesiones. Por último, el sistema inmune se hace más vulnerable a enfermedades e infecciones peligrosas.

Más de 28 millones de norteamericanos tienen osteoporosis o están en riesgo de padecerla, aunque se trata de una enfermedad que afecta principalmente a las personas mayores de sesenta y cinco años. Suele considerarse una enfermedad femenina debido a las estadísticas actuales: el 25 por ciento de la mujeres mayores de sesenta y cinco años tienen la enfermedad, en comparación con el 15 por ciento de los hombres y una tercera parte de las mujeres sufrirán una fractura por osteoporosis en comparación con una sexta parte de los hombres. Sin embargo, la enfermedad de hecho no tiene especificidad en cuanto a género. A medida que aumenta la expectativa de vida de los hombres, estamos viendo una mayor tasa de osteoporosis en ellos también.

Cuando los hombres llegan a los setenta y cinco años, su tasa de esta enfermedad también aumenta a 25 por ciento. Lo que ocurre es que las mujeres tienden a padecer osteoporosis a una edad más temprana porque, naturalmente, en ellas, tanto la densidad como la masa ósea son menores. Además, las mujeres pierden densidad ósea después de la menopausia, dado que pierden parte del estrógeno, indispensable para promover la deposición de calcio. Sin embargo, los hombres "las alcanzan" más adelante; cuando llegan a los setenta y cinco años, también presentan carencia de masa ósea y suficiente estrógeno y testosterona para ayudar a reconstruir el hueso.

Lo que hace que la osteoporosis difiera de muchas otras afecciones es que es posible que no seas consciente de tenerla. En la mayoría de los casos, los síntomas sólo se manifiestan al momento de sufrir una factura. Si uno se rompe un brazo porque se resbaló en el hielo, no se sorprende de que haya ocurrido, porque sabe que el trauma fue lo suficientemente severo como para producir la fractura. Pero si uno se rompe un brazo por golpearse contra el marco de una puerta, será un indicio de que nuestros huesos están mucho más débiles de lo normal y de que tenemos osteoporosis. (Un médico puede detectar la osteoporosis en una placa de rayos X que se tome debido a otro problema. También se puede hacer una prueba para medir la densidad ósea general, como una gamagrafía DEXA (absorbimetría dual de energía de rayos X.) Es una de las razones por las cuales es tan importante la prevención—no sospechamos la lesión hasta cuando es demasiado tarde para hacer algo al respecto. La otra razón es que el tratamiento no cura la osteoporosis, solamente retarda el proceso de adelgazamiento óseo y puede promover la regeneración de hueso nuevo. Debido a que tus huesos crecen cuando se estimulan en las circunstancias correctas, puedes adoptar medidas desde ya para evitar la pérdida ósea y la osteoporosis.

Somos optimistas en cuanto a la osteoporosis, sobre todo porque uno puede asumir el control de su propio cuerpo y mantenerse más joven. Si desarrollas suficiente actividad física, si controlas tu presión arterial, si dejas el cigarrillo, estará en camino a mantener la enfermedad a raya. Otro aspecto que hay que celebrar: desde 1988 hasta el 2003, ha habido un incremento siete veces mayor en la detección de la osteoporosis antes de que se produzca una fractura. Pero no permitas aún que esto te haga sentir muy tranquilo; más de la mitad de quienes deberían haber sido examinados para detectar osteoporosis en el 2003 no lo fueron y más de tres cuartas partes de quienes fueron diagnosticados con esta enfermedad no recibieron ni siquiera la prescripción adecuada de calcio (mucho menos vitamina D). Pronto te diremos lo que puedes hacer para mantener tu fábrica interna de producción de hueso funcionando según lo previsto.

Tus Articulaciones

Observa cómo un bebé alcanza a poner sus pies detrás de su cabeza y verás la plena capacidad de nuestras articulaciones en acción. La evolución supo, de alguna manera, que tendríamos que alcanzar la parte alta de un estante, escapar rápidamente del *linebacker* y ayudar a nuestra prima el día de su boda. Como respuesta, la evolución nos dotó de articulaciones que pueden moverse en un número infinito de formas. Como una de las partes más sorprendentes de nuestros cuerpos, todas las articulaciones tienen la misma fisiología general, pero también son únicas porque están especialmente diseñadas para sus respectivas y específicas funciones, según la parte del cuerpo que conformen.

La fisiología simple de casi todas las articulaciones es la siguiente. Unen un hueso con otro para permitirnos el movimiento en el punto de unión, tal como una bisagra conecta una puerta a una pared. Constituidas por ligamentos y cartílago, las articulaciones están bien lubricadas para mantener el movimiento suave de los huesos. También son únicas en el sentido de que no todas funcionan como bisagras de una puerta—moviéndose hacia uno y otro lado en un movimiento bidimensional. Además, todas deben equilibrar dos fuerzas opuestas—la estabilidad contra la movilidad. Hay tres articulaciones—la rodilla, la cadera y el hombro—que normalmente se consideran las más importantes de nuestro cuerpo, y todas están construidas de forma diferente para adaptarse a la relación entre movilidad y estabilidad. Mientras que la articulación del hombro es la más móvil de todas (fíjate en todas las formas en las que puedes girar y balancear tus brazos), la articulación de la cadera es la más estable (por buena razón, nos tiene que llevar a todas partes). Analicémoslas en mayor detalle.

¿Mito o Realidad? Los jugadores de fútbol americano corren el mayor riesgo de desgarros del ligamento cruzado anterior (LCA).

Los atletas ocupan todos los titulares cuando se lesionan, pero las mujeres tienen un riesgo ocho veces mayor que el de los hombres de desgarrar sus ligamentos cruzados anteriores. La construcción más suelta de la rodilla de la mujer —y la debilidad general de su esqueleto— pueden poner en riesgo la estabilidad y predisponer a la mujer a sufrir desgarros de los ligamentos. Las lesiones también se relacionan con los cambios hormonales que se producen durante la época de la menstruación, por lo que las estudiantes de secundaria, las universitarias y quienes trabajan en actividades recreativas o son atletas profesionales, presentan, en último término, muchos más desgarros que los hombres.

LA RODILLA   Ubicada entre los dos huesos más largos del cuerpo (la tibia y el fémur), la clásica articulación tipo bisagra se dobla en un solo plano de movimiento—hacia atrás, no hacia adelante ni hacia los lados (ver la Figura 4.1). Está en riesgo de sufrir esfuerzos y lesiones debido a su limitado rango de movimiento, a la pesada carga que tiene que soportar y a la torsión (producida por los movimientos giratorios) generados por dos huesos tipo palanca. Aunque probablemente haya oído hablar de lesiones de la rodilla, por lo general, en relación con los atletas profesionales que desgarran sus ligamentos cruzados anteriores (LCAs), la lesión más común de la rodilla para quienes no jugamos fútbol es, en realidad, el desgarro de un menisco. Tu menisco, una pieza de cartílago en el centro de la rodilla, no sólo actúa como amortiguador sino que tiene varias funciones adicionales. Ayuda a lubricar la articulación al aumentar el área de superficie del cartílago. Agrega estabilidad a la articulación, por su forma de copa de succión, para mantener el fémur redondeado sobre la parte superior de la tibia plana. Además, ayuda a producir el líquido sinovial para nutrir las células del cartílago. Puede desgarrarse por una lesión traumática (cuando a un jugador de fútbol se le clava un carramplón del zapato en la grama del estadio, su cuerpo puede girar pero su rodilla no, porque tiene el pie atascado). También puede desgarrarse por exceso de uso y por simples movimientos como acuclillarse. Los meniscos actúan como amortiguadores cuando estás caminando y si un menisco se desagarra, produce inflamación y mucho dolor. Los médicos pueden detectar un desgarro mediante una imagen de resonancia magnética (MRI, por su sigla en inglés); el tratamiento comprende agentes anti-inflamatorios, hielo, rehabilitación agresiva y, si todo lo demás fracasa, cirugía artroscópica.

FIGURA 4.1

Exceso de Uso y Desgaste

Suspendida por músculos, ligamentos y meniscos (cartílago), la rodilla tiene la fuerza suficiente para soportar su pesada carga y es también móvil, lo que la hace susceptible a giros súbitos que producen desgarros en las estructuras de soporte. Sin embargo, la mayor causa de lesiones es la obesidad; el soporte de exceso de peso tritura el cartílago.

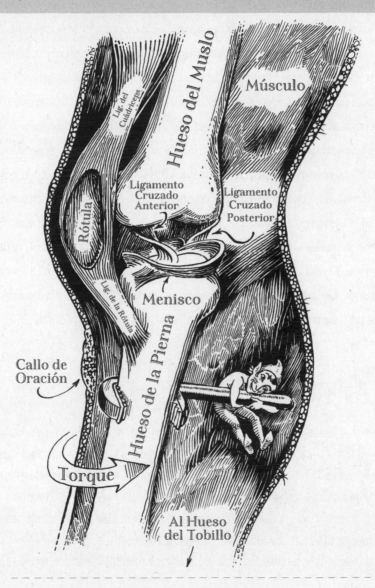

HOMBRO   En la Figura 4.2 puedes ver que tus articulaciones de los hombros están compuestas por tres huesos (la clavícula, la escápula y el húmero) que son, esencialmente, los que te dan la capacidad de rotar tus brazos en muchas direcciones. La parte superior del húmero reposa en una delgada repisa de hueso dentro del hombro, como si fuera una pelota de golf sobre un *tee*. Algunos hombros se luxan fácilmente porque la parte superior del húmero se zafa de una articulación dañada, como se caería la pelota de golf si el *tee* estuviera desportillado. Esta anatomía te permite un amplio rango de movimiento y te da la posibilidad de jugar golf y tenis y de contestar una jugada con un revés. Pero ese amplio rango de movimiento también hace que esta articulación sea más propensa a luxarse. Quienes practican deportes que incluyen movimientos de lanzamiento, están en mayor riesgo de presentar lesiones en las articulaciones de los hombros; por lo general, una lesión del manguito rotador es una torcedura o desagarro de los músculos o tendones alrededor de los huesos que forman el hombro. El diagnóstico se hace por examen médico—no, el doctor no está tratando de comprobar si puedes soportar el dolor—que se confirma con una imagen de resonancia magnética (MRI) y el tratamiento es similar al que se utiliza para el desgarro de un menisco. Es probable que puedas evitar problemas de hombro si prestas atención a la posición del hombro mientras realizas el movimiento.

Por Qué Aplicamos Hielo

Se aplica hielo a una lesión durante cuarenta y ocho horas después de que ésta se produce, debido a la inflamación. Si bien la inflamación indica un incremento de afluencia de líquido o sangre en el área, la inflamación hace que la recuperación sea más lenta. La presencia de ese líquido adicional hace más rígidas y dolorosas las articulaciones, lo que las debilita. El hielo reduce la inflamación—y también el dolor. Pasadas cuarenta y ocho horas, se utiliza el hielo para generar calor (cuando se retira el hielo el área se calienta) o se utiliza sólo calor sobre la lesión para calentarla. El calor afloja la articulación o el músculo y permite mayor flexibilidad para efectuar movimientos libres durante la rehabilitación.

FIGURA 4.2 **Arrima el Hombro**   Debido a que está unido de forma suelta
por tus ligamentos y músculos, el hombro es extremadamente flexible. Sin embargo, esta flexibilidad lo hace
también más propenso a desgarros del manguito rotador por sobre-extensión.

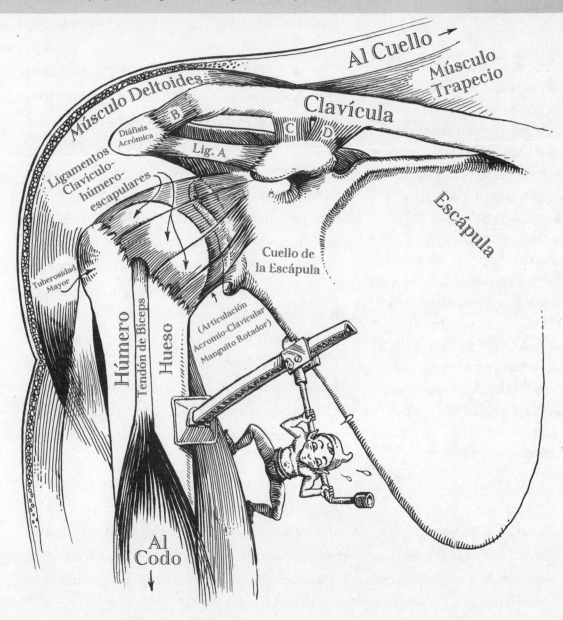

¿Mito o Realidad? Te duelen las caderas: necesitarás un reemplazo.

Las caderas no sirven únicamente para bailar la danza del ombligo. Las articulaciones de las caderas son las que nos dan la bisagra para cualquier tipo de movimiento hacia adelante. Aunque no son tan flexibles como las de los hombros, son articulaciones grandes, y allí pueden ocurrir muchas cosas. Cualquier dolor crónico debe ser examinado por un médico, pero el dolor de la cadera no significa automáticamente que se trate de artritis. Si el dolor viene de la parte del frente de las caderas, en el área de la ingle, probablemente sea signo de alguna forma de artritis. Pero si hay dolor a los lados, es probable que provenga de una tendamitis o una bursitis, que puede tratarse de distintas formas, incluyendo anti-inflamatorios y fisioterapia.

Debes evitar cualquier ejercicio que te exija colocar las manos fuera de tu campo visual. Lo más probable es que, desde esas posiciones, lances la pelota de golf desde el lugar de salida *(tee)* hasta una distancia mayor que la que quieras que alcance.

LA CADERA La articulación de la cadera (Figura 4.3) te da gran estabilidad porque la cadera debe soportar el peso de tu cuerpo, pero la anatomía de esfera y cavidad también te permite rotar e inclinarte hacia adelante, pero no hacia atrás. Como una de las bases de tu cuerpo, en la articulación de la cadera se insertan múltiples músculos y tendones; muchas de las lesiones que se producen en esta articulación de esfera y cavidad provienen del exceso de uso y el desgaste por el constante movimiento. Sin embargo, debido a que es más estable que móvil, es más propensa a fracturas que a luxaciones (especialmente a medida que envejecemos, cuando es más probable que perdamos el equilibrio al enredarnos en un tapete o inclusive en una irregularidad del pavimento, y que caigamos de lado).

Cualquiera que sea la articulación a la que nos refiramos, todas son partes vulnerables de tu cuerpo. Son sustancias blandas, por lo que si se produce algún tipo de trauma, la articulación es la primera en recibir el impacto. Sin embargo, con el paso de los años, no nos deben preocupar tanto las lesiones. Nos debe preocupar la degeneración y cómo mantener las articulaciones jóvenes y fuertes.

FIGURA 4.3 ## A Mover la Cadera

La cadera, nuestra articulación más resistente, tiene una estructura de bola y cavidad que nos ofrece estabilidad, pero a un precio. La articulación es difícil de estirar y tiende a volverse rígida con la artritis. El hecho es que comenzamos a sentir como si tuviéramos arena dentro de la articulación.

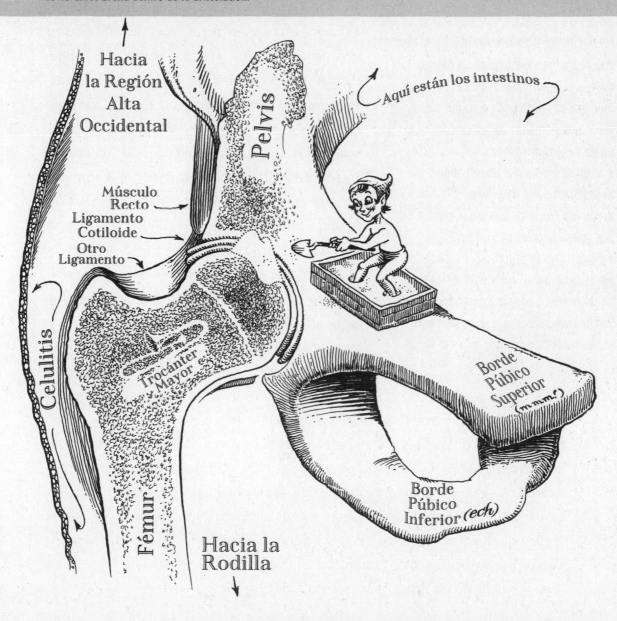

Hacia la Región Alta Occidental

Pelvis

Aquí están los intestinos

Músculo Recto

Ligamento Cotiloide

Otro Ligamento

Celulitis

Trocánter Mayor

Fémur

Hacia la Rodilla

Borde Púbico Superior *(m.mm.!)*

Borde Púbico Inferior *(ech)*

¿Mito o Realidad? Hacer sonar los nudillos produce artritis.

Hacer que suenen tus nudillos como si fueran un plato de Rice Krispies no es algo que resulte agradable para los demás cuando estamos en la Iglesia. Aunque es algo que nos desagrada escuchar, no te estás haciendo daño en las articulaciones, en los huesos ni en los músculos al hacer que tus dedos suenen así —a menos que te produzca dolor hacerlo, es un ruido producido por la succión a alta presión del gas que se expulsa cuando tus articulaciones se separan. Si hay dolor al hacerlo con las articulaciones de los dedos de las manos o cuando suenan tus rodillas, tendrás que consultar a un médico para evaluar qué tipo de daño articular tienes.

OSTEOARTRITIS Con el tiempo, se reduce la densidad de esas superficies amortiguadoras lisas y, gradualmente, se pierde la amortiguación.

Cuando eso ocurre, el efecto es similar al de caminar con zapatos y sin medias. Mientras que las medias amortiguan (y retienen el olor), también ofrecen amortiguación contra la fricción que se produciría si el zapato rozara contra la piel. Sin la media, la piel expuesta rozaría contra el zapato, se irritaría, formaría ampollas y se inflamaría. Lo mismo ocurre con las articulaciones. Cuando se pierde la media interna, los huesos pierden la capacidad de deslizarse y rozan directamente uno contra el otro. En ese caso, el efecto es como frotar dos palos uno contra otro—produciendo dolor. En términos sencillos, esa es la explicación de la osteoartritis. Es una afección en la que el cartílago que recubre los huesos y forma la superficie de la articulación se adelgaza, se torna áspero y ofrece menos protección al hueso, de manera que se produce roce entre un hueso y otro y la articulación se inflama. El dolor resultante hace que caminar—o realizar cualquier movimiento—resulte difícil (a propósito, no todas las artritis se pueden observar en los rayos X y no todas las artritis dolorosas significan que haya daño articular considerable). En la actualidad, más de 20 millones de norteamericanos padecen osteoartritis y se espera que esta cifra llegue a 40 millones para el año 2020, haciéndola uno de los problemas de salud más comunes de este país. Un 85 por ciento de los que lleguemos a los ochenta y cinco años tendremos osteoartritis en la rodilla si no hacemos algo para evitarla. Cuando no produce síntomas y sólo se detecta en los rayos X, no suele ser un problema mayor, pero sí lo es cuando hay dolor asociado.

En realidad, el deterioro de la articulación afecta a los super-atletas y a los deportistas profesionales que ejercen demasiada presión en sus articulaciones en el desarrollo de su carrera. Dado que muchos de ustedes no están entrenando para las olimpíadas, pueden evitar el daño y preservar sus articulaciones mientras aún son jóvenes—e inclusive pueden regenerar el cartílago dañado.

Aunque la osteoartritis puede presentarse en cualquiera de tus articulaciones, ya sea en tus manos, tus caderas o tu columna vertebral, nos centraremos principalmente en tus rodillas, porque son las mayores bisagras de tu cuerpo y porque las necesitas para muchas cosas. A primera vista, tus rodillas parecen ser muy fuertes porque son las articulaciones más potentes del cuerpo; se utilizan tanto para impulsarte como para absorber el impacto. Pero además están expuestas al desgaste por una importante razón: son los carteros del correo de tu organismo. Llevan tu cuerpo, por pesado que sea el paquete, sin la ayuda de carretillas. Así como es más fácil para los empleados del correo llevar un libro que un refrigerador, también es más fácil para tus rodillas transportar carga más liviana. Cuando aumentas diez libras, tus rodillas lo sienten como si hubieras aumentado treinta (no importa cuánto sea el peso, tus rodillas están bajo constante tensión; cuando subes escaleras, a tus rodillas, esas diez libras les parecen setenta). A diferencia de la osteoporosis, la osteoartritis es una enfermedad que con frecuencia produce dolor de leve a severo, ruido o inflamación y rigidez en las articulaciones. Y aunque las imágenes de resonancia magnética demostrarán que el 85 por ciento de todos nosotros tenemos osteoartritis para cuando tengamos ochenta y cinco años, sólo el 50 por ciento de nosotros presentará síntomas. Son muchos los factores que pueden incrementar la probabilidad

> ### DATO
> Para tu información, la osteoartritis es sólo uno de muchos tipos de artritis. La artritis es el nombre genérico que reciben una serie de enfermedades inflamatorias articulares. Hay artritis reumatoide y otras formas de artritis que son enfermedades no relacionadas con la edad sino con trastornos auto-inmunes, en los que los anticuerpos atacan el cartílago y se inicia así el proceso de inflamación y dolor articular.

de desarrollar osteoartritis, incluyendo la mala postura, el exceso de uso, los factores hereditarios, la obesidad, la carencia de vitaminas C y D y la carencia de calcio. Dado que los síntomas suelen presentarse en la edad madura, tanto la osteoartritis como la osteoporosis son enfermedades en las que podemos influir de forma importante evitándola, o inclusive revirtiéndola, si seguimos fielmente las normas adecuadas de antienvejecimiento (de eso hablaremos más adelante en este capítulo).

Tus Músculos

Es posible que no lo sepas, dada la epidemia de obesidad en nuestro país, pero, sin lugar a dudas, amamos nuestros músculos. Los vemos en todas partes, desde las carátulas de las revistas y los estuches de los CDs hasta los afiches de las películas de Brad Pitt y las vallas de Times Square. A pesar de nuestra fascinación visual por la masa de tejido magro que le robó la expresión "paquete de seis latas" *(six-pack)* a la industria cervecera, los músculos son realmente importantes debido a su función física. Los 650 músculos de nuestro cuerpo nos dan la fuerza para hacerlo todo. Si bien tenemos distintos niveles de masa muscular, todos nuestros músculos funcionan en la misma forma. Unidos a los ligamentos, los músculos están compuestos de un tejido que se contrae y se relaja. Para entender cómo funcionan, piensa en una escalera de extensión que se encuentra estirada al máximo—ese es tu músculo en reposo. Cuando le pones tensión en un extremo, la escalera se encoge y consolida los travesaños haciéndose más corta. Cuando liberas la tensión en tus músculos, éstos se relajan y vuelven a su longitud de reposo. El músculo funciona cuando lo sometemos a una determinada cantidad de tensión, y la energía que consumimos (los alimentos) nos da el poder de contracción y relajación. Cuando un músculo está totalmente tensionado durante un ejercicio, realmente se daña por ese grado de tensión, pero crece cuando se recupera. Cuando sometes tus músculos a la cantidad exacta de tensión (lo que se conoce como el umbral), es ahí cuando sientes dolor—ese dolor es producido por toxinas en ese músculo dañado. (El masaje y el estiramiento después de hacer ejercicio han demostrado reducir el dolor porque ayudan a eliminar las toxinas del músculo, drenándolas hacia el sistema linfático.) Si la tensión es excesiva, el músculo se desgarra—eso no es maltrato sino dolor agudo.

EL DOLOR DE ESPALDA   Claro que, aunque cada uno de esos músculos cumple una función diferente y cada uno de ellos es susceptible a su propia forma de esfuerzo, desgarros, esguinces y otro tipo de tensiones, queremos centrarnos en uno de los problemas musculares más comunes y más debilitantes en términos de envejecimiento: el dolor de espalda. En primer lugar, hagamos un tour

¿Mito o Realidad?
Tu cónyuge puede acelerar tu proceso de recuperación del dolor de espalda.

Si alguna vez te has lastimado la espalda, sabes que en una escala de 1 a 10, el dolor llega a 692. Puede ser paralizante—puede hacer que te resulte difícil caminar, sentarte, ponerte de pie, hacer cualquier cosa. Todo lo que quieres hacer es acostarte, recostar tu cabeza en unas cuantas almohadas, ver la repetición de un viejo programa de Ally McBeal y permanecer inmóvil. Y no podrías pensar en nada mejor que tu cónyuge hiciera por ti que ponerte compresas de hielo, darte ibuprofeno y traerte el último número de *Tattoo Today* directamente a tu cama. Pero tu cónyuge no debe hacer el papel de enfermera o enfermero. ¿Por qué? Las estadísticas indican que las personas casadas demoran dos veces y media más que las solteras en recuperarse de un dolor de espalda. Los cónyuges considerados pueden estar haciendo emocionalmente lo correcto, pero al instar al paciente a quedarse en cama, le están haciendo un mal físico. Si permaneces en cama por más de cuarenta y ocho horas, los músculos de tu espalda se debilitan y puede aumentar tu riesgo de sufrir una lesión más grave. Para recuperarse de un desgarro, tus músculos deben fortalecerse y permanecer activos, y la única forma de lograrlo es haciéndolos trabajar, aunque sea un poco. La mejor terapia: caminar por la casa. No dejar de moverse.

¿Mito o Realidad? Los cinturones para alzar objetos pesados protegen tu espalda.

Ve a una ferretería y verás que todos los empleados usan cinturones para levantar objetos pesados —esas grandes bandas en forma de cinturón ofrecen apoyo adicional a su cintura mientras arrastran cajas pesadas. Pero, ¿sabes qué? Tú tienes un cinturón natural para levantar objetos pesados —tus músculos abdominales. Y si están lo suficientemente fuertes, te darán el apoyo que necesitas para tu columna lumbar. De hecho, algunos estudios han demostrado que, en realidad, los cinturones para mover objetos pesados no son buenos porque si los usas significa que tus abdominales se acostumbrarán a depender del cinturón y no se desarrollarán ni se harán más fuertes. Esto los hará más vulnerables cuando les exijas que protejan tu espalda en los momentos en los que no estés utilizando el cinturón, como cuando te resbalas en el hielo, haces un movimiento de giro forzado o levantas a tu hijo para sacarlo del carrito del mercado.

por tu espalda. Tu columna vertebral es una estructura curva y serpenteada, compuesta de pequeños huesos llamados vértebras. Éstas están dispuestas una sobre otra formando una columna. Entre cada dos vértebras hay un disco que actúa como amortiguador. Piensa en la estructura de la columna como en una serie de donas rellenas de jalea, en donde las vértebras actúan como carcasas semirrígidas mientras que los discos son las sustancias flexibles que van dentro de ellas. Los tendones y los ligamentos sostienen unida toda la columna, y los espacios entre cada vértebra se alinean para formar un canal largo y hueco por donde pasa la médula espinal desde la base del cerebro hacia abajo, a todo lo largo de la columna. Pequeños nervios provenientes de la médula espinal salen de la columna por los espacios entre las vértebras. (Un disco abultado o herniado es lo que se produce cuando se somete la columna a demasiado torque y el disco se sale, por un efecto similar al que se produciría al hacer presión sobre la dona, expulsando la jalea en su interior. Si eso ocurre cerca de un nervio, se pueden inflamar los nervios que bajan por tus brazos o tus piernas; ésa es la razón por la cual un nervio pellizcado irradia dolor por toda la pierna o por todo el brazo en forma más directa que por el cuello o por la espalda.) Aunque hemos oído de la severidad de las lesiones que se producen por trauma a la columna, las formas más comunes de dolor de espalda vienen por músculos desgarrados de o en las proximidades de la región lumbar.

Los músculos de la región lumbar tienen una función similar a los de tus rodillas: soportan gran parte de tu peso corporal. No obstante, simplemente no son lo suficientemente fuertes como deberían ser para poder soportarte por sí mismos y, suelen verse abandonados por los músculos abdominales y pélvicos, que funcionan en armonía para soportar nuestra estructura en posición vertical. Quienes permanecen sentados o de pie por largo tiempo, quienes están en mal estado físico o tienen un régimen de ejercicio inadecuado y los que realizan trabajos pesados son quienes están en mayor riesgo de sufrir dolor de espalda. Es menos probable que se recuperen rápidamente de un dolor lumbar porque su estilo de vida empeora el dolor—o porque sus cuerpos no están equipados para recuperarse. Es posible que también hayan abusado de sus músculos lumbares o que no los hayan desarrollado debidamente. En este caso, hacer cualquier cosa, desde levantarse del sofá hasta subirse a un auto, puede ser suficiente para desencadenar una tensión insoportable en los músculos lumbares. Ese es el esfuerzo que produce dolor. (Hazte la siguiente prueba: acuéstate boca arriba sobre el piso y levanta una pierna sin doblarla. Si sientes dolor en la parte posterior de la pierna al levantar tu pie doce centímetros del piso, probablemente tengas un problema de nervio más que un problema muscular.)

¿Mito o Realidad? No se puede tener un disco herniado sin dolor.

El nervio ciático va desde la columna lumbar hasta tus pies; cuando un disco herniado lo comprime, se produce dolor en la pierna, lo que ayuda a indicar tanto la causa como la severidad del dolor de espalda. Los médicos no son partidarios de extraer un disco y fusionar la columna porque la presión adicional en los discos circundantes puede causar un daño prematuro. Pero debes tener en cuenta que muchas personas tienen discos herniados sin sentir dolor, muchos tienen dolor articular y dolor de espalda con radiografías normales, y otros tienen radiografías anormales y no experimentan ningún dolor. Sólo porque la imagen de resonancia magnética sea irregular, no quiere decir que se ha encontrado al culpable; ésto hace que el dolor de espalda sea una de las afecciones más difíciles de diagnosticar.

Con cerca de 65 millones de norteamericanos que padecen dolor de espalda, esta es la segunda razón más frecuente para las consultas médicas. Con base en las probabilidades, es posible que experimentes al menos un episodio de dolor de espalda severo por cada quince años de vida (severo se define como un dolor lo suficientemente fuerte como para hacer que busques ayuda médica). Para quienes piensan vivir noventa y más años, esto significa que probablemente tendrán seis episodios severos de dolor de espalda durante sus vidas. Pero en sólo un 5 por ciento de los casos ese dolor impedirá desarrollar las actividades diarias. El aspecto realmente interesante de todo esto es que, a diferencia de tus huesos y articulaciones, los músculos de tu espalda parecen estar bajo más tensión entre los treinta y cinco y cincuenta y cinco años de edad. El dolor de espalda es mucho menos frecuente en las personas mayores, supuestamente porque las personas de mayor edad soportan menos tensión en su espalda. Afortunadamente, cerca del 95 por ciento del dolor lumbar puede ser tratado sin cirugía. Y un porcentaje aún mayor puede evitarse con ejercicios para fortalecer las áreas de la pelvis y el abdomen.

Tus Huesos, Articulaciones y Músculos: El Plan de Acción para Llevar una Vida Más Joven

Así como un automóvil no puede moverse sin ruedas, tampoco tú puedes moverte sin un conjunto de huesos, articulaciones y músculos que funcionen bien. Para asegurarte de poder seguir haciendo todo lo que haces, desde caminar hasta tener un puntaje perfecto de 10 en un caballo de salto de obstáculos, necesitas desarrollar un sistema de movimiento que no sólo te dé la fuerza necesaria para moverte sino la que necesitas para hacerlo sin dolor y sin problemas. Tan importante y esencial como mantener bien infladas las llantas del automóvil, es que hagas esas pocas cosas indispensables que ayudarán a que tu cuerpo mantenga el rumbo, sin molestias y con un buen control del recorrido por toda la vía interestatal de tu vida.

Paso # 1: Practica la Cantidad Correcta de los Tres Tipos de Actividad Física

Hay quienes hacen ejercicio para perder peso. Otros lo hacen porque les ayuda a sentirse mejor, a reducir el estrés, o a ganar competencias de carreras. Hay quienes lo hacen simplemente porque les encanta sudar. Pero de todas las razones para mantenerse físicamente activo, pensamos que la más importante es la de llevar una vida más joven. De hecho, si sigues estos pasos, los resultados serán un verdadero despliegue de RealAge. Los hombres que hacen los ejercicios correctos viven una vida ocho años más joven y las mujeres que los hacen son nueve años más jóvenes. Claro está que una importante razón para la actividad física es que te ayuda a perder peso y a no recuperarlo. Si tu cuerpo es un talego plástico de cosas que compras en el mercado y lo llenas de pan tajado, una caja de arroz y una pequeña bolsa de manzanas, todo va muy bien. Ahora echa en el talego una lata de frijoles. Luego otra. Y otra más. Sigue así. Si agregas suficientes latas, la bolsa se romperá por el peso y el esfuerzo. Lo mismo ocurre con tu cuerpo: sólo puede resistir una cierta cantidad de sobrepeso antes de empezar a romperse. La actividad física, aunque sea poca y en pequeñas dosis, va retirando latas de tu bolsa plática e inclusive la refuerza. Su efecto no se ve sólo en tu apariencia y en otras áreas de tu salud, como ya lo hemos dicho en capítulos anteriores, sino también en la forma como se sienten tus articulaciones. (En un estudio, las mujeres que perdieron sólo diez libras tuvieron un riesgo de osteoartritis 50 por ciento menor.)

¿Mito o Realidad? Hacer abdominales ayuda a mantener tu espalda en buen estado.

Es cierto. Hacer abdominales no sólo fortalece tus huesos y los músculos de tu espalda sino todo tu tronco, lo cual alivia el peso y la presión que tu columna debe soportar. Por lo tanto, agrega estos abdominales a tu rutina diaria de ejercicios así como el ejercicio de levantar las piernas estiradas y el agacharte hasta tocar las puntas de tus pies. El contrato para aparecer en las carátulas de las revistas te está esperando.

¿Mito o Realidad? Capacitarse para competir en una maratón es saludable.

Terminar una maratón te traerá muchos beneficios: una medalla, un mejor estado cardiovascular y ampollas del tamaño de Australia. Aunque respetamos a los que compiten en una maratón y admiramos su pasión, su dedicación y su espíritu atlético, no podemos recomendar la capacitación que se requiere para terminar una carrera de 26.2 millas. El constante castigo que reciben tus articulaciones con cada paso aumenta la probabilidad de que llegues a sufrir problemas articulares y osteoartritis más tarde en tu vida. Y una vez que superes la distancia de 18 a 20 millas, probablemente comenzarás a consumir tus propias proteínas musculares para mantener tu nivel de energía. Claro que nos encantaría verte llegar a la meta, pero también quisiéramos que vivieras toda tu vida en el mejor estado físico y lo más joven posible. Para mantenerte joven y vivir una larga vida, debes mantener una constante actividad física. Pero el exceso de actividad puede llegar realmente a servir de acelerador, no de freno, para el proceso de envejecimiento.

Dicho ésto, debido a que todos tenemos metas y razones distintas para hacer ejercicio, tenemos también diferentes programas. El programa de ejercicio de un boxeador es distinto del de alguien que se entrena para correr una maratón, y éste, a su vez, es distinto del de tu primo Lenny. De hecho, somos conscientes del valor del ejercicio extremo—ya sea por la emoción, la gloria o la satisfacción personal—pero no estarás protegiendo tus huesos, articulaciones y músculos del deterioro asociado con la edad; de hecho, estarás entrenándote a expensas de estos tres factores. Lo que sigue son nuestras recomendaciones para el mejor plan de ejercicio orientado al fortalecimiento óseo que puedas tener.

MUESTRA CIERTA RESISTENCIA Ve al gimnasio y verás dos grupos distintos de personas que hacen ejercicio: los que utilizan las máquinas cardiovasculares y los que levantan pesas. Si perteneces al primer grupo, es posible que tengas poca experiencia en el ejercicio con pesas o que tengas temor de que algún día sufras una especie de metamorfosis en el gimnasio y te conviertas en una criatura verde similar al Hombre Increíble. Pero si perteneces al segundo grupo, debes saber que las pesas no son sólo para jóvenes de veinte años que tratan de impresionar a sus compañeras de universidad. El ejercicio con pesas tiene sus beneficios, cualquier que sea tu edad o tu nivel de estado físico. Por una parte, el ejercicio con pesas incrementa la masa de músculo magro de tu cuerpo que, con el tiempo, consume más calorías de grasa y, por lo tanto, te ayuda a mantenerte delgado. Por otra parte, fortalece tus músculos y te prepara mejor para las exigencias de la vida. De

¿Mito o Realidad?
Puedes adelgazar partes específicas de tu cuerpo ejercitando un músculo específico o utilizando un estimulador eléctrico.

Digamos que tienes barriga, o llantas, o algo de celulitis en las caderas. Haces mil abdominales diarios y te pones un estimulador en las caderas y problema resuelto, ¿verdad? Lo sentimos. Tu cuerpo no funciona así. Un solo ejercicio —o cualquier tipo de dispositivo electrónico para hacer gimnasia— no puede quemar la grasa de partes específicas de tu cuerpo. Piensa en cuando ves a alguien que haya perdido peso. ¿Cuál es el primer lugar donde le notas que ha adelgazado? La cara. Puesto que no vemos mucha gente en el gimnasio haciendo abdominales con la cara, esto te demuestra que es el cuerpo el que decide dónde quema grasa. Con mucha frecuencia, el último lugar donde la quema ocurre es exactamente aquel donde más la quieres perder. Aunque es cierto que puedes desarrollar algunos músculos en distintas partes de tu cuerpo dependiendo de los ejercicios que hagas, no hay forma de eliminar la grasa de un "sitio específico" de tu cuerpo. La única forma de obtener efectos en determinadas áreas es con un programa global que incluya tanto ejercicios para incrementar la energía como para aumentar la resistencia, combinado con una dieta de calorías controladas. Si quieres desarrollar músculos en determinadas áreas, puedes hacer que tu cuerpo se vea más joven y más firme. Pero el proceso de pérdida de grasa no está orientado a un sitio específico, como sí puede estarlo el desarrollo muscular —para perder la grasa de tu abdomen, tienes que perder la de la papada. Consumiendo porciones de alimentos más pequeñas y aumentando la actividad física podrás adelgazar todo tu cuerpo y sentirte y verte mejor y más joven.

hecho, fortalecer la parte baja de tu espalda es la mejor forma de evitar el dolor lumbar. Además, por alguna razón, disminuye el proceso de envejecimiento de tu corazón, tus arterias y tu sistema inmune. Ante todo, el ejercicio con pesas desarrolla los huesos—es una de las cosas que puedes hacer para mantener e incrementar la densidad ósea previniendo así la osteoporosis. ¿Cómo? El hueso se forma en respuesta al estrés, por lo que cuando los músculos ejercen tracción sobre los huesos en el proceso de levantamiento de pesas, estimulan a aquellos a aumentar su densidad, lo que hace que el ejercicio de resistencia sea una actividad estimuladora de los huesos.

Claro está que el ejercicio de levantamiento de pesas no tiene que ser con enormes aparatos que exigen esfuerzos sobrehumanos. Lo importante es practicar algún tipo de ejercicio de soporte de peso y resistencia—es decir, un ejercicio en el que tu cuerpo empuje y tire contra alguna clase de resistencia, ya sea levantando pesas, utilizando una máquina para hacer ejercicio, empujando y tirando tubos o bandas para hacer ejercicio, o inclusive utilizando el peso de tu propio cuerpo. Por alguna razón que no entendemos a cabalidad, la cantidad adecuada de ejercicio de resistencia—el que se realiza a nivel de "umbral," allí donde tus músculos se cansan hasta el punto de fallar después de ocho o doce repeticiones—hace que tus huesos soporten el estrés que requieren para regenerarse, mantenerse e incrementar su densidad.

Tus huesos no necesitan mucha resistencia para desarrollarse. De hecho, no necesitan mucha resistencia en absoluto, apenas treinta minutos de ejercicios de soporte de peso por semana bastan para mantener y desarrollar tu densidad ósea. Lo mejor es que no debes hacerlo todo de una vez; si lo divides en tres sesiones de diez minutos, seguirás obteniendo el máximo beneficio, e incrementarás en forma exponencial los beneficios que recibas. Hacer treinta minutos de ejercicios de resistencia por semana tiene un efecto de casi dos años de rejuvenecimiento en la edad real (RealAge).

Si es la primera vez que vas a un gimnasio, algunos de los mejores ejercicios de resistencia para desarrollo óseo no requieren ningún peso externo; por el contrario, puedes utilizar el peso de tu propio cuerpo como resistencia. Las sentadillas y las lagartijas no sólo ayudan a desarrollar todos los músculos de tus piernas y tus nalgas sino que ayudan a fortalecer los músculos de la parte baja de la espalda y a protegerte de los esguinces. Además puedes agregar ejercicios para el tronco—ejercicios que hacen trabajar la parte media de tu cuerpo—para obtener mayor estabilización y aumentar la fuerza de todo tu cuerpo. Lo que es aún mejor, el ejercicio y el fortalecimiento te ayudan a mantener delgado tu cuerpo. Si no haces ejercicios que incrementen la fuerza, perderás el 5 por ciento de tu masa muscular cada diez años (después de los treinta y cinco años, la mujer promedio pierde dos libras de músculo cada diez años mientras que el hombre promedio pierde tres libras de músculo cada diez años). Desarrollar músculo quema grasa porque el músculo necesita energía para sobrevivir: una libra de músculo quema entre 75 y 150 calorías por día (re-

¿Mito o Realidad?
Las personas demasiado obesas no pueden hacer gimnasia.

Decir que alguien es demasiado obeso para hacer ejercicio es como decir que alguien es demasiado delgado para comer. Tu cuerpo necesita ejercicio tanto como necesita alimento. Por obeso que alguien sea, siempre se puede hacer algo para iniciar el proceso de perder grasa, fortalecer los huesos y reducir el esfuerzo de las articulaciones disminuyendo el peso que deben soportar. Si tienes sobrepeso o algún otro problema de salud, debes consultar con tu médico antes de iniciar cualquier programa de ejercicios. Empieza poco a poco: camina 5 minutos diarios y aumenta uno o dos minutos a intervalos de unos pocos días. Pronto habrás mejorado tu estado físico lo suficiente como para caminar una hora diaria. Puedes comenzar, inclusive, con unos pocos ejercicios de resistencia. Hacer ejercicios sencillos con latas de sopa o libros será un novedoso estímulo para tus músculos—e iniciará el proceso de activar tu metabolismo para que tu cuerpo pueda quemar grasa. Si quieres vivir por más tiempo, comienza hoy mismo. Tu familia—y tu rejuvenecido cuerpo—te lo agradecerán.

cuerda, que el músculo gasta energía mientras trabaja); una libra de grasa, por el contrario, sólo necesita tres calorías por día (la grasa, la muy ingrata, no hace nada por ayudar a tu cuerpo, de manera que no necesita mucha energía para mantenerse). Desarrollar músculo requiere sólo unos pocos minutos—diez minutos, tres veces por semana, para ser exactos—es todo lo que se requiere para mantener la masa muscular.

El ejercicio de resistencia fortalece tus músculos, pero los beneficios llegan también a tus huesos y articulaciones, al aumentar la flexibilidad de estas últimas y remodelar la estructura de los primeros mientras desarrolla un sistema de soporte, con músculos más fuertes, para tu esqueleto. Cuando se practican en conjunto (ver la hoja de datos de ejercicio), estos ejercicios constituyen un programa completo para desarrollar la fuerza corporal.

SÉ AMABLE CON TU CUERPO Como médicos, vemos todo tipo de personas y pacientes. Llegamos a conocer no sólo su historia médica sino también sus aficiones según su estilo de vida—sabemos qué hace palpitar sus corazones, literal y figurativamente. Por ejemplo, hemos encontrado algunos que optarían por una cirugía de corazón abierto en lugar de abandonar su afición a correr; la pasión de un atleta es algo admirable y su dedicación impresiona. Es verdad que muchos desarrollan simplemente una adicción al ejercicio—se vuelven adictos porque el ejercicio los hace sentir bien. Pero también vemos lo que ocurre en aquellos cuyas rodillas, hombros y caderas reciben el permanente castigo de correr, lanzar, esquiar y jugar tenis o básquetbol. Volvamos al ejemplo de Arnold Schwarzenegger. Gracias a que es tan inteligente como bronceado por el sol, Arnold supo qué hacer cuando su cuerpo empezó a dejar de responder en la misma forma. Tuvo que reducir su actividad porque, de lo contrario, habría experimentado más dolor y más problemas crónicos, sobre todo en sus articulaciones. Por lo tanto, moderó su actividad y adoptó un régimen de ejercicios más liviano. Al disminuir la presión a la que sometía a la misma estructura que le daba su excepcional capacidad de hacer proezas increíbles, se está

Hoja de Datos para Ejercicios de Fortalecimiento

★ Practica una serie de cada uno de los siguientes ejercicios (dos, si el ejercicio se hace de un solo lado del cuerpo a la vez). Puedes aumentar a dos (o cuatro) series de cada ejercicio a medida que avances.

★ Ejercítate a nivel lumbar: sigue la regla de ocho/doce. Para cada ejercicio, elige una pesa lo suficientemente liviana como para poderla levantar ocho veces en un determinado ejercicio, pero lo suficientemente pesada como para que no la puedas levantar más de doce veces.

★ Comienza por hacer únicamente los ejercicios incluidos en la Parte 1. Después de un mes— o antes de ese tiempo si te sientes bien con la primera serie—agrega los de la Parte 2.

★ No bloquees tus piernas ni tus brazos. Mantener las piernas y los brazos totalmente estirados no quiere decir que deban quedar bloqueados.

★ Mete el estómago mientras estás practicando todos los ejercicios. Esto ayudará a fortalecer la parte media de tu cuerpo y a mejorar tu postura.

★ Respira. Exhala mientras empujas o tiras de la pesa e inhala mientras te relajas y vuelves a la posición inicial.

Rutina de Ejercicios de Fortalecimiento, Parte 1

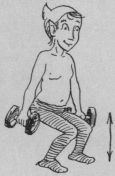

Sentadillas

De pie, con los pies separados a una distancia ligeramente mayor que la distancia de hombro a hombro, con las manos a los lados. Sin curvar la espalda, baja como para sentarte hasta el punto en el que tus muslos queden aproximadamente paralelos al piso (o a una distancia un poco mayor del suelo si hay dolor en la parte baja de la espalda o en las rodillas). Haz una pausa, luego levántate a la posición inicial de pie. Mantén la vista al frente durante todo el movimiento. Inhala mientras bajas y exhala mientras subes. Cuando doce repeticiones te resulten demasiado fáciles, puedes agregar resistencia sosteniendo pesas u otros objetos livianos a los lados.

Alargamientos

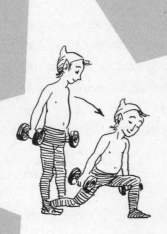

Párate con los pies a la distancia de los hombros, con las manos en las caderas. Da un paso largo hacia adelante con el pie izquierdo. Dobla la rodilla izquierda de manera que tu muslo quede paralelo al piso (usa la misma regla del ejercicio anterior si tienes dolor en la rodilla, y asegúrate de que, mientras haces este alargamiento, tu rodilla no esté más adelante que tu pie). Haz una pausa, luego vuelve a la posición de pie inicial. Repítelo, dando un paso adelante con el pie derecho. Inhala cuando te estires hacia delante; exhala cuando des el paso atrás. Cuando doce repeticiones te resulten demasiado fáciles, puedes agregar resistencia sosteniendo pesas u otros objetos de bajo peso a los lados.

Remar Inclinado

Párate cerca de una banca de pesas (o un asiento, o una banca de piano). Pon una rodilla sobre la banca y sostén una pesa (o una lata de sopa o un libro) en la mano contraria. Con la otra mano también apoyada sobre la banca, inclínate de modo que tu espalda quede aproximadamente paralela al piso. Mantén tu otro brazo estirado de modo que la pesa cuelgue hacia el piso. Utilizando los músculos de la espalda, eleva la pesa hasta que casi toque tu tórax. Haz una pausa y luego bájala. Exhala mientras elevas la pesa e inhala al bajarla.

Elevar la Pantorrilla Parado en un Pie

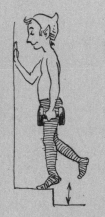

Párate de puntillas con el pie izquierdo cerca del borde de un escalón. Sostén una pesa en tu mano izquierda y, con la mano derecha sostente de la pared o del pasamanos para equilibrarte. Levanta tu pie derecho de manera que quede relajado cerca de tu tobillo izquierdo. Baja el talón izquierdo más abajo del borde del escalón, hasta donde lo puedas llevar sin incomodidad. Manteniendo la rodilla estirada, usa el músculo de la pantorrilla izquierda para levantarte, apoyándote en los dedos del pie hasta alcanzar la mayor altura que te sea posible.

Lagartijas

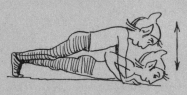

Ponte en la posición clásica para hacer lagartijas, con las manos apoyadas en el piso a la distancia de los hombros, con la espalda recta y con los dedos de los pies o las rodillas contra el piso. Baja, hasta casi tocar el piso con el tórax y vuélvete a empujar hacia arriba. También puedes hacer lagartijas modificadas apoyando las rodillas (y con las manos sobre un escalón de la escalera, si hacerlo apoyando las rodillas sigue siendo muy difícil). Cuando estas lagartijas te resulten fáciles, puedes aumentar el número de repeticiones y también cambiar la posición de las manos, ya sea juntándolas o separándolas.

Variaciones de los Abdominales

Unos abdominales fuertes son una ayuda para los músculos de tu espalda y reducen el riesgo de lesiones a la vez que aceleran la recuperación, en caso de un desgarro muscular en la espalda. Los ejercicios para fortalecer los abdominales pueden ser como los sabores del helado. Hay un par de favoritos tradicionales, pero parece como si siempre hubiera alguien inventando una variedad distinta para satisfacer todos los gustos. Para hacer los abdominales tradicionales, acuéstate boca arriba sobre el piso, con las rodillas dobladas y los pies apoyados sobre el suelo. Apoya las manos suavemente sobre tus orejas. Utilizando tus músculos abdominales, levántate a unos treinta grados del piso. Puedes agregar variedad y trabajar distintas partes del sector medio de tu cuerpo con variaciones de estos ejercicios. Al mismo tiempo que levantas tu cuerpo haciendo fuerza con los abdominales, levanta las piernas para tratar de tocar la cabeza con las rodillas y empuja tu ombligo hacia el piso. En esta variación, estarás utilizando los tres pares de músculos: los abdominales altos, al levantar la parte superior del tronco separándola del piso; los abdominales bajos, al levantar las piernas, y la sección media, al empujar el ombligo hacia el piso. O puedes intentar hacer abdominales con la espalda plana sobre un balón de gimnasia. O acostarte sobre el piso y levantar las rodillas hacia el tórax. En esta variación, utilizarás más la región de los abdominales bajos.

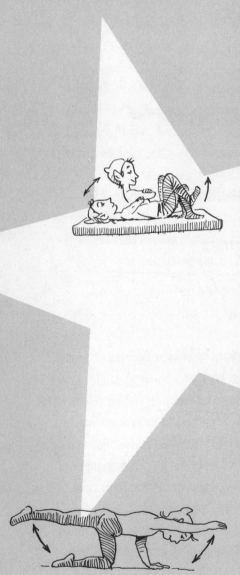

Levantamientos de Brazo y Pierna

Coloca las manos y las rodillas en el piso, con los brazos y los muslos paralelos entre sí y perpendiculares al suelo. Con las rodillas ubicadas directamente bajo las caderas y las manos directamente bajo los hombros, mira hacia el piso, manteniendo la cabeza alineada con la columna. Mantén la espalda derecha. Levanta el brazo derecho y la pierna izquierda, separándolos lentamente del piso, y estíralos en línea recta de manera que tu pierna, tu espalda y tu brazo estén aproximadamente al mismo nivel. Bájalos lentamente hasta la posición de inicio. Después de una serie de estos ejercicios cambia de posición —levantando el brazo izquierdo y la pierna derecha.

Rutina de Ejercicios de Fortalecimiento, Parte 2

Presiones de Tórax

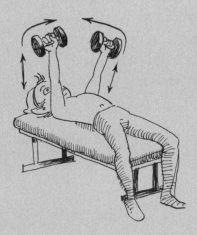

Con una pesa de mano (u otro tipo de objeto pesado) en cada mano, acuéstate en el piso, sosteniendo las pesas cerca de tu tórax. Dobla las rodillas y pon los pies sobre el suelo (también puedes hacerlo sobre una banca). Haz fuerza con los brazos, a nivel de los hombros, para levantar perpendicularmente las pesas, de manera que las palmas de tus manos queden frente a frente o estén dirigidas hacia los dedos de los pies, y une las dos pesas. Baja lentamente las pesas hacia los lados hasta que tus codos estén al nivel de tus hombros.

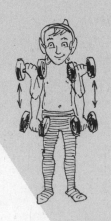

Flexiones de Bíceps

De pie o sentado, con los pies aproximadamente a la misma distancia de tus hombros, con los brazos a los lados de tu cuerpo y las palmas de las manos hacia adelante, sostén una pesa u otro objeto pesado en cada mano. Dobla lentamente los codos llevando tus manos hacia los hombros, y manteniendo los codos pegados a los lados de tu cuerpo. Regresa lentamente a la posición inicial.

Levantamientos Laterales de Pie

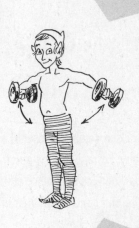

De pie, con los pies separados a la distancia de los hombros y las rodillas y caderas ligeramente dobladas, inclínate levemente hacia adelante doblándote a nivel de las caderas y deja que los brazos cuelguen rectos a cada lado, con las palmas de las manos enfrentadas. Levanta los brazos separándolos de tu cuerpo, mantén las muñecas estiradas y los codos ligeramente doblados. Levanta hasta que tus brazos queden casi paralelos al piso y tus manos estén ligeramente frente a ti. Baja de nuevo lentamente los brazos a la posición inicial.

Rotación del Manguito Rotador

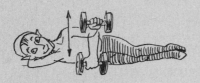

Acostado de lado sobre una banca o sobre el piso, con una pesa en la mano del lado de arriba, dobla el codo a un ángulo de 90 grados y sostén ese brazo contra el lado de tu cuerpo con el antebrazo cruzado por delante de ti. Levanta la pesa rotando el hombro superior hacia fuera mientras mantienes la parte alta del brazo contra el lado de tu cuerpo. Levanta hasta que tu antebrazo quede casi perpendicular al piso.

Presiones por Encima de la Cabeza

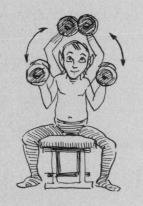

Sentado en una banca o un asiento con apoyo para la espalda. Sostén una pesa en cada mano y levántalas hasta que los antebrazos estén perpendiculares al piso, con las pesas a nivel de los hombros. Con las palmas de las manos hacia adelante, presiona las pesas sobre tu cabeza hasta que se unan, manteniendo los codos rectos.

Levantamiento Lateral con los Deltoides

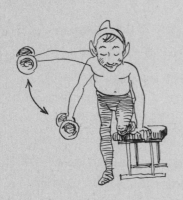

Pon tu rodilla izquierda y tu brazo izquierdo sobre una banca; tu pie derecho permanece sobre el piso. Levanta una pesa con tu mano derecha. Lleva tu brazo hacia arriba y hacia afuera hasta que el codo quede ligeramente más alto que el nivel de tu torso y tu mano llegue a nivel del hombro. Vuelve lentamente a la posición inicial.

asegurando, esencialmente, de que sus huesos y articulaciones se recuperen. Por consiguiente, ha adoptado una rutina en la que hace menos ejercicios con pesas y ha aumentado su ejercicio de resistencia, porque no practicaba lo suficiente este tipo de ejercicio.

Una nota breve: los ejercicios para aumentar la resistencia no ayudan a tus huesos. Estos ejercicios se describen en el plan que se presenta en el capítulo cardiovascular; se trata de fortalecer el corazón y mantener jóvenes las arterias. El problema con algunos ejercicios de fortalecimiento cardiovascular, como correr y subir escaleras, es que maltrata tus huesos y articulaciones como si fueran un trozo de carne cruda en las fauces de un león (y, por lo general, según el tipo de fortalecimiento que estés practicando, de poco le sirve a tus músculos). Para vivir más tiempo y proteger

¿Mito o Realidad?
Es bueno combinar caminatas con ejercicios de resistencia, caminando con pesas ligeras en las manos.

Hay quienes piensan que usar pesas de tres libras mientras caminan un par de millas los hará más fuertes y más delgados a la vez. Sin embargo, utilizar pesas de tres libras mientras se camina es como ver a los bebés caminadores cuando llegan a la terrible edad de dos años —por su tamaño parecen inofensivos, pero realmente causan problemas similares a los de un tornado. Aparentemente la inocua actividad de llevar pesas de tres libras es, en realidad, la causa principal de la cirugía ortopédica. ¿Por qué? Muchos no prestan atención a la forma como balancean las pesas al caminar, de modo que no tienen cuidado. Esto produce trauma y desgaste en las articulaciones de los hombros porque el movimiento lleva a la articulación más allá del rango de movimiento normal durante largos períodos de tiempo. En lo que se refiere a la salud articular y al ejercicio, es indispensable mantenerse en buena forma.

mejor tus articulaciones contra los efectos nocivos del impacto, el mejor ejercicio de fortalecimiento que puedes hacer es nadar, remar, montar en bicicleta y ejercitarte en una máquina elíptica. Estas actividades aumentan tu frecuencia cardiaca y hacen trabajar diversos músculos (la natación ejercita prácticamente todo tu cuerpo), sin que tus articulaciones soporten el impacto, el trauma y el golpeteo de tu cuerpo paso tras paso. Esta es una ventaja importante para quienes sufren de dolores articulares y osteoartritis—son la mejor forma de mantener la salud cardiovascular y permitir la recuperación de las articulaciones. Con la natación y el ciclismo obtienes los beneficios del fortalecimiento cardiovascular sin el estrés. (Caminar es también una forma excelente de ejercicio, pero la mayoría no lo hace a la velocidad necesaria para aumentar lo suficiente la frecuencia cardiaca y poder calificar este ejercicio como fortalecimiento cardiovascular, aunque recomendamos caminar con frecuencia—al menos media hora diaria, sin excusas—para un buen estado de salud general.) En realidad, el programa de ejercicios perfecto incluye tanto soporte de peso como actividades de incremento de fortaleza sin soporte de peso, porque el ejercicio cruzado—es decir, hacer distintos tipos de ejercicio de fortalecimiento en distintos días—contribuye a ejercitar distintos músculos. Además, el ejercicio de fortalecimiento desarrolla los músculos. Estos músculos ayudarán a dar soporte a tus articulaciones sin dañarlas.

En cuanto a los aspectos relacionados con tu salud, tendrás que optar entre distintas alternativas. Tendrás que sopesar los factores de riesgo y tomar decisiones. En algunos casos, puedes estar haciéndole daño a tu cuerpo de cierta forma mientras le ayudas en otra. Así, correr, que puede ser un ejercicio excelente para tu corazón, puede dañar tus articulaciones. Por eso recomendamos un enfoque en el que se obtiene "lo mejor de ambos mundos"—eligiendo una actividad que fortalezca tu corazón sin sacrificar tus rodillas.

LOGRA FLEXIBILIDAD Y FUERZA AL MISMO TIEMPO En la sala de pesas de cualquier gimnasio universitario, sólo hay algo que huele peor que el vestidor—el ma-

¿Mito o Realidad? Nadar protege tus articulaciones.

A menos que seas una sirena o un medallista olímpico en natación y pases todo el día en el agua, la natación no te liberará del dolor articular, pero puede ayudar a retardar su inicio. Sin duda te ayudará a mantenerte en forma mientras te recuperas de problemas relacionados con tus articulaciones.

chismo. Los hombres trabajan en bancas con prensas de 300 libras, resoplan como toros embravecidos y levantan sus camisetas para confirmar qué tanto se parecen sus abdominales al labrado de las llantas de un campero. No todos los gimnasios son así, pero siempre hay una buena proporción de énfasis en la masculinidad cuando se mezcla un grupo de hombres llenos de testosterona con el uso de pesas. Puede ser un ambiente muy intimidante para cualquier novato y, francamente, no es para todo el mundo. Pero el yoga sí lo es. Este antiguo método de ejercicio—basado en los principios de estiramiento, respiración y de mantenerse a tono con todas las formas de movimiento que tu cuerpo puede dar—se ha convertido en algo muy popular tanto en los gimnasios como en los hogares por los importantes beneficios de salud que se pueden obtener con su práctica. Aunque esos beneficios son muchos, pensamos que el yoga tiene tres ventajas principales en términos de longevidad: uno, incrementa tu flexibilidad. Tus músculos no son tejido estático. Se mueven, se expanden, se contraen. Entre más flexibles sean, mejor será tu rango de movimiento y menor será el grado de estrés al que sometes tus articulaciones durante tus actividades habituales.

En segundo lugar, el yoga aumenta tu fuerza. Es cierto que en el yoga no sostienes pesas y también es cierto que el yoga parece ser un ejercicio más tranquilo que un atardecer en el Océano Pacífico. Pero algunas de las posiciones que hay que adoptar son tan exigentes como relajantes. Obligan a tus músculos a sostener el peso de tu cuerpo, lo que equivale a un ejercicio de resistencia—y ésto te aporta el beneficio adicional de incrementar tu densidad ósea. Además, el yoga te ayuda a concentrarte en tu respiración (ver nuestro capítulo sobre los pulmones para las técnicas de respiración adecuadas). Sin duda hay un componente de meditación en la exigencia de mantener una postura determinada durante un minuto o más, y eso ayuda a concentrarse en mantener la respiración y la postura adecuadas—dos aspectos que no solamente tienen un efecto espiritual sino también físico. Por otra parte, nos encanta el hecho de que el verdadero yoga no tenga nada que ver con el ego. El yoga tiene que ver con cuánto eres capaz de hacer—se refiere a conocer tu cuerpo y a conocer sus límites.

Pero tal vez la mejor parte del yoga es que en realidad no es una técnica que pretenda convertir tu cuerpo en un pretzel anatómico. Es fácil, tan fácil que muchos de los movimientos básicos de estiramiento que hacías en la clase de educación física de primaria eran simples derivaciones del yoga. Combina ésto con el hecho de que puedes obtener ventajas con sólo cinco minutos de un plan de yoga simplificado. Vamos, entonces. ¿Podrías admitir que tu vida está tan fuera de control que no puedes disponer de cinco minutos? Aunque hay ciertas posiciones de yoga para ejercitar distintas partes de tu cuerpo, las siguientes las podrás incorporar de inmediato para centrarte en tu respiración profunda. Por la mañana, practica el Saludo al Sol. (Para una explicación completa de las posiciones que hay que adoptar, consulta las próximas páginas.) Además, la hoja de datos de actividad física puede servir de referencia útil (página 143).

Paso # 2: Come para Fortalecerte

Cuando se trata de tus huesos, articulaciones y músculos, la alimentación saludable viene en forma de dos alimentos y nutrientes distintos que son excelentes para la estructura del movimiento. Intégralos en tu dieta y estarás recompensando a tu cuerpo con una vida más larga.

CALCIO El calcio es el Derek Jeter de los nutrientes. Derek debe mucha de su reputación de jugador y estrella de los Yankees a su excelente récord de bateo, pero también anota jonrones y juega de jardinero con un excelente desempeño. Al igual

Hoja de Datos del Saludo al Sol en la Práctica del Yoga

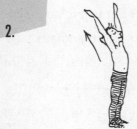

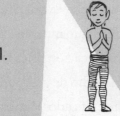

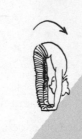

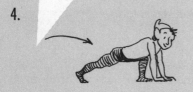

1. Párate con los pies juntos. Junta las palmas de las manos a la altura del corazón. Asegúrate de que tu peso esté equitativamente distribuido. Exhala.

2. Levanta los brazos. Arquéate lentamente hacia atrás, estirando los brazos por encima de tu cabeza. Relaja tu cuello. Inhala.

3. Exhala mientras te doblas lentamente hacia delante, hasta que tus manos estén alienadas con tus pies, uniendo tu frente a tus rodillas, de ser posible. Presiona las palmas de las manos hacia abajo, con las puntas de los dedos de las manos alineadas con los dedos de los pies (de ser necesario, dobla las rodillas) y toca el piso.

4. Lleva tu pierna derecha hacia atrás, lejos de tu cuerpo en un amplio estiramiento posterior. Mientras inhalas, mantén tus manos y pies contra el piso, pon tu pie izquierdo entre tus dos manos y levanta la cabeza.

5. 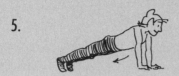 Lleva el pie izquierdo hacia atrás, hasta alinearlo con el pie derecho.

6. 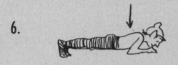 Baja tu cuerpo mientras exhalas, colocando tus codos sobre el piso.

7. 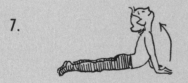 Mientras inhalas, baja la pelvis hasta el piso y levanta tu cabeza doblándote hacia atrás tanto como te sea posible, mientras estiras los brazos.

8. 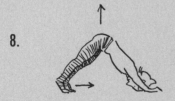 Con las manos sobre el piso y manteniendo derechos tus brazos, levanta las caderas y alinea tu cabeza con tus brazos. Exhala.

9. Inhala lentamente y dobla tu pierna derecha dando un paso largo hacia adelante. Mientras mantienes tus manos apoyadas firmemente sobre el piso, coloca tu pie derecho entre las dos manos y levanta la cabeza.

10. Manteniendo las manos en el mismo lugar, trae el pie izquierdo hacia adelante de modo que los dos pies queden juntos. Estira las piernas pero mantén la cintura doblada y la parte superior del cuerpo inclinada. Pon tu cabeza, si te es posible, contra las rodillas. Exhala.

11. Levántate lentamente enderezando la espalda hasta quedar de pie. Arquéate hacia atrás, estirando los brazos por encima de tu cabeza mientras inhalas.

12. Regresa a la posición número uno. Exhala.

Hoja de Datos de Actividad Física del Manual de Instrucciones

★ Caminar treinta minutos al día, todos los días, sin excusas (puede dividirse este tiempo durante el día en períodos más cortos que sumen treinta minutos).

★ Treinta minutos por semana de ejercicios de resistencia, divididos en tres períodos de diez minutos.

★ Sesenta minutos por semana de ejercicios de fortalecimiento (natación o ciclismo) divididos en tres sesiones de veinte minutos.

★ Treinta minutos semanales de yoga o estiramientos, divididos en cinco sesiones de estiramientos de cinco minutos cada una.

Horario de Muestra

Treinta minutos de caminata diaria, más:

Lunes:	Veinte minutos de ejercicios de fortalecimiento,	seguidos de cinco minutos de yoga o estiramientos
Martes:	Diez minutos de ejercicios de resistencia,	seguidos de cinco minutos de yoga o estiramientos
Miércoles:	Veinte minutos de ejercicios de fortalecimiento,	seguidos de cinco minutos de yoga o estiramientos
Jueves:	Diez minutos de ejercicios de resistencia,	seguidos de cinco minutos de yoga o estiramientos
Viernes:	Veinte minutos de ejercicios de fortalecimiento,	seguidos de cinco minutos de yoga o estiramientos
Sábado:	Caminar treinta minutos más (una hora en total) más diez minutos de ejercicios de resistencia,	seguidos de cinco minutos de yoga o estiramientos
Domingo:	Caminar treinta minutos más (una hora en total)	

que Derek, el calcio es el número uno en lo que respecta a un aspecto específico—lo que hace por tus huesos.

Sin embargo, el calcio es responsable, en realidad, de muchas cosas en tu organismo. Las cantidades adecuadas de calcio ayudan a mantener tus articulaciones libres de inflamación y artritis y contribuyen también a la contracción muscular. Por otra parte, el calcio contribuye a que tu cerebro se comunique con tus nervios, mantiene tu presión arterial a niveles normales y reduce el riesgo de cáncer de colon. No obstante, la razón por la cual el calcio es la estrella de tu esqueleto es porque solidifica y fortalece tus huesos.

Tu cuerpo almacena el exceso de calcio hasta los treinta o treinta y cinco años, cuando alcanza la máxima densidad ósea. De ahí en adelante, deja de almacenarlo y todo el calcio que necesitas debes obtenerlo de tu dieta. De no ser así, agotarás los depósitos de calcio de tu organismo. Es tan sencillo como mantener tu despensa en la casa. Cuando sacas un frasco de alguna cosa y lo gastas, debes reemplazarlo o, a la larga, tu despensa quedará vacía. A medida que tu cuerpo agota los depósitos de calcio en tus huesos, éstos se van debilitando cada vez más hasta que por último quedan prácticamente huecos—lo que los hace especialmente vulnerables a las fracturas. Además, a medida que reelaboras y reemplazas la materia ósea, la presencia de una deficiencia de calcio (o de vitaminas D o C) significa que tu cuerpo no está en condiciones de fabricar buen hueso. Por consiguiente, tus tendones, cartílagos y nervios rozan contra el hueso recién formado, pero imperfecto, y las articulaciones pueden inflamarse. Esto contribuye a que se produzca mayor inflamación, a que haya dolor y a que se desarrolle la artritis.

El mejor plan es fortificar tu dieta con suplementos de calcio para garantizar que obtengas las cantidades mínimas necesarias. Para mantener tus huesos jóvenes, si eres hombre debes consumir de 1,000 a 1,200 miligramos de calcio por día. Si eres mujer menor de sesenta años, debes tomar aproximadamente 1,200 miligramos, de preferencia divididos en dos dosis diarias, en una concentración de 500 o 600 miligramos cada una (esto se debe a que la mayoría no podemos absorber más de 600 miligramos a la vez). Las mujeres mayores de sesenta necesitan 1,600 miligramos de calcio por día para mantener sus huesos tan jóvenes y fuertes como sea posible. (Estas cantidades se refieren al calcio real, no al calcio combinado con citrato o carbonato; si eliges suplementos con citrato o carbonato, lee la etiqueta para determinar cuál es la cantidad real de calcio que contiene el suplemento.)

Probablemente hayas visto suficientes propagandas con bigotes de leche como para saber que hay gran cantidad de calcio en los alimentos lácteos como la leche, el queso y el yogurt. El problema radica en que la mayoría de los adultos norteamericanos no consumen cantidades suficientes de estos alimentos como para obtener los requerimientos mínimos diarios. Si consumes la cantidad necesaria, asegúrate de elegir alimentos lácteos bajos en o sin grasa, porque la grasa adicional suele llevar a un consumo diario exagerado de grasa saturada (más de veinte gramos por días te envejecen). Ese exceso de grasa saturada produce inflamación de tus arterias, aumenta tu riesgo de disfunciones inmunes y cáncer y te lleva a aumentar de peso—lo que, como bien sabes, puede tener un efecto negativo en tus huesos y articulaciones. Otros alimentos ricos en calcio incluyen los vegetales de hoja verde. Puedes consumir estos alimentos para complementar tu ingesta de calcio y, si no consumes mucho calcio en tu dieta, puedes graduar la cantidad de suplementos que tomas. Para asegurarte de tener una buena absorción de calcio, agrega 20 miligramos por cada doce onzas de gaseosas cafeinadas o por cada taza de cuatro onzas de café que bebas. Además, por cada treinta minutos de ejercicio intenso que te haga transpirar, agrega otros 100 miligramos (el calcio se elimina en el sudor). Pero en cualquier situación, elige una dosis diaria de 1,000 a 1,600 miligramos para desarrollar huesos más fuertes que el roble.

Si quieres elegir un excelente suplemento de calcio, no hagas lo mismo que los concursantes desesperados cuando no conocen la respuesta: adivinar. Toma el control—se trata de tu cuerpo—, lee las etiquetas. Debes elegir un suplemento que te suministre 600 miligramos de calcio cada vez, más 200 miligramos de magnesio y 200 IU de vitamina D (encontrarás la razón más adelante) y en los tamaños y sabores que puedas tragar. Si se requieren cuatro píldoras para obtener la dosis correcta para ti, genial. Si te puede ayudar el calcio que viene en forma de dulces, excelente (mientras que ese dulce tenga chocolate de verdad y no grasas *trans* o grasas lácteas). Si disfrutas tus dosis de calcio en cuatro vasos de leche baja en grasa, perfecto. Hay muchas formas de hacerlo bien; solamente tienes que evitar todo lo que tenga hierro (el hierro impide la absorción de este y, normalmente, obtienes el hierro suficiente en los alimentos que consumes; si tienes anemia y tomas calcio, tómate el hierro dos horas después de haber tomado el calcio). Además, el calcio requiere un entorno ácido para absorberse, por lo que el que se consume en un antiácido puede no ser el óptimo.

LA VITAMINA D Y EL MAGNESIO   Si el calcio es un ingrediente que debe llegar a tiempo a tus huesos en forma absoluta e indefectible, la vitamina D es el equivalente a FedEx. Esencialmente, la vitamina D aumenta la absorción del calcio, haciendo que la entrega de este a tus huesos sea más eficiente para que permanezcan fuertes. Además de ser esencial para una buena salud ósea, también puede ser eficaz para tus articulaciones. Estudios recientes demuestran que la vitamina D puede ayudar a retardar el desarrollo de la artritis. Quienes presentan altos niveles de vitamina D tienen menos deterioro articular que quienes tienen niveles más bajos. Quienes presentaton niveles más bajos de vitamina D y calcio tienen un riesgo tres veces mayor de presentar una forma de artritis relacionada con la edad. La vitamina D se puede obtener de tres fuentes: del sol, de los alimentos y de los suplementos vitamínicos. En realidad el sol desencadena una reacción química que convierte la vitamina D inactiva en vitamina D activa, pero la mayoría no estamos expuestos al sol el tiempo suficiente para obtener la cantidad recomendada de vitamina D (y una prolongada exposición al sol puede aumentar el riesgo de cáncer de piel; los bloqueadores solares también bloquean la conversión de la vitamina D). Además, al norte de la línea que va desde Los Angeles hasta Atlanta, entre el 1° de octubre y el 15 de abril, el sol no tiene la energía suficiente para convertir la vitamina D inactiva en activa, por lo que muchos no obtenemos del sol la vitamina D activa que necesitamos aunque nos asoleemos todo el día. Por lo tanto, lo más lógico es obtenerla de los alimentos y los suplementos. Algunos alimentos como el pescado y los mariscos contienen naturalmente vitamina D mientras que otros, como la leche, el jugo de naranja 100 por ciento natural y los cereales suelen venir fortificados con vitamina D. Debido a que la mayoría de los adultos no consume suficiente leche o jugo de naranja ni come la cantidad suficiente de cereal para obtener las dosis recomendadas, el suplementar la dieta con vitamina D puede proporcionar los niveles necesarios. Recomendamos consumir 400 IU de vitamina D, si se tiene menos de sesenta años, y 600 IU si se es mayor de sesenta. Esa es la cantidad necesaria para una óptima absorción y una óptima incorporación ósea del calcio. También recomendamos de 400 a 500 miligramos de magnesio (un nutriente que se encuentra en las almendras), porque el magnesio ayuda a balancear los efectos del calcio en el funcionamiento de los nervios.

LOS ÁCIDOS GRASOS OMEGA-3 Los ácidos grasos Omega-3—la grasa buena que se encuentra en el pescado como el salmón y el atún y en las nueces de nogal, en el aceite de canola, en la linaza, en el aguacate, en el aceite de borraja y en el aceite de oliva—son buenos para casi todas las partes de tu cuerpo. Piensa en estos ácidos grasos Omega-3 como si se tratara de una lata de WD-40 para tu organismo. Se cree que los ácidos grasos Omega-3 ayudan a lubricar las articulaciones para lograr un nivel de funcionamiento eficiente. Al mantener lubricadas tus articulaciones, tendrás menos fricción, menos roce y menos dolor a medida que envejeces. Se ha demostrado en múltiples estudios que los ácidos grasos Omega-3 reducen la inflamación de las articulaciones. Aunque no hay datos ampliamente aceptados que respalden su uso para prevenir el desgaste articular en quienes no presentan inflamación, recomendamos a nuestra familia y a nuestros amigos que consuman ácidos grasos Omega-3 en forma de pescado, al menos dos veces por semana. Comer algunas nueces de nogal entre comidas es otra forma de incrementar el consumo de

Alimentos Demoledores de Huesos

Somos un país de modas: los aros conocidos como hula hoops, los pantalones de paracaídas, las mascotas Chia. Son modas que vienen y van, algunas permanecen. Una que parece haber estado aquí ya por bastante tiempo es la moda de la dieta alta en proteínas. Aunque igualmente efectiva a todas las demás dietas para adelgazar en lo que se relaciona específicamente con bajar de peso, las dietas con alto contenido de proteínas pueden acelerar la pérdida de hueso. Se cree que consumir diariamente grandes cantidades de proteínas —más de 140 gramos por día (el equivalente a una libra de pollo, pescado, carne de res o de cerdo, o dos y media libras de nueces por día) — es peligroso para los huesos porque el exceso de proteínas puede hacer que el organismo elimine el calcio en lugar de absorberlo. Lo mismo ocurre con las bebidas gaseosas o cafeinadas; la cafeína puede hacer que el organismo elimine el calcio antes de que haya tenido la oportunidad de utilizarlo. Deben agregarse 20 miligramos de calcio al día por cada doce onzas de bebidas gaseosas, una taza de café de cuatro onzas y cuatro onzas de proteínas que se consuman.

los Omega-3. Otra ventaja: se ha demostrado que el aceite y las proteínas de pescado regeneran la membrana del menisco, lo que es muy importante si has sufrido un desgarro doloroso o si tienes una molestia crónica producida por los meniscos. Si no te gusta el pescado, ensaya las cápsulas de aceite de pescado—aproximadamente tres gramos diarios equivalen a trece onzas de pescado a la semana (y debido a que, por lo general, son destiladas, no trae contaminantes, como ocurre con algunos pescados).

LA VITAMINA C   la mayoría de la investigación acerca de la osteoporosis está vinculada a la vitamina D y el calcio, un número cada vez mayor de estudios se centran en la función de la vitamina C. En capítulos anteriores hemos descrito cómo la vitamina C tiene múltiples efectos benéficos por ser un potente antioxidante que incrementa la inmunidad, pero ahora hay cada vez más investigaciones que demuestran que la vitamina C puede ayudar a impedir la pérdida ósea asociada con la osteoporosis, los problemas de cartílagos inadecuados asociados con el envejecimiento. Específicamente, cuando tus articulaciones requieren reparación del cartílago, la vitamina C es necesaria para esas reparaciones, a fin de mantener el cartílago joven. Para lograrlo, procura consumir 1,200 miligramos de vitamina C por día, repartida entre la dieta y los suplementos dietéticos. (Sin embargo, ten cuidado, porque algunos datos sugieren que un exceso de vitamina C—más de 2,500 miligramos por día—puede tener el efecto contrario y aumentar la osteoartritis y la anomalías del ADN.)

Paso #3: Piensa en una Alternativa

En un mundo en el que podemos elegir si deseamos que nuestra cirugía cosmética sea una reparación como la de *El Cisne* o un *Cambio Extremo,* no es de sorprender que haya también muchas opiniones cuando se trata de tu salud. Como la única persona encargada de tomar decisiones en cuanto a tu salud, puedes ensayar distintos métodos para ver cuál te da mejor resultado. Hemos presentado un esquema de los principios básicos para las estrategias que han demostrado ser efectivas—y también para las que pensamos que lo son, con base en más de cincuenta años de experiencia médica colectiva. Aunque es posible que no se hayan hecho estudios definitivos sobre algunas de las siguientes recomendaciones, queremos darte la mejor asesoría posible para que mantengas tu cuerpo joven, y creemos que estos métodos pueden desempeñar un papel importante en lograrlo.

AUMENTA TU LUBRICACIÓN   Si activas los limpiabrisas de tu automóvil cuando no está lloviendo puedes sentir prácticamente la fricción del caucho que roza contra el vidrio. Para que puedan deslizarse con suavidad, necesitan de la lluvia o del líquido limpiaparabrisas. Tus articulaciones también requieren lubricación para poderse deslizar sin problemas. Dos suplementos las pueden mantener lubricadas a niveles óptimos, o puede ser que, regeneren el cartílago. El sulfato de glucosamina—una sustancia química alrededor de tus articulaciones—se encuentra también en los caparazones de los langostinos, los cangrejos y las langostas. Tu organismo la necesita para fabricar cartílago, ligamentos y líquido articular. Es posible que tomando extracto de glucosamina puedas mantener el cartílago lo suficientemente flexible como para que tus articulaciones permanezcan bien lubricadas y actúen como amortiguadores entre los huesos.

Tanto la glucosamina como el suplemento de condroitina han demostrado su efectividad para reducir los síntomas de la osteoartritis en quienes ya tienen dolor articular. La teoría es que actúa como la aspirina y el ibuprofeno al reducir la inflamación de la articulación que es la causa del dolor. Aunque nadie sabe a ciencia cierta cómo o por qué funcionan, hay algunos datos excelentes de cuatro estudios aleatorios controlados (la norma de oro de la ciencia). Estos estudios demuestran que los suplementos realmente restauran la articulación y le devuelven la juventud modificando el proceso patológico básico—logran la regeneración del cartílago en las articulaciones de las rodillas y las caderas y reparan el cartílago dañado. Se deben tomar 1,500 miligramos diarios de estas dos sustancias combinadas (muchos suplementos traen las dos sustancias en la misma píldora) para aumentar y mantener la lubricación en las articulaciones. En la actualidad hay solamente tres preparaciones de suplemento que tienen más del 25 por ciento del ingrediente que indica la etiqueta en la píldora; por lo tanto, recomendamos utilizar estas tres marcas, que han demostrado tener entre el 80 y el 100 por ciento de los ingredientes en cada píldora. Son Triple Flex, Osteo Bi-Flex y Cosamin DS.

APOYA LA ECONOMÍA DE HAWAI La bromelaína—un ingrediente que se encuentra en la piña—no es, en realidad, un nutriente para evitar la pérdida ósea y la enfermedad articular, pero puede utilizarse para acelerar su recuperación. Esto se debe a que se ha demostrado que tiene propiedades anti-inflamatorias. Toma 100 miligramos una vez al día si tus articulaciones están rígidas.

CONVIÉRTETE EN UN ALFILETERO La medicina occidental ha hecho grandes progresos en cuanto a la forma de tratar las enfermedades, aliviar el dolor y procurar ayuda a que podamos llevar vidas más largas y productivas. Pero hay quienes recurren a métodos alternativos como los de la medicina oriental. La acupuntura—uno de los métodos de curación más antiguos del mundo—se ha utilizado por miles de años para tratar toda clase de afecciones, desde el insomnio hasta las migrañas. Puesto que el dolor de espalda es un problema tan generalizado en los Estados Unidos, muchos ensayan la acupuntura para ayudar a aliviarlo.

El siguiente es un resumen de la teoría de la acupuntura: hay meridianos de energía que atraviesan todas las partes del cuerpo y reflejan nuestro estado de salud. Quienes se dedican a sanar el cuerpo utilizan su superficie para tener acceso a estos torrentes de energía y así curar lesiones internas. Consideran que cada canal de energía representa un órgano interno—y al estimular esa parte externa con una aguja, es posible redirigir la energía negativa del órgano interno que presenta dolor o enfermedad. Así, por ejemplo, los médicos chinos consideran que la oreja es un microcosmos del cuerpo humano, casi como un feto invertido. Una de las curvas largas de tu oreja representa la columna vertebral. Entonces, los sanadores que tratan a quienes presentan dolor de espalda lumbar colocan pequeñas agujas en la parte superior de la curva (recuerda que, simbólicamente, la oreja está en posición invertida). Esas agujas estimulan el flujo de energía de la parte baja de la espalda y ayudan a eliminar el dolor. Los sanadores utilizan agujas de distintas longitudes, desde media hasta cinco pulgadas y es sorprendente que prácticamente no se siente ningún dolor cuando se insertan (lo hemos ensayado y, por lo general, no se siente el pinchazo). Las agujas se dejan durante quince minutos y algunos clínicos sostienen que han alcanzado una tasa de éxito de hasta el 90 por ciento en el alivio del dolor.

Mientras que la medicina oriental atribuye el éxito al redireccionamiento del flujo de energía, la medicina occidental considera también ahora las razones por las que la acupuntura puede ser efectiva. Algunas posibles teorías son las siguientes: la acupuntura libera sustancias neuroquímicas—endorfinas—que alivian el dolor, y la investigación ha llegado inclusive a proponer la teoría de que aumentan la circulación contribuyendo así al proceso de sanación. Aunque es, sin duda, un tratamiento alternativo para el dolor de espalda, las metodologías orientales no están reglamentadas en los Estados Unidos como sí lo está la medicina occidental. Antes de acudir a un acupunturista, asegúrate de que tenga una licencia estatal y una certificación nacional.

Paso #4: Haz Cambios Menores

A veces, unos cambios menores en tu vida pueden llevar a resultados mayores. Además de comer los alimentos correctos y practicar ejercicio, puedes también mantener una buena salud ósea y articular con unos pocos cambios en tu estilo de vida.

ADQUIERE UNA BUENA POSTURA Una de las formas más fáciles de fortalecer tus abdominales—y desarrollar un buen soporte para tu espalda—es adoptar una buena postura. Tal vez creas que te paras bien, pero el hecho es que casi todos nos paramos como la Torre Inclinada de Pisa. Practica una buena postura llevando tu cabeza y tu cuello hacia atrás. El elemento clave es saber respirar para contraer el estómago. Ese es el componente que levanta tu tórax y te da una postura como la de un marino. Meter el estómago mientas haces abdominales, o inclusive mientras vas en el ascensor, ayuda a que tu cuerpo se vea y se mantenga más joven.

USA CALZADO BIEN ACOLCHONADO Tu cuerpo está muy bien provisto de amortiguadores naturales, como el líquido entre tus articulaciones y los amortiguadores entre tus vértebras. Pero cuando evolucionamos de ser criaturas que caminaban en cuatro patas a pararnos en dos pies, comenzamos a abusar de nuestro cuerpo. Corremos maratones sólo porque sí; caminamos por centros comerciales gigantescos, del tamaño de países enteros; dedicamos los veranos a hacer montañismo por caminos intransitables desde Georgia hasta Maine. No importa por dónde caminemos, nuestros pies reciben un tratamiento más duro que el que se le da a un cartón de huevos en la cocina de un pastelero. Claro está que, con los veintiséis huesos que tenemos en los pies, hemos sido diseñados para movernos. Pero nuestros pies no cuentan con los amortiguadores naturales que tenemos en otras partes del cuerpo. Para protegerlos, mejor, debes usar siempre zapatos que estén bien amortiguados para caminar, para correr o para cuando debas permanecer de pie por largo tiempo (aún si sólo permaneces de pie). Por lo general, los zapatos para correr son una buena opción, porque tienen amortiguación en el contrafuerte, donde el talón golpea primero el piso y absorbe la mayor parte del peso de tu cuerpo.

ELIMINA LA GRASA DE TUS COMIDAS Para este momento, ya nos has oído hablar suficiente acerca de que tener sobrepeso o ser obeso aumenta exponencialmente los factores de riesgo asociados con muchas enfermedades y afecciones. Entre más delgado sea tu cuerpo, menor será tu probabilidad de sufrir dolor articular. El gusto por la grasa es adquirido, por lo que puedes cambiar tu deseo de consumirla. Evitar las grasas malas—las grasas saturadas y las grasas *trans*—te ayudará a mantener tu cuerpo delgado y retardará sustancialmente el envejecimiento de tus arterias y tu sistema inmune. Además, aliviará el dolor articular. Uno de los primeros grupos de alimentos en los que puedes reducir la grasa es en el de productos lácteos. Sabemos que ahora consumes leche entera, piensas que la leche descremada parece agua. Entonces, ensaya este truco: mezcla leche con 2 por ciento de crema con leche entera durante una semana, cambiando gradualmente las proporciones hasta que llegues a tomar el vaso completo de leche con 2 por ciento de crema. Haz lo mismo mezclando leche con 1 por ciento de crema con leche con 2 por ciento de crema y luego mezclando leche descremada con leche con 1 por ciento de crema. En aproximadamente ocho semanas, la leche descremada te parecerá igual a la leche normal y, eventualmente, la leche entera te parecerá demasiado grasosa.

DEJA EL CIGARRILLO   Tú no llenarías tu sala de humo unas veinte veces al día. Entonces, ¿por qué hacerlo con tu cuerpo? En el Capítulo 5, hablamos en detalle del daño que el humo del cigarrillo puede hacerle a tus pulmones, y de cómo es aun más nocivo para tus arterias. Podemos decir, sin temor a equivocarnos, que fumar es igualmente destructivo para tus huesos. Fumar aumenta tu riesgo de osteoporosis al hacer que tus huesos se vayan debilitando con el tiempo.

Capítulo 5

Para una Vida Sana a Pleno Pulmón: Tus Pulmones

Los Principales Mitos Acerca de los Pulmones

Mito #1 Acerca de los Pulmones	Si no eres fumador no tienes de qué preocuparte.
Mito #2 Acerca de los Pulmones	Estar en buena forma cardiovascular significa que tienes buenos pulmones.
Mito #3 Acerca de los Pulmones	Roncar es señal de un grave problema respiratorio.

Casi todos se preocupan por su aliento en tres momentos de sus vidas: cuando es insoportable (cuando han comido ajo, langostinos o *linguini);* cuando está en riesgo inminente de extinguirse (por causa de una boa constrictor); y cuando escasea (después de una sesión de ejercicio o en la noche de bodas). A excepción de esos momentos, el proceso de respirar es algo que nos preocupa tanto como nos pueden preocupar las bailarinas que sirven de respaldo al show de Janet Jackson. Como el principal sistema de ventilación de tu cuerpo, es responsable del flujo de aire por toda tu casa. Al igual que la calefacción y el aire acondicionado, la respiración es una de esas cosas que damos por sentadas mientras funcione bien. Vivimos, luego respiramos. En el sistema de ventilación de nuestro cuerpo, los pulmones inhalan y exhalan el aire que entra y sale de nuestro organismo en forma involuntaria.

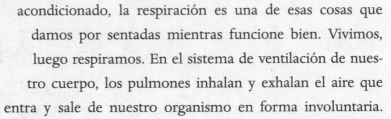
Rompe-mitos #1

Muchos concluyen que mientras no contaminemos nuestro cuerpo con toxinas que destruyan estos conductos, como la nicotina o el humo de una fábrica, nuestros ventiladores funcionarán sin problemas durante toda la vida. Suena bien, pero no es correcto. Mientras que el cigarrillo y otras toxinas del medio ambiente son, sin duda, potentes agentes que dañan tus vías aéreas, hay muchas cosas que pueden cambiar la forma como tus pulmones llevan oxígeno a todo tu organismo y eliminan el dióxido de carbono.

De hecho, cuando se trata de tus vías aéreas, los mayores riesgos están representados en cosas pequeñas. Un filtro a la entrada de un conducto de aire impide que entren al ambiente los residuos de gran tamaño, y tu nariz también actúa en forma muy similar a la de un filtro de aire. Pero aún queda espacio para que pasen las partículas de polvo y la pelusa. Cuando las bacterias, los virus y otras partículas entran a los pulmones, tu sistema puede impedir el ingreso de las partículas más grandes porque éstas quedan atrapadas en las defensas naturales de los pulmones. Esas defensas sacan las partículas de tus vías aéreas con pequeños cepillos conocidos como cilios. Se eliminan de tu cuerpo mediante la tos, los estornudos y el uso del pañuelo. Pero las partículas más pequeñas—las que en realidad no podemos ver—pueden burlar esa barrera defensiva en forma muy similar a como un futbolista burla al que pretende detenerlo. Pasan inadvertidas y producen una reacción inflamatoria que destruye parte del tejido de tus pulmones, y te exponen a un alto riesgo de contraer diversas afecciones pulmonares. (Esa es la razón por la cual el proceso de fabricación basado en la nanotecnología puede ser tan peligroso: todos los desechos son partículas muy pequeñas.)

Tal vez recuerdes cuando el gurú de las finanzas, Warren Buffett, dijo que la confianza es como el aire que respiramos—nadie lo aprecia. Nadie está más consciente de ese hecho que Amani Toomer, un receptor abierto del equipo de las estrellas de los Gigantes de Nueva York. En su primera actuación con la NFL, en un día caliente y húmedo, los Gigantes iban perdiendo; iniciaron entonces una serie de jugadas en las que se limitaron a lanzar la pelota—lo que significaba que Toomer hacía una serie de carreras con pequeños descansos entre uno y otro lanzamiento. En un determinado momento durante uno de esos arranques, Toomer sintió que no podía respirar. Sintió como si le estuvieran sacando hasta la última reserva de aire, como cuando se exprime al máximo un tubo de dentífrico. Sin poder siquiera hablar, corrió hacia la línea lateral y prácticamente colapsó. Durante los entrenamientos, Toomer había notado que, al finalizar la práctica, quedaba extenuado, aunque sus compañeros de equipo nunca parecían quedar tan agotados. Al comienzo, los médicos no entendían lo que ocurría porque sabían que Toomer estaba en buen estado físico, hasta que le diagnosticaron asma. Le prescribieron un inhalador con esteroides para dilatar sus vías aéreas, sobre todo en los días húmedos. Pero fue entonces cuando se dio cuenta de que respirar no era tan fácil como parecía.

Rompe-mitos #2

Por lo general, Toomer recurre a métodos naturales como las vitaminas, las artes marciales, la práctica de técnicas respiratorias y un programa regular de actividad cardiovascular para mejorar su respiración. Además, no permite que su estado asmático lo detenga. No hay que dejar que el asma nos impida hacer lo que queremos, especialmente si podemos mantenernos en buen estado físico y reconocer que respirar no es siempre un proceso tan fácil como parece.

Aún si no tienes asma ni ningún otro problema pulmonar por el momento, puedes aprender más acerca de tus vías aéreas y de cómo garantizar que puedas respirar con la mayor eficiencia posible. Lo sorprendente es que, aunque parezca muy fácil, muchos realmente no tenemos la menor idea de cómo respirar correctamente. En la medicina china, los pulmones son el director de orquesta de todo el cuerpo, los que definen el ritmo al que todo lo demás se realizará. Por eso el yoga dedica tanto tiempo a enseñar la forma correcta de respirar—para que todo tu cuerpo esté en equilibrio. En este capítulo te explicaremos los pasos que llevan a una adecuada respiración, pero también queremos que empieces a pensar que tus pulmones cumplen una función tan importante para tu cuerpo como tu corazón. De hecho, si todos los órganos son partes individuales de una casa, tus pulmones y tu corazón son como habitaciones adyacentes. Funcionan en una unión tan estrecha que si uno de los dos presenta un problema, el otro, sin duda, lo presentará también.

Al igual que con casi todas las partes de tu cuerpo, puedes lograr cambios en tu sistema que garanticen el libre flujo del aire durante toda tu vida. De hecho, tu respiración puede ser realmente un proceso hasta cierto punto voluntario— un proceso en el que tu controlas el termostato para mantener sanos y jóvenes tus pulmones.

Tus Pulmones: Su Anatomía

Prueba rápida: Nombra a alguien que normalmente consuma 5½ litros por minuto.

a. Un miembro de la fraternidad en su cumpleaños número veinte.
b. El dueño de un automóvil que haya recorrido 300 mil millas.
c. Un adicto a Starbucks.
d. Tú.

La respuesta correcta es D, pero no tiene nada que ver con cerveza ni con otras bebidas. Tiene que ver con la cantidad de aire que aspiras con cada respiración—aire suficiente para llenar 10 millones de globos en una vida (pobre el estudiante universitario que para su tesis de grado tuvo que demostrar esa teoría). Como es fácil imaginar, suceden muchas cosas dentro de tus pulmones en unos pocos segundos; toma tu linterna para que podamos arrastrarnos por entre los conductos y ver lo que hay en el interior.

Es probable que tengas una buena idea de la apariencia externa de tus pulmones. Si bien puedes creer que funcionan como globos, en cuanto a que se expanden cuando tomas aire, probablemente sería mejor que los imaginaras como dos enormes esponjas. Son livianos y suaves, cuando están llenos de aire, pero pueden entraparse cuando se humedecen (como ocurre con ciertas enfermedades) y en esos casos, no pueden llevar a cabo un buen intercambio de aire.

Para comenzar, piensa en tu sistema respiratorio como si fuera un árbol con la raíz hacia arriba (ver la Figura 5.1). Si seguimos el recorrido de una bocanada de aire, empezaremos por tu boca y tu nariz.

Cuando el aire entra a tu cuerpo, baja por la tráquea. Ese es tu tronco—la vía aérea al comienzo del proceso. Luego el aire se divide rápidamente para introducirse por dos vías aéreas y alimentar los dos pulmones; son tus conductos bronquiales. Luego, como las ramas de un árbol, esas vías aéreas se subdividen en cuatro, luego en ocho, luego en cientos de miles de pequeñas vías aéreas en cada pulmón. Esas vías aéreas son tus bronquios. Al final de cada vía aérea hay unas bolsitas mínimas llamadas alvéolos. Piensa en ellos como las hojas al final de las ramas. Los pulmones sanos tienen cientos de millones de alvéolos. Cada alvéolo está cubierto de una delgada capa de líquido que te ayuda a respirar al mantenerlos abiertos para que se pueda absorber el oxígeno y expulsar el dióxido de carbono.

Claro está que tus pulmones también tienen otras partes esenciales para el proceso de la respiración. Tus conductos bronquiales son responsables de limpiarlos. Normalmente, son como la torta de cumpleaños de un niño de cuatro años—están cubiertos de moco, y tienen adheridos a ellos gérmenes y suciedad. Además, tus pulmones tienen millones de pequeños vellos llamados cilios. Los cilios actúan como pequeñas escobas que barren todo lo que queda atrapado en tu moco. Son barredoras de acción rápida, como limpiaparabrisas de alta velocidad, que se mueven sin cesar hacia uno y otro lado para limpiar tus pulmones de todas las cosas malas que entran en ellos con cada respiración (por eso, el ambiente en el que vivas puede tener un efecto significativo en tu proceso de envejecimiento, debido a las toxinas y contaminantes más comunes en las grandes ciudades). Es importante saber que el humo del cigarrillo mata los cilios, destruyendo precisamente el mecanismo destinado a proteger tus pulmones de las toxinas.

La última parte de tus pulmones que influye en el buen estado de tu respira-

FIGURA 5.1 # Lo que Entra, lo que Sale

Las toxinas del cigarrillo dañan las células de aire alveolares de modo que presentan escapes y se revientan; eso es lo que produce el enfisema. En los asmáticos, la respiración se siente como una tenaza que apretara los bronquios e impidiera la salida del aire (eso es lo que produce ese sonido similar a un silbido). A propósito, sí, así es, estos pulmones están patas arriba.

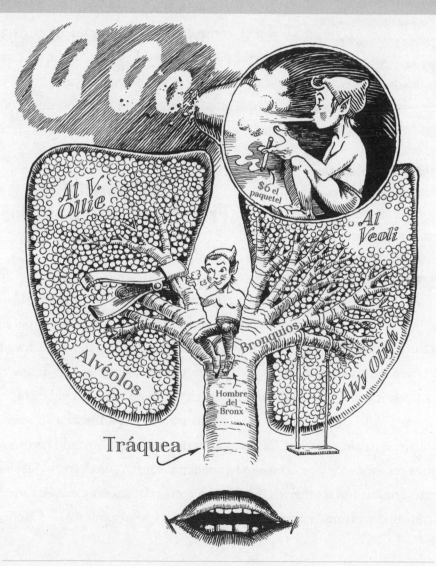

¿Mito o Realidad?
Las voces roncas son
señal de sexualidad.

Bien, en el caso de Demi Moore, esto puede ser cierto. Pero la ronquera puede indicar cambios reales en las cuerdas vocales, sobretodo en quienes hablan habitualmente muy fuerte, como los maestros de escuela y los entrenadores de fútbol. Cuando se es fumador o se fuerza la voz (lo que a los cantantes profesionales —e incluso a aquellos que hacen sincronización labial— se les enseña que no hagan), se irritan las cuerdas vocales y se forman cicatrices con proliferaciones subsiguientes que se conocen como pólipos.

ción es la musculatura que los rodea. Tu diafragma (ver la Figura 5.2) es un músculo grande en la parte inferior de tu cavidad torácica, que atrae el aire hacia tus pulmones. Hablaremos de la respiración correcta en un momento, pero es importante saber que los movimientos respiratorios de tu cuerpo están controlados por un músculo; imagina un fuelle para prender la chimenea que cuando se abre succiona aire y luego pasivamente lo expulsa. Utilizando el diafragma, puedes desarrollar técnicas que te ayudaran a respirar más profundo.

Las Enfermedades: Problemas Respiratorios Comunes

Los órganos que equivalen al salvavidas de tu cuerpo, los pulmones, necesitan aire para mantenerte a flote. Cuando hay una restricción del flujo de aire, no tienen suficiente combustible para ofrecer apoyo al resto de tu organismo. En el mejor de los casos, la dificultad respiratoria es incómoda. En el peor, pone en riesgo la vida. Nadie desearía estar en medio del mar sin un salvavidas totalmente inflado a su alrededor; y nadie quiere vivir sin unas vías aéreas totalmente infladas. Estas son las importantes afecciones relacionadas con la edad que pueden desinflar—o destruir—las estructuras que te ayudan a mantenerte con vida. La apnea del sueño y el asma son las anomalías pulmonares más comunes, por lo que las analizaremos a fondo en este capítulo.

FIGURA 5.2 **Cada Vez que Respiras** Para inhalar profundamente tienes que mover tu enorme músculo diafragmático hacia abajo para succionar el aire hacia el interior de tus pulmones. Esto se logra mejor sacando el estómago cuando comienzas a aspirar. Aunque los músculos intercostales que son mucho más pequeños pueden ayudar en menor grado levantando la caja torácica, hay muchos que sólo utilizan estos músculos para respirar, lo que resulta muy ineficiente.

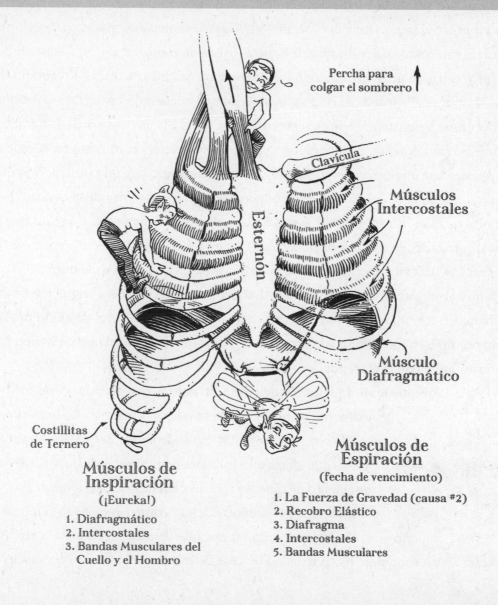

Percha para colgar el sombrero ↑

Clavícula

Esternón

Músculos Intercostales

Músculo Diafragmático

Costillitas de Ternero

Músculos de Inspiración

(¡Eureka!)

1. Diafragmático
2. Intercostales
3. Bandas Musculares del Cuello y el Hombro

Músculos de Espiración

(fecha de vencimiento)

1. La Fuerza de Gravedad (causa #2)
2. Recobro Elástico
3. Diafragma
4. Intercostales
5. Bandas Musculares

La Apnea del Sueño

Consideramos este problema en primer lugar porque su causa se debe a cambios que ocurren precisamente donde comienza tu vía aérea, y es el problema respiratorio que presenta el incremento más acelerado en la tasa de incidencia. Si duermes—o al menos intentas dormir—al lado de un roncador, ¿podrías tal vez comparar el ruido al de un triturador de basura? ¿Al de un motor de jet? ¿A los amplificadores y la banda de música de tu hijo adolescente? Sin lugar a dudas, los ronquidos son, después del karaoke, el ruido más molesto que puede salir de tu boca, y muchos conocemos demasiado bien esos ronquidos. Casi el 50 por ciento de los adultos ronca ocasionalmente, mientras que el 25 por ciento ronca comúnmente. Desde el punto de vista anatómico, el ronquido se produce cuando hay una obstrucción que impide el flujo libre del aire por los conductos en la parte posterior de la cavidad oral. La obstrucción fuerza el aire a través de un orificio muy pequeño y lo saca por la boca; al rozar contra el recubrimiento de tu garganta, se produce ese sonido (ver la Figura 5.3). Las vibraciones de un perforador de calles que salen de la boca de tu pareja no bastan para matarte de miedo y hacerte saltar de la cama, el siguiente hecho lo hará: los ronquidos pueden alcanzar hasta 85 decibeles, el nivel de ruido producido por un tren subterráneo de la ciudad de Nueva York (es suficiente para producir daño auditivo con el correr del tiempo).

Aunque los ronquidos pueden dañar tu oído (y tus relaciones), no son necesariamente un problema de salud por sí mismos. Lo importante es saber si se trata de un signo de apnea del sueño—un trastorno que afecta a 18 millones de norteamericanos. Casi el 10 por ciento de quienes roncan tienen apnea del sueño.

Rompe-mitos #3

La apnea del sueño se define como un período durante el sueño en el que dejas de respirar por más de diez segundos a la vez. No se trata de un ronquido. Es en realidad un cese de respiración. ¿Recuerdas que es el bloqueo lo que produce el ronquido? Bien, cuando el bloqueo es completo, puede detener todo el flujo del aire y causar apnea del sueño. Esto es lo que ocurre: a medida que envejecemos, los tejidos de la garganta se ablandan y el área que rodea tus amígdalas es uno de los primeros lugares donde se acumula la grasa y permanece por algún tiempo (ver la Figura 5.3). La inflamación y la grasa en el tejido constriñen tu vía aérea. Cuando duermes y tus músculos se relajan totalmente, el tejido colapsa, de modo que no queda espacio en la parte posterior de tu garganta. Esencialmente, el tejido graso actúa como una tapa que cubre un hueco de inspección, y no hay forma de que pase el aire para entrar o salir de tu garganta.

¿Mito o realidad? Las tiritas nasales *Breathe Right* sí que funcionan.

Esas ridículas tiritas nasales que usan los jugadores de fútbol americano sí ayudan a quienes roncan mucho. Las tiritas mantienen abiertas las fosas nasales, evitando así el ronquido y ayudando a pasar el óxido nítrico de las vías nasales a los pulmones, lo cual mejora la función de estos.

Esa es el apnea del sueño obstructiva (hay también un tipo producida por problemas neurológicos, así como otros producidos tanto por obstrucción como por problemas neurológicos).

Aunque podría pensarse que el problema radica en la ausencia de respiración, en realidad ese no es el único riesgo de la apnea del sueño. Cuando dejas de respirar, tu cuerpo en realidad se obliga a despertarse, sin que tú lo adviertas conscientemente. El efecto es que nunca puedes llegar a conciliar un sueño profundo, de modo que tu cuerpo nunca obtiene el efecto rejuvenecedor de dormir profundamente. Tu cuerpo requiere dos cosas durante la noche (tres, si contamos los masajes de espalda). Necesita la etapa de sueño REM (la sigla en inglés para movimientos oculares rápidos) y necesita el sueño de ondas lentas. Para llegar al sueño REM, se requieren unos 90 minutos de sueño constante. Por lo tanto, si te despiertas 10 veces en una hora, lo que es común en las personas que presentan apnea del sueño, nunca entrarás en la fase REM, y al despertar no tendrás la sensación de haber descansado.

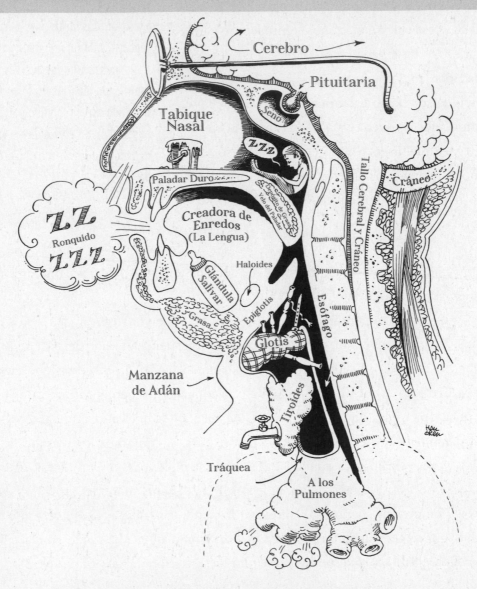

Guardia para el Sueño

Quienes sufren de apnea del sueño pueden elegir entre varias alternativas del tratamiento, la más popular de las cuales es una máscara CPAP que se utiliza por la noche. La máscara —que parece una máscara de oxígeno tradicional conectada a una máquina con tubos— mide los niveles de inflamación del tejido y empuja el aire a través de este para que el paciente pueda respirar más fácil. Aunque tiene un porcentaje de tasa de éxito de 90 a 95 por ciento, su desventaja consiste en lo incómodo que resulta irse a la cama. Hay también tratamientos quirúrgicos que tienen una tasa de éxito de cerca del 50 por ciento. La cirugía elimina parte del tejido que obstruye el paso del aire, lo que facilita la respiración y cura la apnea. Procedimientos que ayudan a adelgazar (es decir, una cirugía de bypass gástrico) son también eficientes y pueden ayudar a algunos que tienen apnea del sueño severa. Pero el principal cambio puede provenir de ti. Perder apenas diez libras puede disminuir tus episodios de apnea del sueño en 30 por ciento, mientras que aumentar diez libras tiene el efecto contrario —lo que hace que adelgazar sea más efectivo que la cirugía.

En las primeras etapas de la apnea del sueño, no hay en realidad ningún peligro para tu cuerpo, excepto por ocasionales períodos de bajos niveles de oxígeno, lo que puede matar algunas células cerebrales. Sin embargo, a medida que esta afección progresa, lleva a problemas más graves, incluyendo hipertensión.

La interrupción de la respiración hace que tus pulmones retengan parte del dióxido de carbono, que es lo que produce la hipertensión. También estarás sometido a una excesiva fatiga durante el día, a pérdidas de memoria y a dolores de cabeza matutinos. Con el tiempo, también puede aumentar tu riesgo de sufrir accidentes cerebrovasculares, y, en algunos casos puede inclusive llegar a desencadenar pulsaciones anormales y otros eventos cardiovasculares que pueden llevar a la muerte.

Mientras los ronquidos de tu pareja te hacen sentir deseos de meterle las medias en la garganta, debes considerar los factores de riesgo. El más crítico es esa interrupción en la respiración por más de diez segundos. Pero, cuidado. La respiración

Hoja de Datos del Manual de Instrucciones para el Sueño

Con algunas excepciones importantes, el sueño es muy similar al sexo. Es algo que uno realmente espera con ilusión y nos hace sentir muy bien cuando lo tenemos. Lo más importante, sin embargo, es que el sueño es una de las cosas más cruciales que podemos hacer por nuestro cuerpo. Dormir aproximadamente 7 horas cada noche representa una enorme diferencia en el funcionamiento de tu cerebro y tu corazón y te hace sentir tres años más joven. La falta de sueño te hace sentir menos alerta intelectualmente y con una mayor sensación de cansancio que te lleva a comer más y te hace más propenso a sufrir accidentes. Además, el cansancio incrementa el riesgo de que tomes decisiones equivocadas que te envejecen (si está cansado, es más fácil ceder a la tentación de pedir hamburguesas con tocineta extra-grasa, en vez del salmón a la parrilla). Pero, si presentas apnea del sueño, significa que simplemente no estabas teniendo la cantidad suficiente de sueño REM y sueño de ondas lentas para obtener el efecto rejuvenecedor. Si bien las píldoras para dormir parecen ser una buena idea—porque dan resultado por corto tiempo, al inactivar las neuronas que te mantienen despierto—tienen efectos nocivos a largo plazo debido a su naturaleza adictiva. En lugar de recurrir a ellas, puedes intentar uno de los siguientes métodos para lograr dormir como un adolescente durante las vacaciones de verano.

Cíñete a un horario. Tu reloj biológico funciona mejor cuando actúa como lo hacía cuando eras un bebé. Se levanta todos los días a la misma hora, ya sea que tengas un día muy atareado o que sólo lo dediques a ver caricaturas en televisión. En los fines de semana, procura levantarte dentro de un plazo de una hora antes o después de la que te levantas normalmente durante la semana.

Cambia tu temperatura. El entorno ideal es una habitación fresca y oscura. Si tienes problemas para dormir, intenta quitarte una capa de ropa (como las medias) o de bajar la temperatura del termostato.

Come porciones pequeñas antes de irte a la cama. Consume alimentos que contengan melatonina, una sustancia que ayuda a regular tu reloj biológico. Esto significa avena, maíz tierno o arroz. O ensaya un carbohidrato complejo que tenga serotonina, como vegetales o pasta de grano entero. También puedes recurrir al remedio clásico: leche descremada. Claro está que tú sabes que debes evitar los factores estimulantes, como las bebidas que contienen cafeína, o hacer ejercicio cuando estás próximo a irte a la cama.

Utiliza tu alcoba sólo para dormir y para hacer el amor. Es mejor dejar las baterías en el trabajo, el computador y la televisión fuera del entorno dedicado al sueño.

puede ser una ilusión. ¿Recuerdas tu diafragma? Es un músculo que hace que el aire llegue hasta el fondo de tus pulmones. Así que, puedes observar al señor Taladro de Calles y ver que su estómago sube y baja. Supones que tu pareja (el o ella) está respirando cuando en realidad es posible que no lo esté haciendo. Es sólo su diafragma que intenta hacer entrar el aire hasta abajo. Sus intestinos pueden moverse, aún si no hay aire que entre. Lo que hay que hacer es prestar atención para detectar posibles cambios en la respiración. El ronquido es, en realidad, un buen signo (¿cierto que jamás pensaste que pudieras llegar a oír eso?) Es señal de que hay algo que realmente está entrando y saliendo. La ausencia de ronquidos después de un período de 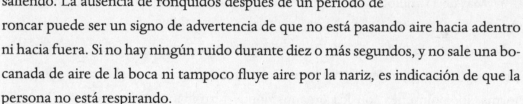 roncar puede ser un signo de advertencia de que no está pasando aire hacia adentro ni hacia fuera. Si no hay ningún ruido durante diez o más segundos, y no sale una bocanada de aire de la boca ni tampoco fluye aire por la nariz, es indicación de que la persona no está respirando.

También puedes controlarte si vives solo o sola. Por ejemplo, si observas que puedes quedarte dormido en donde sea durante el día—(y por la noche ni trabajas ni vas de parranda) probablemente sea también un signo de cansancio excesivo, lo cual podría indicar una apnea. Otro indicio es el tamaño del cuello. Si tienes más de diecisiete pulgadas, tienes más del 50 por ciento de probabilidad de desarrollar apnea del sueño o más del 30 por ciento de probabilidad de clasificar para el puesto de línea ofensiva en un equipo de fútbol.

El Asma

Observa una imagen de unos pulmones afectados por asma (ver la Figura 5.1) e imagina lo que ocurriría si respiraras profundo y luego pusieras una tenaza firmemente cerrada en los bronquios que sacaran el aire de los pulmones. El aire permanecería embotellado en el punto de la obstrucción. Oirías un sonido como el de un silbido y este ruido se intensificaría cuando el aire no pudiera salir fácilmente por los conductos del sistema de ventilación. Así es el asma. En los pacientes con asma, el problema no radica en lograr que el aire entre a los pulmones sino en lograr que salga, tal como se muestra en la Figura 5.1, y se tiene la sensación de tener una tenaza que aprisiona los bronquios. Estas tenazas vienen en distintos tamaños y distintos grados de fuerza, por lo que puede haber distintos grados de obstrucción de las vías aéreas, algunos de ellos peligrosos. Se puede optar por una de muchas alternativas para prevenir y controlar el asma. Una vez que se ha eliminado la obstrucción—generalmente con la ayuda de medicamentos—se libera el aire y se puede respirar sin problemas.

Más de 15 millones de norteamericanos padecen de asma, y una tercera parte de ellos es menor de dieciocho años. El asma puede presentarse en cualquier momento de la vida. Si bien no es una enfermedad que esté especialmente asociada al proceso de envejecimiento, sus implicaciones para este son importantes. En cierta forma, los pulmones son los órganos donde terminan muchas enfermedades (si vives lo suficiente, finalmente serán los pulmones los que acaben contigo). De hecho, desde el punto de vista histórico, la neumonía se conocía como la mejor amiga de los viejos, porque les permitía entrar en coma y morir tranquilos cuando la falta de oxígeno llegara a producirles una frecuencia cardiaca anormal y letal.

El asma es una enfermedad compleja que puede ser producida por una combinación de factores, incluyendo factores ambientales (como el polvo casero, los ácaros, la caspa doméstica), el estilo de vida (el lugar donde vives determina los niveles de toxinas) y factores genéticos (los niños tienen una probabilidad de al menos 25 por ciento de desarrollar asma si sus padres padecen alergias). Aún si tienes una predisposición genética al asma, puedes controlar los síntomas y los efectos discapacitantes que se originen de la inflamación crónica producida por crisis agudas frecuentes.

Todo comienza cuando un alérgeno como el polen u otro cualquiera entra por tu vía aérea. A medida que pasa por los cilios, el polen se adhiere a tus pulmones. En respuesta a esta sustancia extraña, tu cuerpo envía células inmunes (inmunocitos) al

¿Qué es una alergia?

Si tú o tu médico pueden oír un silbido (llamado sibilancia), significa que algo está constriñendo tus bronquios (las vías aéreas más pequeñas). Una de las causas—el asma—puede ser desencadenada por un agente irritante, como el humo, los impulsos nerviosos, el estrés, o una alergia. Las alergias son reacciones exageradas del sistema inmune a sustancias que, en la mayoría de las personas, no producen síntomas. Dichas reacciones pueden manifestarse como:

★ erupciones de la piel (normalmente producidas por sustancias químicas)
★ flujo nasal y nariz tapada (ocasionada por polvo, polen, etc.)
★ prurito ocular (picor en los ojos por polvo, polen, maquillaje, etc.)
★ malestar estomacal o intestinal (por alergia a ciertos alimentos)
★ tos, falta de aliento, sibilancia, o dificultad para respirar (por cualquier tipo de alérgeno)

Más de una tercera parte de los norteamericanos tienen alergias, y son muy pocos los que tienen sus síntomas bajo control. Aunque lo peor que te puede pasar por una erupción o un ojo rojo es no permitir que disfrutes totalmente de un programa de televisión, las alergias que afectan tus pulmones pueden representar un riesgo para tu vida. Estas son lo que se conoce como reacciones anafilácticas. Por ejemplo, si la picadura de una avispa te produce alergia, tus vasos sanguíneos desarrollarán una serie de perforaciones que permitirán el escape de líquidos (necesitamos que la sangre permanezca dentro, no fuera de las arterias) y es posible que presentes un ahogo tan marcado que el aire no pueda moverse por tu sistema respiratorio (el líquido constriñe a tal punto los bronquios que el aire no puede pasar y ni siquiera puedes escuchar tu sibilancia). Necesitas, entonces, ayuda inmediata para dilatar tus vías aéreas.

área. Cuando éstos se adhieren al polen, explotan como una granada y llaman a otros glóbulos blancos (leucocitos) para que vengan a investigar. La migración de leucocitos al área hace que ésta se inflame y desplace el moco hacia el pulmón y las sustancias químicas al área inmediata, incluyendo los músculos cercanos. Cuando esto ocurre, los músculos en el área se hinchan y se enrojecen y probablemente entran en espasmo, lo que constriñe los bronquios y hace que el aire permanezca atrapado en los alvéolos, produciendo así un sonido de flauta plástica al intentar abrirse paso a través de un orificio pequeño.

Claro está que el aspecto más aterrador del asma es una crisis o un ataque. Aunque el asma puede ser leve, un ataque—un período de tiempo durante el que la respiración se hace muy difícil—puede durar de varios minutos hasta unos cuantos días. Los ataques severos pueden ser fatales, pero eso no significa que tengas que vivir con miedo a sufrirlos. De hecho, hay muchos tratamientos que ayudan a que los pacientes con asma disfruten la vida, desempeñando sus actividades normales. En primer lugar, debes tratar de evitar las cosas que desencadenan los ataques. Pero también puedes beneficiarte de los medicamentos para dilatar tus vías aéreas durante un ataque. Una de las categorías de medicamentos más comunes es la de los broncodilatadores, que se inhalan y relajan los músculos de las vías aéreas para que éstas se dilaten y haya espacio para que pase más aire—es como ponerle un nuevo filtro o un limpiador a tu tubo de desfogue. Otras drogas de prescripción frecuente son las que pertenecen a la categoría de los esteroides inhalados. Los esteroides son los bibliotecarios del sistema respiratorio. Impiden que se manifiesten los síntomas ordenando a las vías respiratorias que permanezcan tranquilas, mediante la reducción de la inflamación en el área, lo que puede evitar el envejecimiento producido por la inflamación (por eso debes tomar tus medicamentos en la forma como te los hayan prescrito—tal vez te sientas bien sin tomar drogas, pero si evitas la inflamación crónica, evitarás también el envejecimiento del tejido pulmonar asociado con dicha inflamación).

Las tres formas básicas de tratar las alergias son medicamentos, inyecciones (conocidas también como inmunoterapia) y evitar los alérgenos que las causan. Recomendamos evitar los alérgenos conocidos, aunque si tienes una alergia que desencadene una reacción respiratoria, es probable que tengas que llevar contigo una EpiPen para inyectarte epinefrina y así ayudar a dilatar lo suficiente tus vías aéreas como para poder acudir a un hospital a buscar tratamiento adicional.

Tus Pulmones:
El Plan de Acción para Llevar una Vida Más Joven

Hay una razón por la cual una popular compañía productora de zapatillas de deporte registró como marca la palabra "aire" para toda una línea de zapatos. El aire lo es todo. Nos da nuestra fuerza. Apaga las velas de nuestra torta de cumpleaños. Hace cosquillas en la oreja de la persona que amamos. Nos da la vida. Es posible que Nike tenga los zapatos Air Max y los Air Jordan, pero tú tienes un aire aún más importante—el tuyo. Tienes la oportunidad de hacer que tu sistema respiratorio sea tan eficiente y esté tan despejado como sea posible. Mediante unos pocos cambios sencillos—y al menos un cambio que altere tu vida, si eres fumador—tendrás la capacidad de fortalecer tus vías aéreas. Veamos entonces qué puedes hacer para limpiar el aire.

Paso #1: Llega Hasta el Fondo

La mayoría respira como baila—piensa que lo sabe hacer, cuando; en realidad, no tiene la menor idea de cómo hacerlo bien. Detente un segundo en este mismo momento y concéntrate en tu respiración. Ahora, mira hacia abajo. ¿Ves que se mueva algo? Probablemente no. Esto se debe a que muchos, por lo general, tienen una respiración de inspiraciones cortas, el tipo de respiración que proviene únicamente del tórax. Para mejorar realmente la función pulmonar, tienes que practicar para aprender a respirar hondo, con inspiraciones completas.

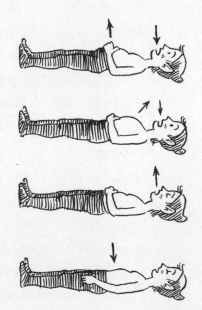

¿Recuerdas qué es lo que hace que se muevan los pulmones? Tu diafragma. Es el músculo que tira de tus

¿Mito o Realidad? Bostezas por cansancio.

En realidad, eso es cierto, en parte. Pero la razón técnica por la cual bostezamos es porque el cuerpo detecta que está bajo de oxígeno en la sangre, por lo que el organismo necesita un bostezo para obtener más oxígeno y aumentar su nivel en el torrente sanguíneo. Lo que no podemos entender es por qué el bostezo es contagioso.

pulmones hacia abajo para que se expandan y para que realmente puedas hacer que circule el oxígeno hasta el fondo del pulmón (ver la Figura 5.2). Para aprender la técnica de una respiración adecuada, toma lecciones de yoga—con esta técnica, la idea es concentrarse tanto en la respiración como en la capacidad de rascarse la cabeza con los dedos de los pies. Acuéstate de espaldas sobre el piso, con una mano sobre tu abdomen y otra sobre tu tórax. Respira profundo—despacio. También es importante acostarse sobre el piso al comienzo, cuando se inicia esta práctica, porque, si se hace de pie, es probable que finjas una respiración profunda cuando en realidad lo que estás haciendo es expandir el tórax en lugar de dejar que se llene de aire en forma natural. Imagina que tus pulmones se están llenando de aire; te debe tomar unos cinco segundos inhalar. Mientras tu diafragma hala tu cavidad torácica hacia abajo, tu ombligo se debe ir separando de la columna, a medida que llenas tus pulmones. También tu tórax permanecerá expandido—y tal vez se eleve ligeramente—mientras inhalas. Cuando tus pulmones se sientan más llenos que la caja donde un campeón de sumo lleva su almuerzo, exhala lentamente, demorándote unos siete segundos en sacar todo el aire. Puedes hundir el ombligo hacia la columna para forzar todo el aire y hacer que salga de tus pulmones.

Bien, ahora ya sabes como respirar profundo, pero ¿qué ventaja tiene? ¿Qué beneficios se obtienen al hacerlo, fuera de las miradas curiosas de todos los que van contigo en el subterráneo? En realidad, los beneficios son muchos. Por una parte, contribuye al trasporte del óxido nítrico, un potente dilatador de los pulmones y los vasos sanguíneos que se encuentra en tus fosas nasales, hacia tus pulmones. Así, tus pulmones y tus vasos sanguíneos funcionan mejor. Respirar profundo ayuda a que los pulmones pasen de 98 por ciento a 100 por ciento de saturación de oxígeno. Otra ventaja es que ayuda a mejorar el drenaje del sistema linfático, que elimina las toxinas de tu organismo. Claro está que ayuda también a aliviar el estrés. Las respiraciones profundas actúan como una mini-meditación y, desde el punto de vista de la longevidad, son una forma eficiente de aliviar el estrés. Adoptar un ritmo de respiración más lento durante los momentos de tensión puede ayudar a calmarnos y a tener un nivel de desempeño más alto, ya sea mental o físico.

Nuestras recomendaciones: haz diez respiraciones profundas por la mañana, diez por la noche y tantas como necesites cuando tengas tiempo libre o después de haber corrido detrás de un niño por toda la sección de cereales del supermercado.

Paso #2: Haz una Prueba

Sabemos que las pruebas son tan atractivas como la inserción de un catéter, pero ésta es fácil. La puedes hacer en sólo un minuto, puedes calificarte y obtener los resultados de inmediato. ¿De qué se trata? Sube rápida y ágilmente dos tramos de escaleras o camina seis cuadras. Eso es todo. Si puedes hacer cualquiera de estas dos cosas sin tener que detenerte a descansar, probablemente tus pulmones estén en muy buen estado. (Se trata en realidad de una prueba para determinar si alguien está en buenas condiciones para

¿Mito o Realidad? Quedarse sin aliento siempre significa que se tiene un problema pulmonar.

Claro que la falta de aire significa que hay algo que no funciona en el sistema respiratorio, pero el problema no siempre se inicia ni termina en los pulmones. Si tu corazón no está funcionando debidamente, no podrá bombear la sangre para enviarla a tu organismo, lo que significa que es posible que ésta vuelva de nuevo a los pulmones, haciendo que la sustancia seca y esponjosa permanezca húmeda. Esto quiere decir que ya no puede haber un intercambio de aire. Por lo tanto, en muchos casos, cuando sientes que te falta la respiración, la solución está en determinar qué anda mal con el corazón y ayudar a que la sangre salga de los pulmones para que éstos puedan funcionar debidamente.

¿Mito o Realidad? Los filtros de aire son útiles.

A primera vista, parece que los filtros de aire fueran lo mejor para los pulmones desde que se inventaron los tubos para practicar snorkel. Se supone que todos los filtros funcionan eliminando los alérgenos del aire para que podamos respirar un aire más limpio. Pero muchos no funcionan muy bien y la primera razón para que no lo hagan no es un fallo mecánico, sino un mal funcionamiento del propietario. La mayoría de las personas no cambian los filtros de aire ni los humidificadores con la suficiente frecuencia, por lo que estos dejan de ser tan efectivos como deberían. A menos que los humidificadores se limpien con regularidad, formarán un apozamiento de agua que promueve el desarrollo de moho y hongos, que terminamos respirando. Si se cumple un programa regular de mantenimiento, sin embargo, estos filtros pueden ser útiles para eliminar los alergenos del aire.

someterse a una cirugía. Para quienes pasan la prueba, es indicación de que el riesgo de morir o quedar incapacitado por la cirugía se ha reducido al de una persona diez años menor. Indica la capacidad de los pulmones de aportar oxígeno y exhalar dióxido de carbono.)

Es un sistema simple de calificar: la prueba se pasa o no se pasa. Si logras subir a buen ritmo dos tramos de escaleras sin resoplar botando más aire que un ventilador de tamaño industrial, habrás pasado la prueba. Pero si te quedas sin aliento en grado extremo, o si tienes que detenerte a mitad de camino, es señal de que tus pulmones tienen al menos algún grado de dificultad, aunque no sea por culpa del corazón. Recomendamos que practiques esta prueba una vez al mes, como forma de controlar periódicamente tu función pulmonar y tener una mejor idea de tu nivel de estado físico general. Es importante, porque unas de las principales señales de alerta de disminución de la función pulmonar es detectar un cambio severo en tu capacidad de realizar esta prueba—de poder subir fácilmente dos tramos de escaleras a tener, de pronto, muchos problemas para lograrlo. ¿Cuál es la razón? Cuando se hace ejercicio por un tiempo tan corto como ese, la falta de aliento significa que todos tus órganos están sufriendo por falta de oxígeno, y que algunos de ellos tal vez no estén recibiendo la cantidad de oxígeno suficiente.

Paso #3: Conviértete en Tu Propio Controlador de Tráfico Aéreo

En las recetas para preparar chile y en los movimientos para golpear una pelota de golf con un palo, los pequeños cambios pueden representar una gran diferencia. Lo mismo puede decirse del manejo de tu calidad de aire. Dado que eres tú quien controla lo que entra y lo que sale de tu boca y tu nariz, tienes algo que decir en cuanto al patrón de tráfico aéreo que espera ingresar a tu sistema. Las siguientes son algunas cosas adicionales que puedes hacer para ir con la corriente.

VE AL INVERNADERO Dicho en pocas palabras, las plantas mejoran la calidad del aire porque producen oxígeno, aumentan la cantidad de oxígeno en la habitación y eliminan los contaminantes del aire. Un estudio de la NASA demostró que los filodendros, las plantas araña y los potos dorados son las plantas más efectivas para la limpieza del aire.

TOMA SUPLEMENTOS El magnesio es un mineral que relaja los conductos bronquiales y puede ayudar a aliviar el asma. Se deben tomar 400 miligramos por día. Si rutinariamente expectoras moco de tus pulmones (en lugar del que sale solamente de tu nariz al sonarte, que por lo general proviene de afecciones de los senos nasales), considera la N-acetilcisteína. Es una sustancia que afloja el moco y promueve la producción de una sustancia llamada glutatión, que ayuda a prevenir el daño del tejido pulmonar. Recomendamos 600 miligramos dos veces por día. (A propósito, nosotros en realidad utilizamos un compuesto relacionado con los pacientes de cuidado intensivo.) Aún la cafeína puede ayudar a las personas con asma. Aparentemente la cafeína estabiliza y encoge el revestimiento de las vías aéreas, lo que facilita el proceso de la respiración.

EVITA LAS TOXINAS   Es sólo una parte de la sociedad actual el que estemos expuestos a sustancias tóxicas como la contaminación, el monóxido de carbono y la energía matutina de algunos DJs. Pero se pueden tomar medidas para evitar la exposición a muchos de los contaminantes de interiores, como el radón, el asbesto y el moho. Antes de comprar una casa, por ejemplo, haz pruebas para determinar los niveles de radón. Además, ¿sabías que una hora de conducir automóvil en una de las autopistas de Los Ángeles te expone a la misma cantidad de monóxido de carbono que el túnel promedio que no tenga un buen sistema de ventilación? Mantén cerradas las ventanas cuando conduzcas por las autopistas de las grandes ciudades (o toma rutas secundarias). Aunque tal vez no te decidas a empacar y dejar la ciudad para trasladarte al campo y así evitar los contaminantes, vale la pena anotar que puedes evitar los trabajos que impliquen exposición a contaminantes y toxinas; esto puede tener un efecto de RealAge de hasta 2.8 años menos, debido a que evitar la contaminación en el trabajo reduce el endurecimiento de las arterias y disminuye todas las enfermedades relacionadas con el envejecimiento arterial, como las infecciones pulmonares, el asma, la enfermedad cardiaca, los accidentes cerebrovasculares y la pérdida de la memoria. Además, si puedes elegir vivir en una ciudad que se encuentre en la lista de ciudades con menor nivel de contaminación de la Agencia para la Protección del Medio Ambiente (EPA, por su sigla en inglés), puedes hacer que tu cuerpo revujenezca 2.2 años. Este es un aspecto importante porque la EPA califica las ciudades con base en las partículas de contaminantes. Los contaminantes de menor tamaño llegan más adentro a tus pulmones, lo que puede tener un efecto nocivo tanto en tu sistema inmune como en la mayor tasa de inflamación pulmonar, arterial y del sistema cardiovascular. (Ver el sitio Web de la EPA para la calificación de las distintas ciudades. La EPA actualiza el sitio Web con esta información con mayor frecuencia que la frecuencia con que muchos cambian los filtros de aire de sus hogares.) A propósito, entre mejor sellada esté una casa, más conservará en su interior las toxinas emitidas por los más novedosos materiales de construcción. Por lo tanto, mantener abiertas las ventanas en ciertos momentos para permitir que entre aire fresco, puede hacer que tanto tú como tu familia se mantengan más jóvenes.

Paso # 4: Libérate de las Colillas

El humo puede ser excelente para las parrilladas y las casas embrujadas, pero no tienes que ser el Hombre Marlboro para saber el tipo de daño que le puede hacer a tus pulmones. De hecho, el bombear humo por tus vías aéreas te envejece ocho años y te ubica en el grupo de riesgo para enfermedades pulmonares como el cáncer, el enfisema y la bronquitis. Aunque hablaremos más acerca del cáncer en el Capítulo 11, una de las mejores cosas que puedes hacer por tu propio bien es liberarte del humo, ya sea que tú o alguien de tu familia fume. Aunque se ha demostrado que los antioxidantes y las vitaminas tienen efectos anticancerígenos, no hay antídoto para el humo del cigarrillo. A diferencia del secretario de prensa de la Casa Blanca, un buen plan de control de daños no te va a dar la libertad. Tu única opción es dejar de fumar. El aspecto positivo es que sólo dos meses de permanecer libre de humo pueden rejuvenecerte un año. Después de cinco años de vivir sin fumar, alguien que haya sido un fumador puede recuperar siete u ocho años perdidos por causa del cigarrillo.

SI ERES FUMADOR... Somos una sociedad a la que no le agradan quienes desertan—en los deportes, en el colegio, en los concursos de comer alas de pollo. Por lo tanto, va contra nuestra naturaleza humana dejar algo que hemos comenzado a hacer, así sea fumar. Una de las razones que hace más difícil dejar el cigarrillo es que produce adicción tanto fisiológica como psicológica. En el aspecto fisiológico, parece que la liberación de dopamina—una sustancia que se encuentra naturalmente en el organismo y que adormece el dolor y produce placer—se libera realmente al fumar. Cuando fumamos, nos acostumbramos a niveles elevados de dopamina, de

¿Mito o Realidad? La vitamina A y el betacaroteno son buenos para los pulmones.

Suplementar la dieta con vitamina A y betacaroteno puede llevar a una megadosis—es decir, a consumir más de 2,500 IU de vitamina A o del equivalente de vitamina A en el betacaroteno. Cuando se consume más de esa cantidad a través de suplementos o vitaminas, deja de cumplir su propósito como antioxidante. De hecho, tiene el efecto contrario y oxida los tejidos, lo que daña el ADN. Un estudio finlandés demostró que quienes toman vitamina A tienen un mayor riesgo de cáncer pulmonar, arteriosclerosis y, para los fumadores, accidentes cerebrovasculares. Por lo tanto, la dosis de suplementación de vitamina A debe mantenerse en 1,500 a 2,500 IU por día.

modo que cuando dejamos el cigarrillo se siente la necesidad de fumar, sin ninguna razón, casi como cuando las mujeres embarazadas sienten un antojo irresistible por un aderezo de ensalada con chispitas de chocolate. Afortunadamente, esos niveles de dopamina no permanecen altos todo el tiempo, y si uno es capaz de dejar de fumar, pueden volver a su estado normal.

Desde el punto de vista psicológico, fumar se convierte en una adicción conductual—se fuma cuando se toma cerveza, después de comidas, después de hacer el amor. Y uno se habitúa a la sensación de tomar algo entre los dedos y llevárselo a la boca. La parte más difícil de dejar de fumar es la primera semana. Se tienen antojos, se reacciona con lentitud y se empieza a producir y a expectorar una gran cantidad de materia pegajosa que proviene del revestimiento de los pulmones. Pero todo esto desaparece después de unas cuantas semanas, si uno es capaz de resistir. Afortunadamente, hay una forma efectiva para dejar de fumar. Este es el plan:

Durante los días 1 a 30 (no intentes aún dejar de fumar; establece otro comportamiento para reemplazar el hábito): camina media hora diaria, todos los días. Cuando termines, infórmale a otra persona que lo has hecho (asegúrate de que sea la misma persona cada día). Caminar treinta minutos al día te ayudará a evitar el aumento de peso cuando dejes de fumar, pero también te demostrará que tienes la disciplina para ceñirte a un plan. Sólo una regla: no puedes actuar como un niño de primero de bachillerato que no hizo la tarea de química. Sin excusas. ¿Cansancio? Caminas. ¿Sopla un huracán? Caminas por treinta minutos, dando vueltas a la mesa del comedor. ¿Quieres ver el retorno de *Seinfield?* Compras una máquina con una banda sin fin y caminas mientras ves televisión. Caminas *todos los días.*

Días 31 y 32: comienza tomando 100 miligramos de Wellbutrin (bupropión) una vez por día en la mañana. Es una droga que controla el deseo de fumar (es también un antidepresivo, si lo tomas a una dosis mucho más alta) y que puede ayudarte a hacer la transición de ser un fumador a comenzar a ser un fumador que deja el cigarrillo. (Consulta con tu médico si tienes hipertensión o trastornos epilépticos, porque el bupropión puede tener efectos secundarios cuando se toma con otros medicamentos.) Continúa caminando treinta minutos (o más) todos los días, sin excusas, y sigue reportándote con la misma persona que te apoya.

Día 33: deja el cigarrillo. Bota todos tus cigarrillos, cigarros, tabaco, ceniceros, encendedores, pipas y shorts con la marca Kool. Ponte un parche de nicotina prescrito por tu médico (por lo general entre siete y diez miligramos si fumas menos de medio paquete por día, catorce miligramos si fumas entre medio paquete y un paquete, y veintiuno o veintidós miligramos si fumas más de un paquete por día). Además, aumenta tu dosis de Wellbutrin a dos veces al día—100 miligramos por la mañana y la misma dosis en la noche. Sigue caminando. Los días más difíciles serán los primeros tres a cinco días después de que hayas dejado el cigarrillo; pero si puedes lograrlo hasta el día 40—siete días después de dejarlo—habrás atravesado el desierto y habrás logrado cumplir la parte más difícil de dejar de fumar. Reducirás el tamaño del parche de nicotina a los dos meses y una vez más a los cuatro meses y, gradualmente, irás dejando las píldoras de manera que a los seis meses las dejarás de tomar. ¿En cuanto a caminar? Lo harás mientras el grupo U2 siga vendiendo discos. En otras palabras, por siempre. A los cinco días de haber dejado el cigarrillo (aproximadamente para el día 37) comenzarás a levantar pesas diez minutos por día (ver el Capítulo 4).

Una de las principales preocupaciones para dejar de fumar es el potencial aumento de peso. En promedio (y sin caminar), los hombres aumentan diez libras al dejar de fumar mientras que las mujeres aumentan aproximadamente ocho. Por lo general, a los diez meses, la mujer sólo ha aumentado dos libras mientras que tanto los hombres como las mujeres que pongan en práctica el plan ya indicado, caminen y levanten pesas, habrán perdido seis libras, en promedio. Aunque los riesgos de fumar son mucho mayores que los riesgos de aumentar de peso, se puede evitar el aumento de peso durante el proceso de dejar el cigarrillo. Caminar ayuda. También ayuda la goma de mascar sin azúcar para evitar los deseos de llevarte algo a la boca. Conviene colocar una banda de caucho en la muñeca para tener algo que hacer con los dedos en lugar de dedicarse a comer costillitas. Conviene concentrarse en refrigerios bajos en calorías como frutas, vegetales y maíz pira sin mantequilla, con algunos que contengan grasa sana como las seis nueces de nogal con fruta.

Si puedes hacer cualquier cambio que mejore tu salud y te ayude a llevar una vida más joven, es éste. Por una vez en tu vida, deja de hacer algo de lo que haces— y siéntete orgulloso de lograrlo. Piensa en la recompensa: sin importar el tiempo ni la cantidad que hayas fumado, por lo general, podrás revertir siete octavas partes de los efectos nocivos que te haya causado el cigarrillo.

SI POR LO GENERAL ESTÁS EN LUGARES DONDE HAY MUCHO HUMO... El humo del cigarrillo de terceros es una de las pocas acciones que otras personas pueden realizar que contribuyen realmente a tu proceso de envejecimiento. Pasar una hora con alguien que esté fumando es como si fumaras cuatro cigarrillos. En otras palabras, por cada cigarrillo que un fumador fume, tú inhalas aproximadamente una tercera parte del humo. Piensa en las consecuencias: pasar cuatro horas por día en un entorno lleno de humo puede hacer que tu edad real aumente y te haga 6.9 años más viejo. Razón de más para que, si vives con un fumador, lo urjas a que siga los pasos del plan para dejar de fumar. Será de gran ayuda para tu pareja—por no decir para ti.

Plan para Dejar de Fumar

Anota las fechas de la parte inicial del plan.

1. Comenzar a caminar treinta minutos por día, todos los días, sin excusas. Comenzar el próximo _____.

2. Obtener las prescripciones. Pedir a tu médico prescripciones para tabletas de 100 miligramos del medicamento Wellbutrin, y parches de nicotina dosificados de acuerdo con la cantidad de cigarrillos que fumes, como se indica a continuación:
    - Para ½ paquete por día, tomar 7–10 miligramos
    - Para ½ a 1 paquete por día, tomar 14 miligramos
    - Para 1-2 paquetes por día, tomar 21 o 22 miligramos
    - Para más de 2 paquetes por día, consulta a tu médico

3. El _____ , (Día 31: dos días antes de tu plan de dejar de fumar) tomar una tableta de Wellbutrin (bupropión).

4. Los siguientes dos días, tomar una tableta de Wellbutrin por las mañanas.

5. Aplicarte el parche de nicotina transdérmico el día 33 (es el día que dejarás de fumar). Pegar un parche en tu brazo, tórax o muslo (reemplázalo diariamente).

6. En los días subsiguientes, tomar Wellbutrin todas las mañanas y todas las noches. La mayoría empieza a recudir la dosis de Wellbutrin entre los días 90 a 180.

7. Seguir caminando de treinta (a cuarenta y cinco) minutos cada día; puedes tomar tanto café o tanta agua como desees.

8. Anotar en una tabla tus actividades diarias.

9. Llamar o enviar diariamente un e-mail a tu persona de apoyo para hablar de tu progreso.

10. Comenzar a levantar pesas el día 37 (_____ , o antes). No aumentar en más de diez por ciento por semana tus actividades físicas.

11. Disminuir la dosis del parche de nicotina cada dos meses (puedes cortar cada parche en dos) hasta que ya no los necesites.

Capítulo 6

Reacción Visceral: Tu Sistema Digestivo

Los Principales Mitos Acerca de la Digestión

Mito #1 Acerca de la Digestión	El estrés produce úlcera.
Mito #2 Acerca de la Digestión	El mal aliento viene de tu boca.
Mito #3 Acerca de la Digestión	Sangre en las heces es, por lo general, indicio de cáncer.

Si nos detenemos a pensarlo, es sorprendente cuántas cosas se van por el desagüe—el vello de la barba, el papel higiénico, la espuma de jabón, las cáscaras de cebolla, las migajas que quedan después de las comidas, las arañas, la arena que traemos de un paseo a la playa, el dentífrico, y, ocasionalmente, una argolla de matrimonio... La red de plomería de una casa puede manejar muchas cosas (gracias a Dios, porque de lo contrario todos tendríamos que vivir dentro de trajes protectores para el manejo de materiales peligrosos). El desagüe se lleva todo lo que no deseamos, lo envían a alguna instalación de procesamiento y nunca nos tenemos que volver a preocupar por eso—a menos que algo se atasque y no permita que nuestros desechos se drenen. Lo que sea que cause el taponamiento de la tubería de tu hogar, tendrás que eliminarlo con Drano® o con alguna herramienta de artillería pesada. Sin una tubería limpia, la vida apesta.

Esa es la razón por la que te ocupas de mantener limpia la tubería. Antes de que llegue el invierno, es posible que cierres la entrada de agua del acueducto para evitar que la tubería se congele y, aunque tu hijo que comienza a caminar tenga una agenda diferente, la Regla Número 26 de Tu Hogar es: "No deben echarse los camiones Tonka por el excusado." En realidad, es mucho más fácil mantener tus tuberías limpias que llamar un plomero, que jamás usa cinturón, para que las arregle.

Lo mismo ocurre con los conductos de tu cuerpo—tu sistema digestivo. Todos introducimos una variedad (y una cantidad) extraordinaria de cosas en nuestros drenajes anatómicos y esperamos que nuestro sistema de plomería se deshaga de todo. Debido a que nuestras tuberías no siempre aprecian la delicia de unos burritos rellenos de jalapeños ni del pescadito dorado de la broma de los compañeros de fraternidad que hacemos pasar por esos desagües, podemos sufrir problemas digestivos como taponamientos, desbordamientos, escapes, roturas y explosiones que asustan a nuestros cónyuges. Un elemento clave de esta fábrica de consumo y eliminación es tu tracto digestivo. La mayoría no se da cuenta de que los intestinos son elementos vivos; son órganos, como lo es tu corazón. No son tubería inertes; por el contrario, secretan y absorben activamente, envían señales y metabolizan. En cierta forma, los intestinos son el gobierno democrático de nuestro organismo. Nos dan la libertad de comer lo que queramos, lo que significa que nuestros intestinos nos permiten ser omnívoros, en lugar de carnívoros o herbívoros. Dependiendo de lo que deseemos, tenemos la libertad intestinal de comer plantas, animales, o una docena de Krispy Kremes de una sola vez. Eso se debe a que nuestros intestinos nos permiten micro-administrar lo que permitimos que pase por nuestras fronteras corporales. Pero la libertad viene acompañada de responsabilidad. Cuando somos jóvenes, pensamos que nuestros cuerpos son como máquinas, que convertirán cualquier cosa que comamos en algo que nuestras células pueden convertir en energía. Esto no es totalmente cierto, sobre todo a medida que vamos envejeciendo y ya no hacemos tanto ejercicio como antes. Eso se debe a que tu organismo—como lo puedes comprobar por tu reacción gastrointestinal a la cazuela de ocho tipos de frijoles que prepara tu madre—responde de forma diferente a distintos tipos de alimentos.

Para muchas personas, hablar de las aguas negras de nuestro sistema digestivo es tan atractivo como jugar en ellas. No es algo de lo que hablemos mucho. ("¿Qué tal el aguacero de hoy? ¿Viste lo que salió del intestino de Shaq anoche? ¿Están funcionando regularmente tus intestinos en estos días, Frank?") Tal vez sea así, pero el hecho de que sea sucio no significa que deba ser tabú. Consideremos la historia de Sharon Osbourne, quien dirige un programa de opinión y es la esposa del rockero Ozzy Osbourne. Cuando le diagnosticaron cáncer de colon, habló abiertamente del tema, explicó que el cáncer de colon es una enfermedad silenciosa y mortal. Después recibió tratamiento y mejoró, habló inclusive de cómo sus hijos le hacían bromas, preguntándole por qué tenía que haber contraído un cáncer ahí. Ella aprovechó eso para dejar en claro un aspecto importante: el cáncer de colon es silencioso porque no hay muchos síntomas externos, pero también porque todos prefieren hablar del tipo de colon que mencionamos antes en esta frase, que el de la tubería anatómica que lanza tu enchilada submarina en el gran océano de porcelana.

Claro está que todos sabemos que el sistema digestivo es tan sucio como los chistes de George Carlin, sobre todo si se empiezan a lanzar a diestra y siniestra palabras como colon, recto y heces. Pero es crucial hablar abiertamente de estas cosas, porque un sistema digestivo bien lubricado te ayuda a vivir una vida más joven y mejor. Si consideras todos los tipos de alimentos que hay y las formas tan diferentes como nuestros organismos responden a ellos, querrás entender cómo funciona tu tubería y qué puede hacer que se dañe. No tratamos de ser una molestia en tu trasero (aunque más tarde hablaremos de hemorroides); sólo queremos que tu sistema de drenaje lleve tus alimentos de un extremo a otro de tu cuerpo con la mayor eficiencia posible.

Tu Digestión: La Anatomía

Al igual que una casa, el interior de tu cuerpo contiene unas redes de tuberías y cables eléctricos que se superponen. Hasta el momento has leído que tus venas y arterias reciben y transportan sangre, oxígeno y otros nutrientes a todo el organismo. Tus neuronas envían mensajes a través del cerebro y de tu cuerpo a otras neuronas y músculos. Y además tienes la tubería más grande (al menos en términos de masa) en tu organismo—el tracto digestivo. Al igual que la tubería de tu casa, la tubería del tracto digestivo tiene principalmente una entrada y una salida—aunque también tiene muchas, muchísimas otras entradas y salidas más pequeñas que ayudan a distribuir los nutrientes por todo tu organismo. El patrón típico del recorrido se desarrolla de arriba abajo, excepto a veces, cuando la gravedad o la enfermedad obligan a los alimentos y los líquidos a fluir de nuevo hacia arriba, como en los casos de acidez, los efectos producidos por la montaña rusa o por una resaca resultante de unos cuantos tequilas. Claro está que, en la secundaria, aprendimos los aspectos básicos de la digestión en la clase de biología: los alimentos pasan por el esófago hacia el estómago, luego a través de 7.92 metros de intestino delgado y, por último, van a parar al colon, hasta cuando estemos listos para defecarlos. Pero el diablo interviene en los detalles de este proceso, especialmente porque el sistema tiene la complejidad de

Mastica...Mastica

Todos sabemos que los dientes sirven para dos cosas: para comer y para detener los golpes de los palos de hockey. Pero lo que tal vez te sorprenda saber es que tus dientes pueden ofrecer indicios de tu estado de salud mejor que prácticamente cualquier otra parte externa de tu cuerpo. ¿Por qué? La mayor preocupación en cuanto al proceso de envejecimiento y tus dientes no es la presencia de caries sino la presencia de enfermedad periodontal, que puede aumentar tu edad real en 3.7 años. La enfermedad de las encías (la gingivitis) se ha relacionado con muchos otros problemas de salud, posiblemente porque las mismas bacterias que causan la enfermedad periodontal desencadenan también una respuesta inmune que produce la inflamación y el endurecimiento de las arterias. Esa misma placa que da lugar a la formación de caries—esa capa pegajosa de bacterias, saliva y la coliflor de hace tres días—puede contribuir también a la formación de placa en tus arterias, además de tener un efecto significativo en todo tipo de problemas vasculares, desde infartos del miocardio hasta disfunción eréctil. El siguiente es un hecho. Muchas personas en Gran Bretaña no reciben atención odontológica regular porque no lo ofrece gratuitamente el Sistema Nacional de Salud, pero cuando alguien llega al hospital con dolor en el pecho le administran una aspirina, un betabloqueador y un antibiótico para la gingivitis—porque los médicos saben que hay una estrecha relación entre la inflamación de la gingivitis y un sistema cardiovascular envejecido e inestable.

una parte del cerebro y está encargado de microgerenciar la forma como interactúas con el mundo exterior de alimentos y agua. Entonces, sigamos a un trozo de comida por el tracto digestivo para ver cómo empieza—y cómo termina todo.

La Boca

Aquí se inicia el proceso de consumo de alimentos—en el procesador de alimentos de tu cuerpo. Aunque los cantantes de ópera, los políticos y los aficionados a deportes se conocen más por lo que sale de sus bocas, lo que hace que nuestras bocas sean tan especiales es la forma como manejamos lo que entra en ella. Para empezar, considera que tu boca está allí simplemente para preparar el alimento para el viaje. Nos diferenciamos de otros animales en la forma como masticamos. Por ejemplo, un cocodrilo tiene dientes como puntillas con los que puede aferrarse a su alimento y desgarrarlo. Aunque es intimidante, realmente no es eficiente en términos del uso de energía, porque no puede empezar a extraer energía sino hasta cuando el alimento haya avanzado hasta la mitad de su sistema intestinal. Los elefantes tienen dientes que muelen; son dientes planos hechos para masticar con un movimiento de molino, que les permite comer todo tipo de alimentos, pero a un ritmo muy lento. Ninguna de estas dos formas es muy eficiente (de hecho, los elefantes tienen que desarrollar dientes nuevos para reemplazar los que se les van desgastando durante su vida; cuando pierden su último diente, mueren de inanición).

Con seguridad, nosotros los humanos obtenemos la mayor parte posible de la energía de los alimentos porque no gastamos mucha energía al comer. Podemos agradecer a nuestros molares el que nos ayuden a iniciar el proceso como debe ser. Para una masticación eficiente, se supone que las ranuras de nuestros dientes superiores concuerden exactamente con las ranuras de nuestros dientes inferiores. De hecho, si se cae un diente, el diente opuesto se alarga para tratar de llenar el espacio (¿has oído alguna vez de alguien que tiene "un diente largo"?) La otra ventaja que tenemos es que nuestra mandíbula tiene dos puntos de unión—un punto de palanca en la parte posterior de la quijada y otro dos pulgadas hacia adelante (ver la Figura 6.1). Cada vez que masticamos, la mandíbula se luxa y se vuelve a encajar en su lugar, lo que nos permite triturar los alimentos en la misma forma en la que un pie tritura una lata de aluminio, iniciando así el proceso de extraer la energía de lo que estamos comiendo. También pagamos un precio por esa eficiencia. Si masticamos demasiado podemos forzar la articulación y hacer que se desalinee levemente. Esto produce problemas en la ATM (articulación témporo-mandibular), que se manifiestan por dolor intenso en la mandíbula, el cuello o el ojo. Y para decepción del hombre sediento de sexo, es una de las principales causas de dolor de cabeza en las mujeres jóvenes.

Mientras masticas, también interviene tu lengua por turnos. Ya sabes que hay

FIGURA 6.1 # Mandíbulas Vitales

Nuestro sistema digestivo, de eficiencia sorprendente, extrae la mayor cantidad posible de calorías. El proceso se inicia en la boca con la articulación témporo-mandibular (ATM), que se luxa a propósito durante el proceso de masticación para permitir que el músculo macetero comprima con más fuerza los alimentos. Los dientes encajan como las piezas de un rompecabezas para garantizar que no quede ningún trozo de alimento sin triturar, lo que podría hacer que sólo se digiriera parcialmente. Apretar los dientes y hacer fuerza para mantener cerrada la mandíbula puede producir dolor en la articulación témporo-mandibular (ATM) y ser causa de dolores de cabeza.

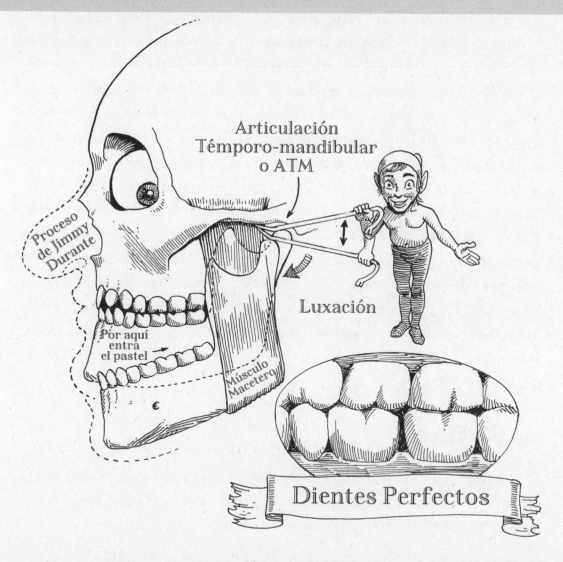

Articulación Témporo-mandibular o ATM

Proceso de Jimmy Durante

Por aquí entra el pastel

Luxación

Músculo Macetero

Dientes Perfectos

cuatro receptores principales del gusto—dulce, ácido, amargo y salado. Pero hay otro más—uno que nos permite sentir el gusto de lo delicioso—conocido como *unami*. Por eso tenemos el deseo de consumir ciertos alimentos; por eso algunos alimentos hacen que, literalmente, se nos vuelva agua la boca, más que si se tratara de una venta de productos Gucci rebajados al 50 por ciento. Es, en parte, lo que crea el equivalente a una guerra dietética en nuestro organismo. La lengua quiere comer ciertos alimentos—cosas que tienen mucho sabor y producen mucha energía—aunque es posible que el cuerpo no tenga dónde almacenar tanta energía. El gusto por lo dulce, lo ácido, lo amargo y lo salado es heredado—nos gustan o no nos gustan estos alimentos según lo que nuestros genes nos digan. Pero la grasa es un gusto adquirido; esto también significa que podemos aprender a que no nos guste (por ejemplo, si tomas leche entera, puedes entrenarte para preferir la leche descremada, diluyendo gradualmente la entera; este fenómeno requiere sólo ocho semanas). Las papilas gustativas también nos pueden engañar, haciéndonos pensar que tenemos un problema que realmente no existe. Ellas reaccionan, en parte, por la expectativa. Cuando comemos algo salado que no esperábamos que lo fuera, nos sorprendemos. Y eso puede ocurrir con todo tipo de alimentos—si no esperamos que tengan un cierto sabor, nos sorprende el que tienen. No es más que la expectativa que tenemos, no se trata de que nada destructivo esté entrando en nuestro sistema digestivo. Tu boca actúa como la puerta de entrada a tu sistema de tubería interna, por lo que son pocas las cosas que pueden no funcionar bien allí en términos de la digestión: problemas con las enzimas en la saliva, con los dientes o con las encías (ver el recuadro Mastica... Mastica).

El Esófago

Cuando terminas de masticar tus alimentos, estos van al esófago y pasan por la unión gastro-esofágica. Analicemos la anatomía del esófago. Observa la Figura 6.2. ¿Ves el punto donde el esófago entra en el estómago?

FIGURA 6.2 ## Tienes Mucho de Intestinos

Nacimos para comer, y nuestro estómago puede digerir prácticamente cualquier cosa, pero para poder experimentar con alimentos nuevos y a veces venenosos, los humanos tenemos que tener la capacidad de vomitar los alimentos y eructar los gases. El esófago describe un ángulo agudo cuando ingresa al estómago para reducir esta regurgitación, pero si esa unión permanece abierta (si el ángulo se reduce), sentimos ardor e indigestión, producidos por el trastorno que se conoce como reflujo gastro-esofágico (GERD, por su sigla en inglés). La vesícula biliar almacena la bilis que puede secretarse en el intestino delgado una vez que el alimento ha pasado por el estómago. La bilis allí almacenada puede endurecerse y formar dolorosos cálculos biliares.

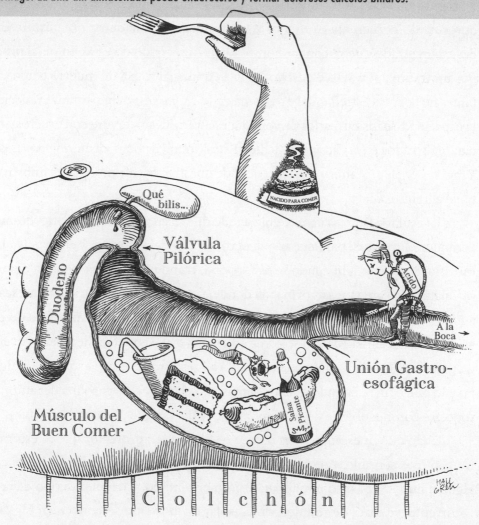

No entra en sentido perpendicular; entra como entraría Jennifer Aniston, intentando deslizarse inadvertida por la puerta lateral; y, en realidad, esto ayuda a evitar que el líquido del estómago regurgite y suba de nuevo hasta, o al menos hacia, tu boca. Sin embargo, a medida que envejecemos, el estómago se hace mucho más sensible a los alimentos que consumimos y terminamos produciendo más ácido que el que se podía encontrar tras bambalinas en un concierto de rock de los años 70. En realidad, la regurgitación es uno de los mayores regalos de la evolución. La capacidad de regurgitar nos protege. Por ejemplo, los caballos no pueden vomitar, de modo que cuando comen algo venenoso, no lo pueden sacar de su organismo. Esto los lleva a un estado que se conoce como cólico—un agudo dolor abdominal producido por un trauma al tracto digestivo—y es la principal causa de muerte equina. Por lo tanto, no sólo las estrellas del programa de MTV *Jackass* deben estar agradecidas por la capacidad de los humanos de vomitar, escupir y desfogar aire con eructos que quedan registrados en la escala de Richter. Este sistema de control de venenos nos ayuda a mantener las sustancias nocivas fuera de nuestro organismo, pero también contribuye al reflujo ácido.

Tu esófago ingresa a un ángulo agudo que se curva, por así decirlo, después que pasan los alimentos, para evitar que el contenido del estómago se devuelva hacia el esófago. Si este ángulo agudo se distorsiona, como por ejemplo a causa de una hernia hiatal (una abertura anormal en donde el músculo debería mantener ese ángulo agudo), el ácido se puede devolver hacia el esófago. Cuando se produce demasiado ácido estomacal—o cuando se come en exceso tarde en la noche—se corre el riesgo de tener flatulencia y hacer que el líquido se desborde hacia el esófago. Es algo similar a lo que ocurre cuando se llena demasiado el tanque de gasolina del automóvil—todo ese combustible se derrama por la boca del tanque por donde entró.

Dado que tu esófago tiene menos revestimiento protector que tu estómago, es mucho más sensible. A eso se debe ese dolor en la garganta que se siente como si alguien hubiera pasado por allí un fósforo encendido. Cuando ese tipo de acidez es recurrente, se trata de reflujo gastro-esofágico o lo que se conoce en inglés como

GERD. Además de ser más incómodo que los zapatos de tacón alto dos tallas más pequeños, el reflujo gastro-esofágico puede ser también peligroso porque lleva a la inflamación crónica del esófago, que se ha relacionado con el cáncer.

El Estómago

Lo conoces. Lo quieres mucho. Le das masajes. Tus hijos rebotan sobre él. Con él estiras las camisetas. Es tu estómago—el barril donde se guardan los alimentos. Una vez que la comida baja por tu esófago, permanece allí. Entre más tiempo se quede, mayor será tu sensación de saciedad y menos comida ingerirás. Cuando sientes esa sensación de ardor en tu estómago, supones que es un caso leve de reflujo gastro-esofágico o acidez. Pero ese no es siempre el caso. En tu estómago tienes una capa de mucosa altamente protectora que recubre el intestino y ayuda a evitar que el ácido y los jugos gástricos lo lesionen. Pero si la mucosa se erosiona (por cosas como una inflamación, una infección, el alcohol o los alimentos demasiado picantes) y se daña esta capa protectora, puedes desarrollar una úlcera gástrica—ésta consiste en una lesión cruda o abierta en ese revestimiento de tu estómago y puede ser lo suficientemente profunda como para llegar a los vasos sanguíneos y hacer que sangren dentro del tracto digestivo.

Ahora bien, todos estamos familiarizados con las imágenes estereotipadas de personas que sufren de úlcera. Una de estas personas es la extremadamente activa; la de personalidad Tipo A que trabaja demasiado y vive tan estresada que pierde el control

Es cierto, pero no por la razón que piensas. La verdadera razón por la que los hombres tienden a consumir más alcohol no tiene nada que ver con la masa muscular ni con el machismo. Los hombres tienen una enzima que metaboliza la mitad del alcohol que ingieren antes de que éste llegue siquiera al torrente sanguíneo. Las mujeres no tienen la misma cantidad de esa enzima en su pared intestinal ni en su torrente sanguíneo.

Rompe-mitos #1

si la cafetería donde normalmente compra el café no tiene tapas para los vasos. También están las personas de personalidad Tipo B—son aquellas que no expresan nada de lo que sienten, todo lo disimulan y permiten que el estrés las corroa lentamente, como lo haría un pichón de buitre con una carroña de cebra. Bien, por lo general la respuesta no es la personalidad Tipo A ni la personalidad Tipo B; es la Tipo H—como la inicial de una bacteria llamada *Helicobacter pylori,* que es la causa más común de las úlceras. La forma más fácil de diferenciar entre el reflujo gastro-esofágico y una úlcera estomacal es localizar el dolor. El dolor asociado con la úlcera tiende a presentarse en el área abdominal, en especial justo arriba del ombligo; el dolor producido por el reflujo gastro-esofágico se presenta generalmente en el tórax o en la garganta. Por lo general, el dolor de úlcera se alivia al comer porque los alimentos neutralizan parte del ácido gástrico; por el contrario, en el caso de reflujo gastro-esofágico, comer suele empeorar los síntomas. Si la úlcera es producida por una infección bacteriana, puedes trasmitir la bacteria a las personas con quienes vivas. A través de los besos, puedes jugar ping-pong con la bacteria entre tu pareja y tú y nunca podrás eliminarla a menos que ambos reciban tratamiento.

Rompe-mitos #2

Aunque las úlceras producidas por *H. pylori* pueden tratarse con éxito con antibióticos, preocupa que puedan ser también precursoras del cáncer gástrico.

La siguiente afección estomacal es una que se asocia con mucha frecuencia al fracaso de las primeras citas de amor: el mal aliento. A veces, el mal aliento se origina en tu boca, y es fácil comprobar el estado de tus dientes y encías para saber si son los culpables. Pero, por lo general, tu boca es sólo el orificio por donde salen los malos olores del estómago. Piensa que es algo similar a la rotura de un tubo maestro del acueducto. Se puede oler desde la superficie, pero el verdadero problema es subterráneo. Lo mismo puede decirse del mal aliento. Un mal aliento severo—conocido como halitosis—suele ser producido por problemas gástricos y digestivos. Mientras las bacterias en tu estómago descomponen los alimentos, estos liberan un olor que llega hasta tu boca. Hay que entender, sin embargo, que no pretendemos criticar tu aliento a hummus. Digamos que realmente pensamos que las personas son muy similares a la piedra jade. Lo que hace al jade tan hermoso es su imperfección, no su pureza. Todos tenemos imperfecciones, y todos tenemos distintos niveles de olor en el aliento. No se trata de que pretendamos tener el aliento perfecto; sólo que no queremos que nuestro aliento tenga el mismo efecto que un fuerte viento de proa en el preciso instante en el que conocemos a alguien. Cuando se trata de tu aliento, debes enfrentar el problema de la misma forma en que contemplas el que fuera tu vestido favorito de tres piezas en 1973, de poliéster verde neón. Es algo tan cercano a tu corazón que no te das cuenta de lo feo que es. En este caso, no puedes detectar tus propias imperfecciones. Por lo tanto, necesitas que alguien te lo diga con toda franqueza—y que, sin disimulos, te haga saber que deberían arrestarte por asalto con arma mortal. Un raspador para la lengua o un cambio en la dieta pueden aliviar los casos leves de halitosis.

La Vesícula Biliar

Después de pasar por el estómago, los alimentos van al intestino delgado y se mezclan con bilis verde, esa sustancia líquida producida por el hígado que rodea y emulsiona la grasa que comiste en grandes cantidades anoche en el cine. La bilis actúa como el jabón para disolver la grasa; este líquido verde hace que la grasa sea soluble en agua para que puedas digerir más fácilmente los alimentos. La vesícula biliar almacena la bilis de tu organismo para que se pueda liberar como un bolo cuando llega el alimento a toda velocidad volteando la esquina desde tu estómago. Pero, entre una y otra comida, tu bilis se almacena en la vesícula biliar, y con la combinación equivocada de alimentos grasos, algunas partículas pueden separarse de la solución líquida y convertirse en cristales sólidos. Cuando esas partículas se unen,

Cálculos Problemáticos

Los cálculos financieros y los cálculos de riesgos ponderados no son los únicos que pueden cambiar tu vida. Hay otros cálculos que te pueden doblegar como un jugador de rugby que haya recibido un golpe en la ingle. Los cálculos renales se producen cuando la orina se concentra hasta el punto de formar pequeños cristales que luego se convierten en cálculos renales. El resultado es un dolor intenso en la parte baja de la espalda y en el costado y mucho dolor al orinar. La mejor medida de prevención es tratar a tu cuerpo como si fuera una piscina vacía e inundarlo de agua para lavarlo impidiendo así la formación de los cristales que se diluirán en el agua.

forman cálculos biliares. Ya en forma de cálculos, intentan pasar a través de los conductos de la vesícula biliar, y si son lo suficientemente pequeñas, lo logran. Pero si son muy grandes, taponan el orificio y, como consecuencia, la vesícula biliar se infla como un globo a punto de reventar y produce malestar estomacal bajo la caja torácica. De hecho, los cálculos biliares son la principal causa de dolor de estómago. Las mujeres obesas de más de cuarenta años que no han llegado a la menopausia son quienes están en mayor riesgo de presentar este problema (mujer, cuarentona, fértil y obesa es la fórmula fácil—aunque políticamente incorrecta—de recordar este dato).

Las comidas grasas que hacen que la vesícula biliar se contraiga, pueden incrementar el dolor producido por cálculos biliares ya existentes. Por lo tanto, una forma de auto-examen para confirmar si el dolor de estómago es producido por cálculos es ir a un restaurante de comidas rápidas y consumir una porción pequeña de comida grasa, como una o dos presas de pollo frito de KFC (sí, esta será la única vez que nos oigas recomendarte una cosa así). Si puedes comerlo sin sentir dolor, probablemente no tengas cálculos biliares. Si al comerlo sientes dolor, es señal de que puedes tener cálculos biliares y deberás consultar a un cirujano especialista en vías biliares antes de volver a comer en ese restaurante (que de cualquier forma deberías evitar).

Además de secretar bilis hacia la vesícula, el hígado cumple la función de centro de comando y control para la producción de proteína en tu organismo. Muchos de los alimentos que se absorben del intestino son llevados al hígado para ayudar en ciertas funciones orgánicas como la coagulación de la sangre y la creación de un depósito de azúcar que utilizarás cuando necesites un rápido aumento de energía. (La función central del hígado en la medicina oriental refleja esta función pivotal.) Puedes dañar tu hígado con toxinas como el alcohol, los vapores de los automóviles y muchos líquidos limpiadores, infecciones, alimentos o sangre contaminados. Por ejemplo, la hepatitis viral contraída después de una transfusión de sangre es un problema mucho más común que el SIDA (uno en cien comparado con uno en quinientos mil). Alguien que se pinche con una aguja contaminada corre un riesgo de uno en dos mil de contraer SIDA y de uno en cuatro de contraer hepatitis. La coloración amarilla de la piel o un color demasiado oscuro de la orina son signos de grave daño hepático, y las mejores medidas preventivas consisten en no consumir más de dos tragos de bebidas alcohólicas al día y esquivar a cualquiera que traiga una aguja en la mano, no tomar medicamentos innecesarios, no hacer el amor sin protección y no hacer uso excesivo de los limpiadores en aerosol en lugares con poca ventilación.

Los Intestinos

Si estiraras en sentido vertical tus intestinos ante ti (cosa que no recomendamos en lo más mínimo), llegarían desde el suelo de tu antejardín hasta más arriba del segundo piso y hasta la ventana de la mansarda. Eso equivale a veintiséis pies de tubería—y es ahí donde se realiza un verdadero trabajo de plomería. El intestino delgado comienza después del estómago y es la tubería que absorbe la mayoría

¿Mito o Realidad? La mejor cura para la diarrea es esperar a que pase.

Por lo general, la diarrea es producida por una infección que libera una toxina que paraliza las paredes del intestino delgado y permite que el agua escape adonde quiera; eso es lo que hace que te sientas como una pistola de agua cuando te sientas en el inodoro. La mejor solución no es pasarte a vivir al baño ni esperar a que la infección siga su curso. La solución es sopa de pollo con arroz. Esa combinación de arroz y caldo parece proteger las células del revestimiento de tu intestino y suministrar los azúcares esenciales que te permiten minimizar las crisis de diarrea explosiva. También las tabletas de calcio dan buen resultado. No sabemos a ciencia cierta por qué, pero hacen más lentas las contracciones musculares, lo que puede ayudar a evitar las frecuentes visitas al cuarto de baño.

de los nutrientes de los alimentos. El intestino grueso, o colon, es más ancho y más corto que el intestino delgado y absorbe el agua para formar las heces.

Desde el punto de vista químico, tus intestinos son el órgano más similar a tu cerebro, por cuanto sus neurotransmisores y hormonas se parecen muchísimo. Tus intestinos están repletos de hormonas que mantienen los músculos que recubren tu tubería intestinal funcionando para desplazar hacia abajo los alimentos. Cuando tus intestinos transportan los alimentos hacia adentro y hacia afuera de tu organismo, actúan casi como el asistente personal de una celebridad que se encarga de revisar el correo que envían los admiradores. Es quien decide qué se queda y qué se desecha. Los alimentos tienen efectos de suma importancia en muchas cosas que afectan nuestras vidas—el letargo, la depresión, la talla de los pantalones—muchos ni siquiera se dan cuenta de la enorme relación que existe entre los compuestos químicos de nuestro cerebro y nuestros intestinos. Así como todos respondemos de forma diferente a los estímulos externos (algunos disfrutan un juego activo de voleibol en la playa, mientras que otros prefieren pasar el tiempo explorando y husmeando en una caverna húmeda y oscura), nuestros intestinos también responden de forma diferente a los elementos del mundo exterior. Por ejemplo, la Kielbasa puede darles a tus amigos energía suficiente para desarraigar árboles enteros, pero a ti te puede dejar adormecido y flatulento. Sea como fuere, tu intestino delgado es el que te envía las señales de alerta. Su delicado recubrimiento está provisto de unas exclusivas células inmunes que protegen tus fronteras y reconocen los alimentos que para ti—o para tus antepasados—resultan intolerables. Cuando este delicado órgano se molesta, envía señales de socorro que te despiertan en la noche en forma de gases y espasmos. Y se rebela retorciéndote. Con frecuencia, el intestino delgado es un órgano amable, que controla su temperamento a menos que se trate de una verdadera emergencia nutricional ("Oye, modérate con los perros calientes picantes ¿quieres?"). Es la forma en que el intestino te pide que tengas más cuidado en el futuro.

Por todo tu cuerpo, tienes sistemas vasculares que transportan los nutrientes de los alimentos y los llevan a los principales órganos (lo que demuestra, científicamente, que la forma de llegar al corazón de un hombre es por su estómago). Una vez que el intestino delgado decide con qué se va a quedar, envía los desechos hacia el ciego, un depósito que se encuentra al comienzo del intestino grueso y que contiene líquido proveniente del intestino delgado.

Los remanentes acuosos de tus anteriores comidas pasan del ciego (que, a propósito, es el lugar donde se encuentra el apéndice) al colon, cuyo principal objetivo es absorber los líquidos para devolverlos a tu organismo. Normalmente, a medida que se drena el líquido, se va formando una masa sólida de desechos—tus heces (o la caca, si intentas expresarte con educación o enseñarle a tu hijo pequeño a ir al baño). A medida que las heces se van volviendo cada vez más sólidas, se desplazan hacia abajo, hacia el recto muscular, al final de tu sistema digestivo,

DATO

El jugo de toronja puede incrementar la potencia (y los efectos colaterales) de las drogas de estatina para reducir el colesterol. La ventaja es que si tomas ocho onzas de jugo de toronja al día, es posible que tengas que tomar sólo un cuarto de tu dosis de estatina. Lo malo es que el jugo de toronja aumenta la dosis efectiva y los efectos colaterales de otras drogas como los bloqueadores de los canales de calcio, las benzodiazepinas, la amiodorona y el Zoloft. Por lo tanto, si te gusta el jugo de toronja, determina con tu médico la dosis adecuada de cada uno de tus medicamentos.

FIGURA 6.3 **El Final de la Línea** Un consumo adecuado de fibra en la dieta limpia el colon liberándolo de todas las heces que se depositan en las partes curvas del recto. Un consumo insuficiente de fibra y agua puede aumentar el riesgo de que se desarrollen divertículos. Al momento de la defecación, la "caca" —un importante elemento diagnóstico para medir tu salud digestiva— es expulsada y debe mantener su forma de banano cuando llega a la tasa del baño, a menos que haya constipación. Las heces duras pueden lesionar las hemorroides, que pueden sangrar y doler.

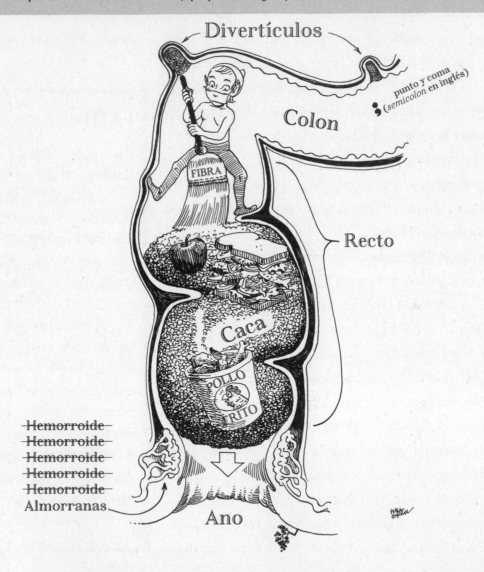

como puedes verlo en la Figura 6.3. Cuando las bacterias provenientes de un poco higiénico perro caliente con queso en Ciudad de México impiden su funcionamiento… correcto, te da diarrea.

Las paredes de tus intestinos están compuestas de tres capas. Cuando se produce una pequeña ruptura entre los músculos, las heces pueden quedar atrapadas en esa brecha donde se vuelven duras como cerámica. Cuando esto ocurre, las pequeñas protuberancias que se producen (semejantes a pequeños pulgares a los lados del colon) pueden inflamarse y producir diverticulitis. Por lo general, es indicación de un consumo demasiado escaso de fibra en la dieta.

Aunque tu materia fecal sale de tu cuerpo a través del recto, cuando relajas los músculos del esfínter, lo que realmente prepara los desechos para que vayan a dar a la tasa del inodoro es función de tus intestinos—y el producto final de este proceso es un buen indicio de tu salud intestinal.

Miremos la tasa del inodoro y hagamos un auto-examen (vamos, no importa, de todas formas no hay nadie más ahí). Tus heces deben tener forma de S (que es la forma de tu recto cuando se aproxima a tu ano), no de pequeñas bolitas. Si la forma no es la adecuada, es señal de que, temporalmente, tu intestino no funciona tan bien como debiera. Además, puedes hacer la prueba del sonido. Las heces en su mejor estado llegan al agua como Greg Louganis—sin salpicar. Cuando una pelota de básquet pasa por la canasta, suena como una ráfaga de aire *(¡swish!)* y no como una descarga de ametralladora *(¡PopPopPopPopPopPopPop!)*. Lo ideal es que, cuando tus heces toquen el agua aún estén unidas a ti.

La fibra y los líquidos, que analizaremos más adelante, mantendrán el sistema en movimiento. Naturalmente, debes comprobar que no haya sangre en las heces. Por lo general, una pequeña cantidad de sangre roja fresca no constituye una señal de alarma. Lo más probable es que indique la presencia de hemorroides, y una sola gota de sangre puede hacer que el agua de la tasa se vuelva roja. Se pueden detectar niveles microscópicos de sangre con una

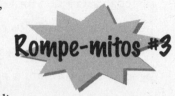
Rompe-mitos #3

Reduce el Consumo de Jarabe Dulce

Tu sistema digestivo tiene dos hormonas principales que controlan el hambre y el apetito. El estómago secreta grelina para aumentar tu apetito. Cuando tu estómago está vacío, envía grelina para solicitar alimento. La leptina le indica a tu cerebro que llegaste a la saciedad; cuando comes, tus células grasas la secretan para que dejes de comer. Una de las peores influencias en tu dieta es la presencia de jarabe de maíz con alto contenido de fructosa (HFCS), un sustituto del azúcar que en sí mismo es un azúcar y que se encuentra en las gaseosas y en muchos otros alimentos dulces procesados. El problema radica en que el HFCS inhibe la secreción de leptina, por lo que nunca recibes el mensaje de que ya has comido lo suficiente. Y nunca se interrumpe la producción de grelina, de modo que, aunque tengas alimento en tu estómago, recibes constantemente el mensaje de que tienes hambre. Este doble golpe a nuestras hormonas ha sido uno de los factores que ha contribuido en mayor grado a nuestra enormidad colectiva. Si pensamos que, por lo general, muchas mujeres norteamericanas obtienen hasta el 50 por ciento de sus calorías diarias de los aderezos para ensalada (que contienen HFCS), podremos darnos cuenta del problema. Aunque los productores de alimentos pueden eliminar la grasa, compensan esa eliminación devolviendo sabor a los productos con el uso de azúcar y HFCS—que son simplemente calorías vacías, sin valor nutricional alguno.

Con el sueño, tu cerebro cumple también un papel importante en el funcionamiento del intestino. Si quieres comer menos, duerme más. Cuando no duermes lo suficiente, secretas más grelina y menos leptina; por lo tanto, la falta de sueño puede tener el mismo efecto que el HFCS y hacer que comas con más frecuencia.

prueba casera de Hemoccult, que se obtiene en la farmacia y debe hacerse una vez por año después de los cuarenta. No te preocupes—no es tan feo como suena; todo lo que hay que hacer es seguir las instrucciones de la etiqueta. Sin embargo, esta prueba, como muchas otras pruebas caseras, puede dar un resultado falso positivo, por lo que si el resultado es positivo, será necesaria una consulta médica de seguimiento (en esta semana, no el año entrante). La sangre puede indicar muchas cosas, pero es importante buscarla para que mediante una colonoscopia—procedimiento que se recomienda practicar cada tres años en las personas mayores de cincuenta o las mayores de cuarenta que tengan historia familiar de cáncer de colon—se detecten los pólipos pre-cancerosos antes de que se conviertan en un cáncer de colon. Si consideramos que producimos más de mil libras de heces por año—el peso aproximado de un gran piano de cola—ésta es una de las mejores herramientas diagnósticas que podemos utilizar para evaluar el estado de la salud intestinal.

Tal como ocurre con quienes aspiran a convertirse en jugadores de fútbol profesional, tus intestinos necesitan masa—es decir, en forma de las heces. Cuando las heces tienen masa, tus intestinos pueden expulsarlas fácilmente enviándolas hacia el ano. Pero si tus heces tienen una consistencia más similar a la del dentífrico, se desplazan por tus intestinos a la velocidad del tráfico la víspera del Día de Acción de Gracias—lenta y dolorosamente. A medida que se va absorbiendo líquido a lo largo de este proceso, tus heces se van haciendo más duras y el proceso se hace más doloroso, lo que irrita las hemorroides. El resultado final: las heces caen al inodoro como bolitas y no en la forma de S ya descrita. Los mejores medios de garantizar que este recorrido sea fácil son consumir suficiente cantidad de agua (para que el intestino pueda absorber fácilmente el líquido), aumentar la actividad física (que ayuda a acelerar el proceso), y consumir fibra (comer ciruelas pasas o ispágula dará más masa a tus heces).

Tus intestinos son también responsables del mal olor del aire que sale del sótano de tu cuerpo—los gases. Claro está que como cualquier cómico te lo dirá, el gas viene en todo tipo de formas, sonidos y olores. Ya sea producido por frijoles, cerveza o por las espinacas con crema que prepara tu abuela, el gas es simple-

¿Mito o Realidad? Las nueces producen diverticulitis.

Teóricamente, las nueces pueden quedarse atascadas en esas pequeñas bolsas de tu colon que son la señal de la diverticulitis, pero no son las nueces las que la producen. De hecho, nunca ha habido un caso en donde se hayan considerado las nueces como las causantes de esta afección. La verdadera causa de la diverticulitis es la ausencia de suficiente fibra y suficiente agua en tu dieta.

mente el producto de la fermentación de ciertos alimentos por miles de millones de bacterias en tu tracto digestivo. A las bacterias les gusta procesar ciertos alimentos más que otros, los que producen más gas. La persona promedio expulsa gases unas catorce veces al día (este análisis estadístico no incluye a los invitados de Howard Stern). Entonces, expulsar gases no es nada de lo que debamos avergonzarnos, a menos que lo hagamos mientras pronunciamos nuestras promesas matrimoniales.

El Recto

Aunque todos tenemos tiempos de digestión diferentes para distintos tipos de alimentos, el tiempo promedio desde el inicio hasta el final del proceso es de unas cuatro horas. La última parada de la línea es el punto tabú de tu cuerpo—el lugar del que a nadie le gusta hablar. El recto es el conducto interno que lleva a tu ano—la puerta de vidrio corrediza de tu cuerpo que permite que tus heces vayan al más allá. Desde el punto de vista anatómico, tu ano es muy similar a tu boca (ya puedes dejar de fruncirte). Tiene células internas que ayudan a transferir sustancias a tus células externas. Uno de los problemas más frecuentes que puedes experimentar en este sitio son las hemorroides, venas inflamadas en la parte baja del recto y en el ano. Éstas sangran abundantemente, producen irritación y dolor, y normalmente se producen cuando las venas se inflaman por excesiva presión—que es por lo general el resultado de tener que hacer esfuerzo para defecar. (Vamos, párate y suelta el agua del tanque. Puedes terminar el capítulo descansando cómodamente en el sofá.)

Tu Digestión: El Plan de Acción para Llevar una Vida más Joven

La nutrición es algo muy similar a una clase de estudiantes de secundaria. Hay alimentos buenos—que hacen cosas maravillosas para tu organismo. Hay alimentos regulares—que están ubicados en algún lugar entre los saludables y los no saludables en la curva de campana. Y hay alimentos malos—que esencialmente dañan tus órganos, lanzan huevos a tus intestinos y golpean tus arterias con bodoques de células grasas. Sí, todos sabemos lo sabroso y emocionante que puede ser frecuentar ese poco recomendable grupo de hamburguesas, papas fritas y malteadas. Pero también sabemos que los chicos malos siempre ocasionan problemas y que sus acciones tienen consecuencias a largo plazo, lo mismo que ocurre con los alimentos mal sanos. La mayor parte de lo que puedes hacer para mejorar tu salud se relaciona con cosas que deben entrar a tu boca y cosas que ni siquiera se le deben acercar.

¿Mito o Realidad? La fibra evita el cáncer de colon.

Aunque la fibra es un nutriente maravilloso para tus intestinos, no se ha demostrado que evite el cáncer de colon. Se pueden reducir riesgos de desarrollar cáncer de colon en 40 por ciento tomando dos aspirinas para niño por día y en 30 por ciento tomando altas dosis de folato y/o calcio. Sin embargo, la mejor prevención consiste en una colonoscopia periódica para confirmar o descartar la presencia de pólipos pre-cancerosos y examinar periódicamente tus heces para detectar la presencia de sangre.

Paso #1: Consume Fibra—y Bájala con Agua

Un día cualquiera, entran muchísimas cosas a nuestras bocas—aire, agua, una goma de mascar Bazooka. Para evitar los problemas asociados con el tracto digestivo, las siguientes son las mejores cosas que puedes introducir a tu tracto gastrointestinal.

FIBRA La fibra es el director de servicios comunitarios de los principales grupos de alimentos—no se trata de un trabajo atractivo, pero sí produce excelentes resultados. Entre los más importantes, ayuda a mantener la comida blanda para que pueda pasar fácilmente por el colon. La fibra facilita el tránsito de los alimentos por tus intestinos sin necesidad de someter tus conductos a una excesiva presión. Eso es muy importante para evitar cosas como la diverticulitis y las hemorroides. Se encuentra únicamente en alimentos de origen vegetal y es poco digerible, por eso pasa por el tracto digestivo intacta. No contiene calorías pero produce sensación de saciedad, lo que ayuda a controlar la excesiva ingestión de alimentos. Ambos tipos de fibra—la insoluble y la soluble—son buenos para ti. La insoluble no se disuelve fácilmente en agua y no se descompone por la acción de las bacterias intestinales. (Este tipo no reduce tu colesterol, pero tiene un efecto en tu sistema digestivo.) Se encuentra en la toronja, la naranja, las uvas, las uvas pasas, las frutas secas, las batatas, las arvejas y el calabacín, pero en especial en el trigo entero y el pan integral (tiene que ser pan hecho con trigo entero, no el de cinco o seis granos, para que contenga suficiente cantidad de fibra). La fibra soluble sí se disuelve en agua; regula el metabolismo y la digestión y estabiliza los niveles sanguíneos de glucosa. Se encuentra principalmente en los cereales como avena, cebada y centeno, en las leguminosas como los frijoles, las alverjas y las lentejas, y en algunos cereales.

En términos de edad real, las personas que consumen 25 gramos de fibra por día pueden ser hasta tres años más jóvenes que una persona que sólo consuma 12 gramos por día (el promedio para los adultos norteamericanos). Además, un estudio demostró que un aumento de 10 gramos en el consumo diario de fibra reduce el riesgo de infarto del miocardio en 29 por ciento y te rejuvenece 1.9 años. Hay alimentos que aportan fibra rápidamente:

Habas verdes (3 cucharadas): 13 gramos
Cereal de trigo silvestre (buckwheat) (1 taza): 10 gramos
Alcachofa (1 grande): 10 gramos

Soja (½ taza): 10 gramos

Almendras (24): 5 gramos

Maní (30): 5.5 gramos

Avena (1 taza instantánea): 3 a 4 gramos

Cheerios® (1 taza): 3 gramos

AGUA (NO GASEOSAS) Si alguna vez has estado en un parque acuático, sabes cómo funcionan los toboganes acuáticos. El agua que baja por cada uno de ellos "los lubrica" para acelerar el descenso. Sin agua, habría demasiada fricción en el tobogán, y tomaría el doble de tiempo llegar al agua y salpicar a cuantos se encontraran cerca. El agua cumple la misma función en tu organismo—es un lubricante natural que ayuda a que todo se deslice por tu sistema. Pero también tiene otra gran ventaja: combate el mal aliento. Cuando las bacterias suben desde tu estómago hasta tu boca, pueden quedarse estancadas—esto es lo que produce el mal aliento. Beber agua ayuda a descomponer esas bacterias estancadas y a hacer que sigan su camino, en lugar de estar allí para saludar a la gente cada vez que tú dices "hola." Ahora bien, cuando decimos agua, queremos decir agua—no otro líquido. Las calorías vacías y los ingredientes autodestructivos de las gaseosas te producen flatulencia, sensación de hambre y gordura (está bien, entonces, si lo que tomas son gaseosas dietéticas, al menos no consumirás calorías vacías, pero lo que te estamos recomendando tomar es agua). Además, puesto que la principal causa de los cálculos renales es la deshidratación, es indispensable mantener tu organismo bien hidratado con 64 onzas (8 vasos de 8 onzas) de agua al día.

Paso #2: Cambia Tu Forma de Comer

Si observas cualquier concurso de consumir perros calientes sabrás que hay tantos estilos de comer en este mundo como hay actores atendiendo las mesas de los restaurantes en Hollywood. Puedes obtener un efecto positivo en tu salud adoptando algunos cambios mínimos no sólo en lo que entra a tu boca, sino en lo que pones allí.

EVITA LAS COMIDAS TARDÍAS Si tu idea de un evento nocturno es una fiesta con un tazón de Lucky Charms, cámbiala por levantar pesas mientras miras el programa de Leno o de Letterman (ver el Capítulo 4). Acostarte después de cenar incrementa el flujo de ácido hacia tu esófago lo cual provoca ese sabor agrio y esa sensación de ardor que intensificará los síntomas del reflujo gastroesofágico. A la vez que te preocupas por realizar este cambio, evita los alimentos o bebidas que incrementan el reflujo gastro-esofágico, como los que contengan pimienta o pimentón, cafeína y alcohol. Algunos medicamentos también pueden producir reflujo gastro-esofágico si no los tomas con agua (estos difieren de una persona a otra).

COMPRA UNA VAJILLA NUEVA Cambia a platos de 9 pulgadas en lugar de los platos tradicionales de 13 pulgadas. La investigación ha demostrado que el efecto visual de comer es una señal poderosa que le indica a tu estómago que debe hacer más lento el proceso de la digestión. Quienes comen en platos más pequeños consumen menos calorías—pero tienen la misma sensación de saciedad que quienes comen en platos más grandes. Por último, un caso en el que el tamaño sí importa y el más pequeño es mejor: reducir el tamaño de las porciones también te da una edad real hasta tres años más joven, porque contribuye a disminuir el envejecimiento del sistema inmune y las arterias.

ENGAÑA A TU SISTEMA DIGESTIVO Muchas personas obesas han sido noticia porque para ayudarles a perder peso, se les ha practicado una cirugía de bypass gástrico. Después de este procedimiento, simplemente no pueden seguir consumiendo tanta comida como antes porque una parte importante de su estómago ha quedado excluida. No obstante, en estudios recientes, los investigadores han podido determinar que parte de la razón por la cual estas personas no sienten hambre no es necesariamente porque sus estómagos sean más pequeños, sino que el segmento del estómago que produce grelina, la hormona inductora del apetito, ha sido extraído también. Por lo tanto, una de las formas de eliminar esos desencadenantes de la sensación de hambre es asegurarse de no llegar al punto de sentirse totalmente saciado. Entre más despacio se digieran los alimentos, más despacio se vaciará tu estómago y mayor será la sensación de saciedad, por lo que será menor la probabilidad de que termines con un contrato de patrocinio aéreo de Goodyear.

La fibra es una de las formas de lograrlo; ésta es otra: si consumes una pequeña cantidad de grasa antes de tus comidas, evitarás que tu estómago se vacíe demasiado rápido. Por ejemplo: si te desayunas con té y tostadas sin mantequilla, tu estómago se vaciará en aproximadamente veinte a treinta minutos, lo que te dejará el antojo de comerte un montón de Doritos a mitad de la mañana. Pero si le pones a las tostadas un poco de mantequilla de maní o de manzana, les tomará unas tres horas abandonar tu estómago. Una mayor sensación de saciedad hace que todo el proceso sea más lento. Recomendamos comer un poco de grasas con cada comida, pero en especial antes de la comida en la que con más probabilidad abusarás—la cena. Consume unas setenta calorías en forma de grasas sanas monoinsturadas. Esto equivale a aproximadamente seis nueces de nogal, doce marañones o veinte maníes. Esta grasa adicional tiene además otra ventaja: ayuda a absorber los nutrientes solubles en grasa como el licopeno de los tomates.

ENSAYA DISTINTAS COSAS PARA EL POSTRE Somos una sociedad programada para terminar nuestras comidas con algo dulce—una chocolatina, una galleta o alguna monstruosidad de caramelo de una milla de alto. Además del daño que los postres pueden hacerle a tu cintura, terminar las comidas con alimentos dulces ayuda a promover la acumulación de bacterias en tus dientes. Piensa en cambio en otras formas de terminar tus comidas. ¿Por qué no hacer lo que hacen muchos europeos, es decir, dejar la ensalada para el final? O incluso intenta consumir tres onzas de queso bajo en grasa o una manotada de maní; son alimentos que ayudan a eliminar de tus dientes la placa y los azúcares nocivos.

Paso #3: Realmente Siente lo que Comas

Mira, cuando se trata de la salud, nadie es perfecto. Pero, ¿qué nos proponemos aquí? Mejorar tu salud y ayudarte a mantener tu juventud y tu atractivo. Digamos entonces que, en términos generales, tu salud digestiva se califica en cuatro en una escala de uno a diez; no tienes que llegar a diez para llevar una vida mejor. Si llegas a ocho, tus órganos se sentirán como si estuvieras recibiendo un masaje sueco. Y, como resultado, vivirás una vida más larga y mejor. Si ocasionalmente sufres las molestias, inconvenientes o incluso la irritación de los ruidos de tus intestinos, una de las mejores formas de mejorar tu salud es jugar al científico loco por un par de semanas. No sabemos cómo sea contigo, pero a nosotros siempre nos ha encantado el laboratorio de ciencias. Mezclar y combinar ingredientes, hará que descubras las mezclas más fantásticas que son específicamente lo que necesita tu organismo.

Dada la gran influencia que tienen los alimentos en nuestra digestión, es lógico que puedas cambiar tu forma de vida y la forma como te sientes si te dedicas a determinar cuáles son los que te producen problemas. Dado que son muchos los alimentos de donde se puede elegir, la mejor forma de realizar este experimento es por la prueba de eliminación (no, no se trata de volver a mirar el contenido del inodoro). En esta prueba, eliminas totalmente un grupo de alimentos durantes unos tres días seguidos. Durante ese tiempo, debes anotar cómo te sientes en relación a tus niveles de energía, cansancio y regularidad digestiva. Anota en qué momento dejaste de consumir ciertos alimentos e—igualmente importante—cómo te sientes al volverlos a incorporar a tu dieta. Así, podrás determinar cuáles son los que te hacen sentir peor, cuando los empieces a consumir de nuevo. El siguiente es el otro grupo de alimentos que sugerimos que elimines de tu dieta a distintos momentos, sólo por dos o tres días:

Los productos de trigo
Los lácteos
La proteína
Los carbohidratos (incluyendo el azúcar)
La grasa
Los colorantes artificiales

Cuando elimines un grupo de alimentos de tu dieta, notarás distintas cosas en la forma como te sientes. Por ejemplo, es posible que sientas un incremento de energía cuando elimines las grasas que promueven el envejecimiento (las grasas saturadas y el ácido graso), y eso te ayudará a mantenerte en una dieta baja en grasa saturada porque notarás—y te gustarán—los cambios. Todo consiste en darse cuenta—estar atento a los alimentos que te hacen sentir horrible y los que te dan energía como para subir hasta la cima del Kilimanjaro. Este plan de eliminación por tres días es una prueba especialmente buena porque, gracias a este método, es posible que puedas identificar ciertas alergias sutiles a algunos alimentos. Mientras que las alergias a algunos alimentos pueden ser tan obvias como un parche de transplante capilar, otras tal vez no sean tan evidentes. Las alergias menores a ciertos alimentos pueden hacerte sentir como si estuvieras sufriendo de influenza—con irritación nasal y dolor de cabeza. Con este experimento, podrás contribuir a hacer un diagnóstico y evitar algunos alimentos que afecten cómo te sientes. Lo mejor es que este experimento te entrena para hacer algo que no sólo es bueno para tu sistema digestivo sino para tu salud general y para tu juventud. Te enseña a consumir comidas más pequeñas, a restringir algunos de los alimentos que consumirías habitualmente por simple hábito. Y eso es bueno para todos.

Paso #4: Suplementa Tus Alimentos

Un gran tazón de salsa de chile es suficiente para demostrar que los alimentos pueden ser muy potentes, sobre todo si estamos compartiendo una carpa. Sin embargo, puedes hacer algunas pocas adiciones para resolver éste y otros problemas digestivos.

NO OLVIDES EL *PSYLLIUM* Es decir, acuérdate de suplementar tus comidas con ispágula, también conocida como *psyllium* (se pronuncia silium). Es un suplemento de fibra derivado de un plátano del mediterráneo, que ha demostrado ayudar a aumentar la masa de las heces y mejorar el tránsito intestinal al absorber agua del intestino. Toma una cucharadita al día, pero asegúrate de tomar grandes cantidades de agua porque de lo contrario te sentirás como si hubieras comido un hormigón (concreto).

DEJA DE PROCESAR GAS Aunque el gas es algo natural, no es agradable en el ascensor de la oficina. Puedes controlarlo tomando un medicamento de venta libre que contiene simeticona. La simeticona ayuda a descomponer las burbujas de gas para reducirlo. También puedes remojar los frijoles en agua desde la víspera antes de cocinarlos; esto descompone algunos de los elementos que producen gas. Asegúrate de cambiarles al agua para cocinarlos.

SÉ INTELIGENTE A medida que envejecemos, solemos tener más dificultad para absorber la vitamina B_{12} de los alimentos. De hecho, la deficiencia de B_{12} es una de las más comunes—el 85 por ciento de nosotros no obtiene la cantidad necesaria de vitamina B_{12} en la dieta. La absorción de la vitamina B_{12} presente en los alimentos requiere que nuestro estómago tenga una sustancia conocida como factor intrínseco, y la producción de esta sustancia va disminuyendo con la edad. (El *American College of Physicians* supone que nadie mayor de setenta tiene ya factor intrínseco.) Por lo tanto, puedes hacer que tu organismo reciba vitamina B$_{12}$ inyectada o en forma de una píldora cristalina (a menos que tengas más perforaciones en tu cuerpo que una estrella rockera punk, suponemos que preferirías la píldora cristalina). Recomendamos 25 microgramos en suplementos. Obtener la ingestión diaria de suplemento de B$_{12}$ puede tener un efecto de edad real de rejuvenecerte uno o dos años. El ácido fólico (800 microgramos) disminuye también la inflamación de las encías y la acumulación de placa.

Paso #5: Demórate 120 Segundos en el Lavamanos

Ya sabes que cepillar tus dientes con flúor ayuda a eliminar las bacterias, pero también puedes llevar una vida mucho más sana si te demoras un poco más delante de tu espejo.

USA LA SEDA DENTAL   Úsala todos los días. Descompone más de 500 tipos de bacterias que viven en la placa entre tus dientes y ayuda a reducir la inflamación asociada con la enfermedad de las encías. (Nota: es normal sangrar al usar la seda den-

---

¿Mito o Realidad? Si existe una píldora mágica para todos, es la aspirina.

No podremos acabar de ponderar la aspirina por los maravillosos efectos que tiene en cuanto a su capacidad de evitar el envejecimiento, pero debes tener en cuenta que tanto la aspirina como el ibuprofeno incrementan realmente la irritación gastrointestinal. Tienen un efecto anti-inflamatorio en otras partes del cuerpo, pero en el estómago promueven la inflamación que produce gastritis o inclusive úlcera. Para evitar el efecto de acidez de la aspirina que causa malestar estomacal, se debe utilizar una o ambas formas de aspirina neutralizada o la que se disuelve rápidamente. Debe tomarse después de beber medio vaso de agua caliente y con medio vaso de agua caliente más para que la tableta se disuelva en menos tiempo.

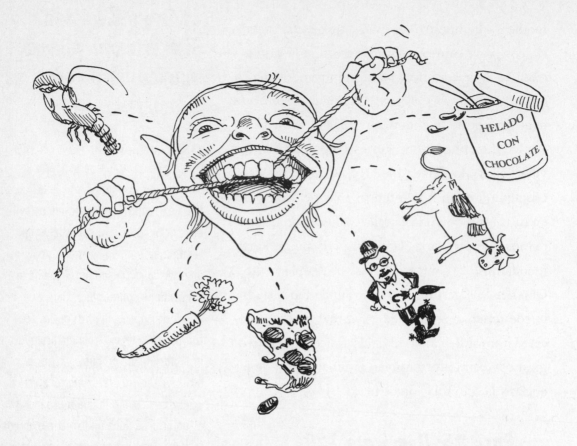

tal después de mucho tiempo de haberla dejado de usar, pero si después de utilizarla regularmente por una semana el sangrado continúa cada vez que la utilizas, probablemente se deba a que tienes una forma leve de gingivitis.) Esto es importante. Cepillar tus dientes y usar la seda dental todos los días, junto con una visita al odontólogo aproximadamente cada seis meses, puede hacerte hasta 6.4 años más joven. Por la capacidad de disminuir la inflamación de las encías y, por lo tanto, de tus arterias, el uso de la seda dental mantendrá tu corazón en buen funcionamiento, a la vez que te permitirá llevar una vida sexual plena—sin mencionar el buen estado de tus dientes. ¿No tienes tiempo? Sigue esta regla: usa la seda dental sólo en los dientes que desees conservar.

Otra forma de evitar la inflamación de las encías: consume alimentos fibrosos como manzanas, o utiliza goma de mascar sin azúcar, que ayuda a producir saliva. Esto evita que tengas la boca reseca, que es una de las causas comunes de la gingivitis.

CUIDA TU LENGUA Muchas bacterias no se alojan sólo entre tus dientes; también viven sobre tu lengua. Usa un raspador de lengua o cepilla tu lengua mientras cepillas tus dientes, para ayudar a eliminar algunas de las bacterias que producen el mal aliento.

SONRÍE Mírate al espejo, mira tus dientes. Si son planos (los dientes deben ser como las uñas—más altos en el medio que a los lados), será indicación de que estás apretando los dientes durante la noche, lo que aumenta el riesgo de que presentes trastornos de la articulación témporo-mandibular (ATM) ¿Por qué? Piensa en tu quijada como si fuera un banco de tres patas: una de esas patas serían tus dientes delanteros y las articulaciones ATM a cada lado serían las otras dos patas. Si aprietas y rechinas los dientes, acortas una pata y las otras dos quedan desequilibradas—esto produce dolor en las articulaciones y dolores de cabeza. Para aliviar el esfuerzo en las articulaciones, toma un corcho de una botella de vino y sostenlo en sentido longitudinal entre tus dientes (sin la botella, tonto). Ahora relaja tu mandíbula y los músculos de la boca a todo alrededor al menos por cinco segundos (mejor para siempre). Esto ayuda a aliviar parte de la tensión que se acumula por el esfuerzo de apretar los dientes y por la mala alineación.

Paso #6: Mantén Limpio Tu Organismo

La suciedad es buena en las obras de construcción y en los uniformes de béisbol, pero, por lo general, no es tan buena para tu salud. Los siguientes dos métodos contribuirán a los resultados que obtengas al final de tu desagüe.

MANTENTE LIBRE DE TOXINAS Cualquiera que haya comido una carne o un pescado dañado que lo haya obligado a pasar toda la noche en el cuarto del baño, sabe muy bien la clase de huracán que ataca al sistema digestivo por un mal caso de envenenamiento por alimentos. Responsable de dos mil quinientas muertes anuales en los Estados Unidos, el envenenamiento por alimentos—producido por la invasión de bacterias extrañas a nuestro sistema—suele manifestarse con vómito, diarrea y la promesa de erradicar al culpable para siempre. Una forma de evitarlo es asegurarse de que los alimentos alcancen una temperatura de 165 grados en su interior y la mantengan al menos por quince segundos (necesitarás un termómetro de alimentos para comprobarlo, dado que la temperatura del horno no se correlaciona con la temperatura interna de la carne o el pescado). El simple hecho de que la carne no esté roja o rosada en el interior, no significa que haya llegado a esta temperatura.

Además, bota a la basura tu esponja. Una esponja es como la fila de atrás de un auditorio de conferencias—atrae todos los peores elementos. De hecho, las bacterias se reproducen en las esponjas, de manera que cada vez que usas una, existe el problema de pasar bacterias de la esponja al plato de allí a los alimentos, de los alimentos a tu boca y a un día desastroso en el cuarto de baño. En cambio, compra diez paños baratos para lavar la loza y consigue dos baldes. Pon los paños limpios en un balde limpio. Cuando necesites uno, tómalo de ese balde y luego échalo en el segundo balde, que debe contener blanqueador diluido, después de que lo hayas usado. El blanqueador matará cualquier cosa que trate de reproducirse. Luego lava todos estos paños una vez a la semana (aunque tirarlos a la basura sería la mejor solución, también puedes lavar las esponjas en la lavadora de platos o meterlas al microondas para matar las bacterias). Además, claro está, ya sabes que no debes dejar los macarrones de la tía María al rayo del sol, porque el sol cultiva las bacterias que secretan toxinas. Y no van a tener buen sabor, por más salsa que les eches.

LÍMPIATE CON TOALLAS HÚMEDAS En la cultura occidental existe la teoría de que el hombre saluda con la mano derecha para que no la pueda usar para desenvainar su espada. ¿Sabes lo que sostiene la cultura oriental? Saludamos con la derecha porque estamos seguros de que te acabas de limpiar con la izquierda. Además de practicar la gimnasia de Pilates, lo mejor que puedes hacer para limpiar tu parte baja es utilizar toallas húmedas. ¿Por qué? Si accidentalmente te untaras la mano de heces, ¿la lavarías con agua o la limpiarías con papel higiénico seco? Precisamente. Irías al lavamanos más rápido que una solterona tras el último soltero disponible. Entonces, ¿por qué limpiarnos con papel higiénico seco, semejante al papel de lija, cuando vamos al baño? Tampoco es el sistema más adecuado de limpieza porque irrita y aumenta la probabilidad de desarrollar hemorroides. Si bien no te estamos recomendando instalar un bidet en el baño, puedes lograr el mismo efecto mojando el papel higiénico en el lavamanos antes de usarlo o utilizando toallas húmedas desechables, como las que se utilizan para los bebés.

DATO

Los vegetarianos que no han comido carne en mucho tiempo, no la encuentran sabrosa si ensayan a comerla después. Eso se debe a que no secretan una mezcla adecuada de enzimas de las glándulas salivales y de enzimas digestivas del estómago y del intestino delgado, para digerir bien la carne. Esto hace que, al comerla, se desencadene una reacción: la carne se sienta pesada, no se puede digerir bien, lo cual produce malestar y no permite que la disfrutes.

Capítulo 7

El Sexo Marca el Punto:
Tus Órganos Sexuales

Los Principales Mitos Acerca de los Órganos Sexuales

Mito #1 Acerca del Sexo	Los humanos sólo piensan en el sexo porque simplemente son criaturas calientes.
Mito #2 Acerca del Sexo	Sólo las mujeres pasan por la menopausia.
Mito #3 Acerca del Sexo	Los hombres mayores desarrollan inevitablemente una disfunción de su erección.

Decorar no es algo que sólo se haga en las tortas de cumpleaños y para las festividades; es algo que, en el mundo entero, las personas hacen en sus hogares para expresar la belleza, ya sea en las pagodas de China, en los azulejos pintados a mano a la entrada de las casa italianas, o en las banderas con cascos de fútbol en Filadelfia. El mensaje que trasmitimos con las fachadas de nuestras casas es nuestra señal al resto del mundo de que queremos que nos miren—y que deseamos hacer de nuestro hogar un lugar cálido, acogedor y confortable.

Esa también es una de las principales funciones de la sexualidad—hacernos sentir hermosos, agradables y atractivos para los demás. Por eso nos vestimos de formas exclusivas, para que los demás tengan la suficiente curiosidad de hacer un tour por nuestro interior psicológico. Decoramos nuestros hogares corpóreos con vaselina para el pelo, argollas para la nariz, sostenes que levantan los senos, tatuajes de dragones, prendas deportivas, smokings, *manicures,* vestidos de novia de precios exorbitantes, jeans descaderados, lápiz labial, pantalones de cuero, músculos, gafas para el sol, bandas para blanquear los dientes. Todo lo imaginable—tenemos más ornamentos que el centro comercial el día después del Día de Acción de Gracias. Y eso es lo lindo de ser humanos: podemos hacer que nuestro hogar sea distinto al de cualquiera de nuestros vecinos.

Mientras que decorar una casa cumple un importante propósito estético, el adorno personal cumple un propósito mucho más funcional. No importa qué tácticas artificiales utilicemos, también tenemos una ornamentación natural que desempeña una importante función en la danza del cortejo. En último término, nuestro objetivo es buscar una pareja para bailar tango, y si todo sale bien, bailamos tango para cumplir la mayor responsabilidad de nuestros órganos sexuales—transmitir nuestros genes a la próxima generación.

Si consideramos que la mujer promedio piensa en el sexo cada dos o tres días, mientras que el hombre promedio piensa en el sexo al menos una vez por día, podría creerse que deberíamos poder intercambiar nuestros conceptos acerca del sexo con la misma facilidad con la que intercambiamos regalos. Lo cierto es que a pesar de lo que hayan hecho los programas de televisión *Sex and the City* y *Dr. Ruth* por convertir el sexo en un tema de dominio público, cuando se trata de lo que ocurre en el fructífero clima anatómico al sur del ombligo, somos una sociedad privada.

Dado que el sexo es parte tan importante de nuestras vidas, desde el punto de vista de la salud y la longevidad no debería avergonzarnos hablar de cosas como el orgasmo, la eyaculación y la impotencia. En los últimos tiempos hemos hecho algunos progresos. Por ejemplo, el lanzador de béisbol Rafael Palmeiro, quien sirvió de vocero para Viagra, dijo que alguien tenía que dar la cara y hablar abiertamente del problema de la disfunción eréctil. Y otras personas de más alto perfil, como la estrella de *Friends* Courteney Cox-Arquette, son más francas acerca de sus batallas con la infertilidad. ¿Por qué? Porque saben que el sexo y los problemas sexuales no son cosas de las que haya que avergonzarse. Y tienen razón.

En realidad, el sexo es una de las fuerzas biológicas impulsoras de la vida y—al menos desde el punto de vista antropológico—la razón por la cual nos obsesiona pensar en él. Comemos, buscamos abrigo, procreamos. Desde el nivel metabólico más básico, ésta es la razón por la cual existimos, y la evolución nos ordena hacerlo. Piensa en esto: después de pasar la etapa inicial de la procreación—más o menos alrededor de los treinta

Rompe-mitos #1

y cinco años—comenzamos a esperar que se produzcan en nuestros cuerpos la mayor parte de los cambios relacionados con la edad que los hacen susceptibles a las enfermedades. Básicamente, una vez que el mundo obtiene lo que necesita de ti (hijos), se dispone a infligir los mecanismos para desecharte. Has terminado de procrear, ya hiciste tu trabajo, gracias, gradualmente va empezando el taponamiento de las arterias, el juego ha terminado. Está bien: aceptemos que la biología no es tan severa, pero desde el punto de vista evolutivo tu valor genético es equivalente a tu capacidad de procrear. Después de los treinta y cinco años, poco más o menos, tus genes ya no te protegen. Claro está que, como humanos, sabemos que las cosas no son así—nos valoramos unos a otros social, espiritual, moral y emocionalmente, y valoramos a los miembros más maduros de nuestra sociedad como las personas encargadas de guiar a la especie para que tome decisiones más inteligentes. Como individuos, nos hemos dado cuenta de que el sexo no tiene que detenerse a medida que avanzan los años (pensemos, por ejemplo, en los ancianos de Sun City, Arizona, donde recientemente se informó de al menos una docena de incidentes de personas mayores que hacían el amor en lugares públicos).

En ese sentido, tal vez sea útil estudiar por partes algunos aspectos de nuestra anatomía y verlos desde un punto de vista puramente funcional. Por consiguiente, extraigámosle la ciencia al sexo para explicar en qué difieren los humanos del resto del reino animal.

Aunque una de las palabras del argot popular para referirse al pene erecto puede indicar lo contrario, los humanos somos unos de los pocos mamíferos que no tenemos hueso en el pene (muchos otros animales tienen una estructura ósea conocida como "báculo" para ayudarlos a lograr y mantener las erecciones; los humanos carecen de estas estructuras porque son incómodas y están expuestas a sufrir lesiones, y porque hemos desarrollado un sistema mejor). El pene humano funciona con base en un sistema de transporte compuesto de venas y arterias que lo abastecen de sangre para lograr su erección (en los próximos párrafos daremos mayores detalles).

Debido a que los hombres no tienen estructuras óseas que les estorben, pueden tener penes desproporcionadamente grandes comparados con sus cuerpos. Es cierto. Comparado con el de muchos otros primates, el pene humano es proporcionalmente más grande que el de prácticamente cualquier otra especie. La evolución no sólo les dio a los hombres el don de este órgano para que pudieran hablar basura con los gorilas del zoológico, sino por la siguiente razón: las mujeres son inteligentes. En muchas otras especies, el trabajo del macho consiste en difundir su esperma a tantas hembras como pueda. Es el rey; procrea. Mufasa engendra a Simba y nace un nuevo rey. Puesto que los humanos son criaturas biológicamente monógamas—aunque no lo sean siempre desde el punto de vista social—el macho desea encontrar una pareja que esté dispuesta a aceptar su esperma.

Las mujeres lo saben. Aunque no lo digan, o aunque ni siquiera lo piensen, las mujeres—a un nivel evolutivo—correlacionan el tamaño del pene con la potencia. Parece lógico, ¿verdad? Considerándolo desde el simple aspecto de *pitcher-catcher*, los hombres podrían tener penes mucho más pequeños. Todo lo que necesitan para transferir su esperma es penetrar la superficie de la vagina de una mujer; aún si los penes fueran mucho más pequeños, los espermatozoides podrían nadar aguas arriba para realizar su trabajo. Sería más importante tener espermatozoides más rápidos y más fuertes que tener un pene más grande.

El mayor tamaño de los penes humanos no se debe a ningún tipo de competencia de vecindario entre los hombres de la especie (¡mi flamenco es más grande que el tuyo, Fred!), sino únicamente a su función de atraer parejas que tengan hijos. Pero hay una compensación: los testículos del varón humano son pequeñísimos, sobre todo si se comparan con los de otras especies como la de los chimpancés. Cuando una hembra chimpancé entra en celo, se aparea con tantos machos como pueda para garantizar que tendrá una cría. Entonces, esa cría es protegida por todos los machos adultos, dado que cualquiera de ellos pudo haber sido el padre. Por lo tanto, los testículos de los machos en esa especie tienen que ser grandes para producir grandes cantidades de espermatozoides, porque su esperma lucha con otros espermas por el derecho a llegar al óvulo. Dado que, teóricamente, los humanos no tienen que competir con otros hombres, sus testículos no necesitan producir la cantidad de esperma equivalente al petróleo que produce una torre de extracción, lo que significa que sus testículos no tienen que ser tan grandes (gracias a Dios—si consideramos la frecuencia con la que las ingles de los hombres se han encontrado con una bola de béisbol perdida o con una rodilla rabiosa).

En el reino animal, si todo funciona bien, el macho chimpancé se une a la hembra chimpancé y nace una cría chimpancé. Nuestras vidas sexuales son un poco más complejas. Nosotros hacemos el amor por múltiples razones. Porque queremos tener hijos. Porque queremos expresar nuestro amor. Porque queremos divertirnos. Porque no hay nada que ver en la televisión. Al igual que con cualquiera de nuestros otros órganos, no todo funciona de acuerdo al plan. Nuestra cultura sexual no sólo es rica en amor y lujuria sino que también está llena de condones rotos, de enfermedades de transmisión sexual, de infertilidad y de disfunción eréctil. Los problemas asociados con nuestros órganos sexuales son complejos y personales, por lo que hablar de ellos puede ser difícil.

A pesar de todo, el sexo es uno de los mayores tesoros de la vida—para tus relaciones, para tu espíritu y para tu salud. Pero tus órganos sexuales son frágiles y están expuestos a muchas afecciones que pueden dificultar el sexo, hacer que sea incómodo, o incluso hacer que resulte imposible. Por lo tanto, bajémonos los pantalones y miremos más de cerca lo que nos hace funcionar como criaturas sexuales—para ver cómo podemos llevar una vida más joven y mejor.

Tu Máquina Sexual: Su Anatomía

Preguntémonos: ¿dónde aprendimos sobre el sexo? ¿En una clase de salud humana? ¿En el vestuario? ¿En la colección de revistas que papá tenía escondida? Lo más probable es que el cuidado de tu instrucción sexual inicial fuera tan extenso como las instrucciones que recibiste para aprender a armar un triciclo. Paso 1: inserta el perno A en la ranura B. Paso 2: disfruta el paseo. Sin duda obtuviste algunas pistas a medida que avanzabas y ahora sabes mucho más sobre la maquinaria sexual de lo que sabías cuando tenías ocho años. Pero debido a que a casi todo el mundo le avergüenza hablar de sexo tanto como admitir que tiene un CD de Milli Vanili, pensamos que te beneficiarías de un pequeño paseo por un manual de instrucciones un poco más holístico. Para ese fin, hemos combinado la anatomía masculina y la femenina porque, por una parte, una y otra tienen

> **DATO**
>
> Un 54 por ciento de los hombres piensan en el sexo varias veces por día, en comparación con 19 por ciento de las mujeres.

algunas similitudes no tan evidentes, y por otra, porque consideramos que es importante que cada género aprenda un poco sobre la forma como funciona el otro.

La Anatomía de la Atracción

Casi todos conocemos la relación entre el pene y la vagina—el pene es el automóvil que estaciona en el garaje de la vagina. Pero si el automóvil se daña antes de llegar a la puerta del garaje, no puede entrar. Tampoco si la puerta del garaje se traba y se queda cerrada. Se requiere potencia para consumar la relación. Tanto en el caso del hombre como de la mujer (en especial del hombre), nada funciona sin una alta calidad de flujo sanguíneo, y esto comienza con la atracción.

Tal vez para desencanto de los diseñadores de modas y los estilistas del mundo entero, el olfato parece ser el factor dominante en la atracción de la pareja. Las especies adultas liberan compuestos químicos conocidos como feromonas que secretan olores que nos hacen atractivos a otros. Es una reacción más química que cerebral, y es por lo que nos vemos atraídos hacia algunas personas y sentimos repulsión por otras sin entender realmente por qué.

Claro está que el amor y la lujuria son sentimientos complejos que incluyen un poquito de suerte, un poquito de trabajo y un poquito de esa "química" intangible. Pero, desde un punto de vista puramente biológico, estos compuestos químicos envían señales a tu cerebro para graduar tu medidor de amor en un nivel de alerta alto

¿Mito o Realidad? Para aproximadamente la edad en la que te jubiles, necesitarás Viagra.

La disfunción eréctil, como las arrugas y el participar de las comidas especiales para madrugadores, aumenta con la edad. Afecta al 5 por ciento de los hombres mayores de cuarenta y hasta el 25 por ciento de los hombres que han llegado a la edad de sesenta y cinco años. Aunque el 50 por ciento de los hombres experimenta algún problema de tipo eréctil entre las edades de cuarenta y setenta años, esto no significa que debas ser uno de ellos— sobre todo si sigues nuestras instrucciones para una óptima salud arterial, en el Capítulo 2. De hecho, muchos hombres mayores de setenta informan que tienen muy buen *swing*, muchas gracias.

o para cerrar la puerta a todo el que intente entrar. Estas señales se transmiten por una vía alterna que no pasa por el pensamiento ni por la parte lógica de tu cerebro sino que llega directamente a tu amígdala cerebral—la parte que maneja los sentimientos. A eso se debe que las atracciones fuertes produzcan sensaciones intangibles como las mariposas en el estómago, el cosquilleo por la columna, y ese sentimiento de locura incontrolable: "Tengo que estar contigo."

El Sistema Vascular

Ahora bien, cuando se desencadena esa reacción química en el cerebro, se monta en un bus expreso que va al centro de la ciudad para iniciar una lluvia de confeti en la región pélvica. ¿Cómo? En un hombre, la señal del cerebro desencadena una reacción que hace que la sangre se precipite hacia el pene, como un río caudaloso.

Durante el estímulo, los músculos que rodean las arterias del pene se relajan para que la sangre pueda entrar y ser absorbida por una estructura esponjosa en el lado superior del pene conocida como el cuerpo cavernoso (ver la Figura 7.1). Una vez que afluye allí la sangre, las venas del pene se cierran como una represa para que la sangre permanezca dentro del cuerpo cavernoso (durante todo este tiempo, una estructura blanda en la cara posterior del pene, conocida como cuerpo esponjoso, permanece relajada y permite que salga el semen durante la eyaculación). Sin un adecuado flujo sanguíneo—lo que significa que las arterias no se dilatan debidamente porque están inflamadas o taponadas—los hombres no pueden alcanzar una erección porque no entra sangre suficiente o no pueden permanecer allí. Esa es una de las causas más comunes de la disfunción eréctil—una afección que presentan unos treinta millones de norteamericanos.

Desde un punto de vista más amplio, el pene es la vara de medir del hombre—indica cómo está funcionando todo en el resto de su organismo. Si el soldado se pone firme cuando se le indica que lo haga, es señal de que hay buen flujo sanguíneo en

FIGURA 7.1 # La Vara de Medir del Hombre

Para que el pene logre erecciones firmes, los grandes vasos sanguíneos que salen del corazón (desde la aorta hasta las arterias ilíacas) traen sangre a las arterias más pequeñas, que deben relajarse para que la sangre llegue a la arteria dorsal. Luego las venas cierran todas las vías de salida para que la totalidad de la sangre llene el pene y dé lugar a una erección.

También los nervios que rodean la próstata, que se encuentra en el recto, ayudan a controlar el flujo sanguíneo, aunque pueden lesionarse durante una cirugía de próstata. Los dos testículos que, normalmente se encuentran a alturas diferentes, están ubicados fuera del cuerpo para que puedan mantener frío el esperma y así aumentar su sobrevivencia. Durante la copulación, unos músculos especiales retraen los testículos en preparación para la eyaculación.

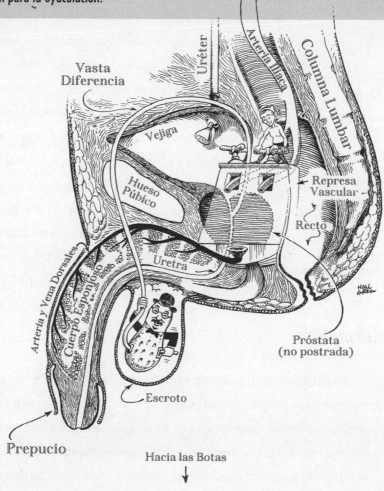

Vasta Diferencia

Uréter

Arteria Ilíaca

Columna Lumbar

Vejiga

Represa Vascular

Hueso Púbico

Recto

Arteria y Vena Dorsales

Cuerpo Esponjoso

Uretra

Próstata (no postrada)

Escroto

Prepucio

Hacia las Botas
↓

otras partes del cuerpo. Pero si decide tomarse unas vacaciones, significa que la salud arterial del hombre no es tan joven como debería ser. Esto se debe a que los mecanismos químicos que hacen que la sangre entre y salga del pene son los mismos que permiten que la sangre fluya desde y hacia el cerebro, el corazón y los riñones. En cualquier lugar de tu cuerpo las venas y las arterias siguen el mismo proceso para permitir la circulación.

Claro está que anteriormente se suponía que toda la disfunción eréctil provenía de la psicología del sexo —que los hombres tenían el control total para mantener y sostener o no la erección. Pero ahora sabemos que un hombre no puede obligar a su pene a tener una erección como el mago hace que una de sus asistentes levite. Hay muchos factores químicos que entran en juego. Sin embargo, es importante anotar que aunque la buena salud arterial mejora la salud eréctil, las reacciones químicas del cerebro que se manifiestan en forma de ansiedad, estrés y depresión pueden tener relación con la disfunción eréctil.

Las Hormonas

Sabemos el papel que desempeñan las hormonas en las diferencias entre uno y otro sexo. La testosterona es la sustancia que le da a James Earl Jones su más famoso atributo y el estrógeno es la sustancia que le da a Dolly Parton el de ella. Debido a que las hormonas tienen tantas funciones distintas, no es de sorprender que otra de las razones claves para la disfunción sexual provenga de la deficiencia de testosterona tanto en el hombre como en la mujer. Aunque la mujer produce sólo pequeñas cantidades de hormona masculina, los niveles de testosterona de la mujer son los que excitan su libido. Las mujeres pierden testosterona a medida que envejecen y muchas drogas, como los betabloqueadores y otros medicamentos para el control de la hipertensión, pueden afectar negativamente sus niveles. Uno de los resultados típicos clave de la falta de testosterona en la mujer es la ausencia de lubricación y el adelgazamiento de la piel alrededor de los labios de la vagina y las áreas circundantes, lo que hace que el acto sexual sea doloroso. En términos de la excitación sexual, es también importante anotar que el pene es hipersensible y es lo que estimula al hombre, mientras que en la mujer el equivalente de este órgano es el clítoris, que se llena igualmente de sangre. La descarga del flujo sanguíneo hacia el clítoris es lo que ayuda a que se produzca parte de la excitación que la mujer experimenta durante el acto sexual.

Al mismo tiempo, también en la mujer disminuyen con la edad los niveles de estrógeno (tal como ocurre con los niveles de testosterona en el hombre). Además de la ausencia de lubricación por la falta de testosterona, este descenso en la producción de estrógeno hace que disminuya el tamaño de los labios de la vagina. Así, el clítoris queda más expuesto, lo que disminuye su sensibilidad o produce una sensación de hormigueo desagradable. Además hay que tener en cuenta que la inflamación natural y la lubricación alrededor de la vagina disminuyen con la edad, y la pérdida de la libido es el equivalente femenino de la disfunción eréctil. En realidad no hay forma de cuantificar este tipo de disfunción sexual en términos de lo que se conoce como el estímulo sexual normal. Algunas parejas, por ejemplo, se sienten muy satisfechas

¿Mito o Realidad? Los brasieres o el trauma a las mamas pueden producir cáncer.

No hay evidencia que demuestre que algo que pueda inhibir el drenaje del sistema linfático —como los brasieres o el trauma— pueda producir cáncer. Pero, por el momento, no lo podemos negar en forma concluyente.

de tener relaciones sexuales cinco veces al año, mientras que otras no verían ningún problema en tenerlas ese mismo número de veces en la mitad de ese tiempo. El verdadero problema se presenta cuando una de las dos personas en la relación quiere hacer el amor con más frecuencia que la otra, y esto constituye un problema si se tiene en cuenta que los hombres alcanzan el máximo de su actividad sexual antes de los veinte o hasta los veinticinco años, mientras que la mujer llega al máximo de la

Mejor Salud de las Mamas

Aunque técnicamente no son órganos sexuales, sin duda las mamas *desempeñan* una función después de la reproducción. Además de su propósito de alimentar a los hijos, las mamas —según tu punto de vista— *desempeñan* también un papel en el placer y en la identidad sexual. La primera preocupación relacionada con la salud —el cáncer de mama— suele empezar cuando una mujer (o su pareja) detectan un abultamiento en la mama. Aproximadamente el 80 por ciento de estos abultamientos son quistes —masas benignas que no se vuelven cancerosas. Pero cuando se detectan por primera vez es difícil diferenciarlas de un cáncer (hasta no hacer una biopsia). Los quistes, que desaparecen con la menopausia, son más grandes y más dolorosos justo antes de la menstruación. Lo más probable es que se produzcan por un desequilibrio hormonal; para ayudar a evitarlos, debes evitar las metilxantinas, que se encuentran en el café, el té negro y las bebidas cola (en el Capítulo 11 encontrarás más información sobre el cáncer de mama).

Un comentario más acerca de las mamas: no creas todas las mentiras acerca de los métodos no quirúrgicos de mejorar su forma. Al igual que otras extremidades (como la nariz y las orejas), con el tiempo, a medida que el tejido glandular es reemplazado por grasa, las mamas crecen y se descuelgan (a propósito, esto se aplica tanto para los hombres como para las mujeres). Los brasieres, adoptar una mejor postura y los ejercicios que fortalecen los músculos pectorales subyacentes pueden mejorar la apariencia, pero no hay ningún método no quirúrgico para mejorar realmente la forma natural de los senos. Otra razón para evitar el cigarrillo: el cigarrillo destruye el colágeno que es importante para mantener la forma de las mamas.

suya al final de los treinta o comienzos de los cuarenta años de edad. Otra diferencia es que los hombres están diseñados para hacer el amor cada tercer día—aproximadamente el tiempo que toma producir los espermatozoides de más alta calidad. Si consideramos que una tercera parte de las mujeres experimentan períodos ocasionales de pérdida de la libido, tenemos los ingredientes de una disfunción sexual para la que al menos hay un remedio importante—la comunicación (veremos más a este respecto en el Plan de Acción para Llevar una Vida Más Joven, a continuación).

Claro está que las hormonas desempeñan un papel importante en muchas otras áreas del proceso reproductivo, como en la menstruación. Dos hormonas, el estrógeno y la progesterona, cambian sus niveles para prepararse al embarazo, pero también cambian sus niveles cuando no se produce un embarazo. Estos cambios rigen el proceso que prepara al útero para el próximo ciclo en el que estará disponible un óvulo, mediante la descamación del exceso de tejido uterino provocada por contracciones del útero. Este es el proceso de la menstruación, que produce el sangrado vaginal y los cambios hormonales que afectan la forma como las mujeres manejan la vida y el estrés. Algunas experimentan pocos cambios mientras que otras pueden dedicar ese tiempo a considerar la posibilidad de

¿Mito o Realidad? La masturbación es buena para los hombres.

Aunque algunos estudios anteriores hicieron que los investigadores pensaran que la eyaculación frecuente podía aumentar el riesgo de cáncer de próstata, un extenso estudio, en el que participaron treinta mil hombres, demostró lo contrario. Dicho estudio concluyó que los hombres que eyaculaban de trece a veinte veces por mes reducían en 14 por ciento su riesgo de cáncer—y los hombres que eyaculaban más de veintiún veces por mes disminuían en 43 por ciento dicho riesgo. Además, muchos terapeutas sexuales consideran que la masturbación puede mejorar la salud—por ejemplo, al aliviar el estrés. Sin embargo, advierten que la masturbación no debe considerarse nunca como un sustituto de la actividad sexual con la pareja. Por otra parte, no hay evidencia clara que demuestre un efecto benéfico o nocivo de la masturbación en la hiperplasia benigna de la próstata. Y lo más probable es que tampoco te deje ciego.

utilizar un sartén como un arma mortal. Los anticonceptivos orales regulan el proceso para evitar la acumulación de una gruesa pared uterina (lo que parece correlacionarse con una menor cantidad de sangrado, menos cólicos y menos deseos de lanzar sartenes).

A medida que se reduce el proceso de fertilidad (aún no se ha podido determinar si esto está determinado por los ovarios o por control endocrino a nivel cerebral) las mujeres van perdiendo su capacidad de mantener niveles sostenidos de estrógenos y progesterona, hasta que finalmente llega el momento en el que dejan de menstruar. La menopausia viene acompañada de múltiples cambios hormonales, que llevan a la pérdida de parte de la plenitud de los tejidos que rodean la vagina y la experimentación de calores e insomnio. (A propósito, los hombres también pueden experimentar la menopausia, aunque en ellos es de inicio más gradual y no tan definida como en las mujeres). Para contrarrestar los problemas asociados con los síntomas de la menopausia, la terapia de reemplazo hormonal (TRH) fue un tratamiento popular. Dado que perdemos niveles de hormonas a medida que envejecemos, se pensó que consumir hormonas podría ser la forma de mantenernos jóvenes. El problema con la TRH es que se relaciona con efectos secundarios muy graves, incluyendo un incremento de la coagulación venosa que puede llevar a que se desprenda un coágulo y llegue hasta los pulmones (embolia pulmonar), cáncer e infarto cardiaco. Aunque no podemos recomendar la TRH como tratamiento de primera línea, no la hemos descartado como una posibilidad en el futuro. (De cualquier forma, las mujeres a quienes se les prescribe TRH deben tomar aspirina para evitar la formación de coágulos potencialmente fatales.) Hay tres sustancias—la soja, el trébol rojo y el cohosh negro—que también han demostrado su efectividad para reducir los síntomas asociados con la menopausia en un 35 por ciento de mujeres.

Lo que nos interesa enfatizar es que no hay por qué considerar la menopausia como la cesación del poder sexual. El sexo no se detiene después de los cincuenta. De hecho, no tiene por qué detenerse jamás (basta recordar esos ciudadanos mayores en Sun City, Arizona). La sexualidad es parte importante de la propia personalidad. Hay que aceptar el hecho de que el cuerpo cambia y tener en cuenta nuestras recomendaciones al final de este capítulo para saber cómo cambiar con él. Piensa que, sólo por el hecho de que hayas vivido en tu casa por mucho tiempo, no tienes por qué dejar que la hierba crezca hasta la ventana del segundo piso, ni por qué seguir con la misma pintura en las paredes, las mismas telas y los mismos muebles que tenías en los años setenta. Te ocupas de redecorar tu casa y tu cuerpo, porque hay muchas satisfacciones en sentirse atractivo para los demás y para uno mismo.

La Próstata y el Cuello Uterino

No es necesario estar suscriptos a *Sports Illustrated* para saber que hay una diferencia bastante evidente entre el hombre y la mujer. Como resultado, nuestras anatomías internas tienen también sus diferencias. En lo que respecta a la mujer, una de las estructuras internas más importantes en cuanto a estas diferencias es el cuello uterino, que se abre hacia abajo, hacia la vagina. El cuello uterino desempeña un papel importante en el embarazo; se alarga para mantener el feto en el útero y luego se acorta y se dilata para permitir el trabajo de parto y el alumbramiento. El cáncer del cuello uterino, que se desarrolla a partir de células anormales que se forman en esta región, es, tal vez, el cáncer más detectable y prevenible. Una causa comprobada son las enfermedades de transmisión sexual—de las cuales, el culpable más importante es el papilomavirus humano (PVH) que produce verrugas genitales.

> **DATO**
>
> Este es un descubrimiento que vale la pena tener presente: la leche humana purificada colocada sobre el PVH (la verruga) puede matar efectivamente el virus.

Debido a que rara vez hay síntomas externos evidentes del PVH (aunque algunas mujeres pueden experimentar una leve irritación, ardor y prurito) es una de las enfermedades silenciosas que pueden atacar los órganos sexuales femeninos. El PVH y el cáncer de cuello uterino pueden detectarse en forma temprana con una citología. (La citología y el examen pélvico deben practicarse con regularidad a partir del momento en el que la mujer comience a ser sexualmente activa. Esto debe incluir exámenes una vez por año en las mujeres sin señales de PVH y cada seis meses para aquellas que hayan recibido tratamiento para PVH.) Si bien algunas formas de PVH se presentan sin razón aparente, más del 50 por ciento de todas las mujeres tienen probabilidad de adquirir PVH con su primer encuentro sexual.

En los hombres, la próstata—ese órgano con forma de nuez de nogal que tiene la consistencia de una castaña de agua—regula la velocidad, fuerza y frecuencia de la micción urinaria y la eyaculación. Cuando hay problemas de próstata (ver la Figura 7.2) se manifiestan síntomas tales como micción frecuente o dolorosa o problemas para eyacular. Claro está que la primera preocupación de los hombres con la próstata es el cáncer. De hecho, si viven lo suficiente, casi todos los hombres presentarán cáncer de próstata. Es una enfermedad común en los hombres mayores, pero la preocupación se relaciona realmente con la agresividad del cáncer. Muchos pueden vivir hasta veinte años con formas de desarrollo lento de esta enfermedad, que tiende a presentarse en los hombres mayores, mientras que la forma agresiva, más común en los jóvenes, tiene una tasa de mortalidad más alta. Sin embargo, hay otra enfermedad de este órgano que debe tenerse en cuenta—la hiperplasia benigna de la próstata (HBP). Se trata de una hiperplasia, o crecimiento anormal de la próstata. Esencialmente, en los hombres que presentan HBP, sus próstatas se agrandan alrededor de la uretra—la vía principal para el tránsito del líquido de sus órganos internos al mundo exterior. Este agrandamiento hace que la próstata comprima la uretra, como si fuera la mano de un granjero sobre la ubre de una vaca, e impide el flujo normal de la orina. Quienes tienen HBP se levantan frecuentemente durante la noche para orinar y tienen dificultad para iniciar el chorro. A medida que progresa la enfermedad, la dificultad empeora—no se logra eliminar toda la orina de la vejiga. (El temor es que la orina puede fluir de nuevo hacia el riñón, causando un daño renal lento y progresivo;

FIGURA 7.2 **Sigue la Corriente** La próstata regula el flujo de orina y de semen hacia el pene. Si los tejidos dentro de la próstata proliferan (se hipertrofian), el estrecho canal se comprime y dificulta la iniciación y el mantenimiento del flujo urinario. Cuando esto ocurre, la vejiga no puede vaciarse totalmente de forma que la orina puede fluir de nuevo hacia arriba (en el peor de los casos) hacia los riñones y producir infecciones y lesiones. Los cálculos renales, que se forman en los uréteres, cerca de los riñones, o en los riñones mismos, raspan y lastiman los tejidos circundantes al pasar por la vejiga y la uretra.

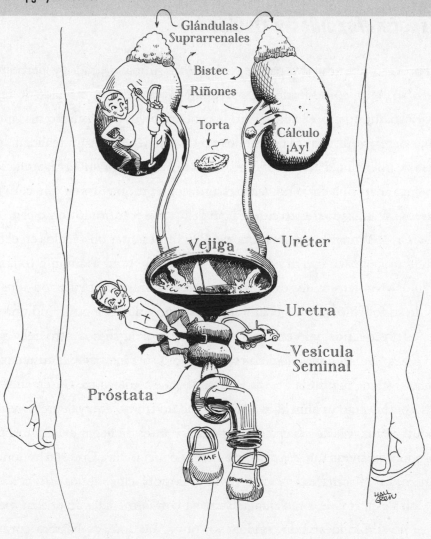

por lo tanto, es mejor que te sigas levantando para ir al baño.) El tratamiento que cada cual elija para manejar los problemas de la próstata es muy personal—algunos eligen tratamientos agresivos que consisten en extirpar parte de la próstata alrededor de la uretra, mientras que otros optan por medidas más conservadoras, como medicamentos y terapias alternativas que reducen la inflamación y ayudan a relajar el músculo que comprime la uretra.

Espermatozoides y Óvulos

El proceso reproductivo parece ser bastante simple. Mira los espermatozoides cómo nadan. Mira cómo fertilizan el óvulo. Mira a Missy cómo pide de regalo un pony para su quinto cumpleaños. Pero la concepción es algo mucho más complejo, y muchas parejas que desean tener hijos no los pueden tener. En realidad, la principal causa de infertilidad es la que las personas menos imaginan: el lugar inadecuado, el momento inapropiado, o no hacer el amor en el momento en que el óvulo está listo para ser fertilizado. En un sistema tan delicado e intrincado como el proceso de fertilización, son muchas las cosas que pueden representar obstáculos en el camino.

Toda mujer nace con el número de óvulos que tendrá durante toda su vida. Esos óvulos viven en sus dos ovarios. Cada mes—durante la ovulación—los ovarios liberan de su folículo, por lo general un óvulo (no uno cada uno, sino un ovulo de uno de los dos ovarios) y lo envían a un viaje muy peligroso dentro del organismo (ver la Figura 7.3). Al otro lado de las sábanas, los espermatozoides comienzan a correr cuando suena la pistola que da la largada (la eyaculación). Desde antes, los espermatozoides están ya alineados a lo largo de un tramo equivalente a media milla de conductos a través de los cuales deben pasar antes de llegar al extremo del pene (los hombres quisieran que esa distancia fuera de una milla). Con 300 millones de espermatozoides en cada eyaculación (igual a la población de los Estados Unidos), estas células espermáticas nadan aguas arriba con la medalla de oro en mente—el óvulo. Si no se bloquean con condones u otros métodos de barrera para control

FIGURA 7.3 ## Arranca la Carrera

FIGURA 7.3 **Arranca la Carrera** El ovario libera un óvulo que es atrapado por la Trompa de Falopio. Si el óvulo no encuentra esta trompa o permanece en ella, puede producir un embarazo ectópico. Mientras el óvulo pasa hacia el útero, los espermatozoides intentan fertilizar el óvulo en una fiera competencia por sobrevivir, pero un bajo recuento espermático o una baja motilidad (espermatozoides perezosos) pueden limitar este éxito. Después de la fertilización, el óvulo se inserta en la pared del útero para desarrollarse, pero las infecciones o los fibromas uterinos pueden inhibir la implantación.

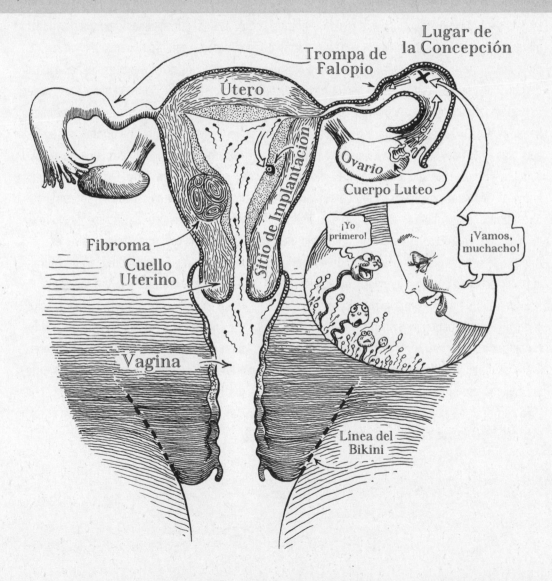

¿Mito o Realidad?
Los espermatozoides que llevan cromosomas masculinos son más rápidos que los que llevan cromosomas femeninos.

Sí, el espermatozoide macho es más rápido —porque es más liviano, principalmente porque lleva menos material genético. Así que mientras que los espermatozoides macho y hembra tienen la misma fuerza muscular en sus aletas, los más livianos nadan más aprisa (así como los ciclistas más pequeños avanzan más que los grandes, con todos los demás factores iguales, porque es menor la masa que deben mover). Pero si una pareja tiene problemas para concebir un niño, no significa necesariamente que sea culpa del hombre. Aunque se puede culpar a un hombre de perderse de una conversación importante por tener los ojos fijos en la televisión, no se le puede culpar por esto. El espermatozoide no determina el sexo del óvulo fertilizado, sino que una multiplicidad de factores contribuye a determinarlo —como, por ejemplo, la receptividad del óvulo a los cromosomas machos. Hay parejas que intentan copular de cabeza o en otras posiciones acrobáticas porque han escuchado rumores de que se puede influir así en el género de un hijo, pero el proceso es mucho más complejo. Por ejemplo, aun si el espermatozoide macho es más rápido que el espermatozoide hembra, aquel morirá si el óvulo no está en la posición adecuada para la fertilización, lo que deja el espacio libre para el aterrizaje del espermatozoide hembra. Mientras que los espermatozoides macho son más rápidos, los espermatozoides hembra parecen tortugas —van avanzando lentamente, se demoran y esperan unos días. Para engendrar un varón, es esencial que la copulación se produzca cerca al momento de la ovulación, porque de lo contrario ganarán las mujeres. A propósito, aunque los espermatozoides son producidos por los hombres, la receptividad a éstos varía en las mujeres, razón por la cual ambos géneros tienen cierta participación en determinar el sexo del hijo. Otro hecho: se conciben y nacen más hombres que mujeres pero, durante los primeros años son el sexo más débil, por lo que hay más mujeres vivas en el mundo.

natal, nadan hacia arriba desde la vagina subiendo por la escalera eléctrica del cuello uterino hasta el útero. Con muchísima suerte, un recubrimiento especial de las trompas de Falopio, que contiene pequeñas estructuras vellosas, succiona al mismo tiempo el óvulo hacia abajo, por lo que, al igual que los salmones de Alaska, los espermatozoides tienen que nadar aguas arriba. El útero con su gruesa pared, que es en realidad más grande que el bíceps de un levantador de pesas, ejerce literalmente una succión sobre el pene y por último atrae los espermatozoides hacia su cámara para la fertilización. En ese punto se desata una lucha por ver cuál de los espermatozoides llega primero a fertilizar el óvulo. Si uno lo logra, el óvulo fertilizado llega a un área en la pared uterina (el vientre) donde se implanta.

Podría pensarse que con 300 millones de espermatozoides participando en la carrera, siempre habrá uno que llegará al final, a la playa; pero la infertilidad sigue siendo un gran problema. Aunque sólo afecta al 7 por ciento de las parejas de treinta años, afecta al 33 por ciento de las parejas de cuarenta años y al 87 por ciento de las parejas de cuarenta y cinco años. Esto se debe a que el viaje no es simplemente nadar la distancia de una piscina olímpica; es algo más parecido a atravesar el Canal de la Mancha sin un vestido impermeable—son muchas las cosas que tienen que salir bien para poder llegar de una costa a la otra. En lo que respecta al hombre, hay dos cosas que pueden producir infertilidad: un recuento espermático bajo—lo que quiere decir que sin tantos nadadores en la carrera hay una menor probabilidad de que alguno llegue a la meta, o que los espermatozoides simplemente no tienen la fuerza necesaria para completar el trayecto (lo que se conoce como falta de movilidad espermática), y estas células mueren antes de llegar al Santo Grial. En lo que respecta a la mujer, es posible que tenga una infección que irrite el útero e impida que se aniden los óvulos, o tal vez haya algún tipo de reacción química que no permita

DATO

La fertilización *in vitro* tiene lugar fuera de los padres. Estas serían las células que se desecharían para permitir la investigación de las células madre (ver más información al respecto en el Capítulo 9).

que los óvulos maduren lo suficiente como para ser liberados por los ovarios. Podría inclusive haber algún tipo de problema o bloqueo estructural en las trompas de Falopio que impidan que el óvulo fertilizado llegue a su destino. Algunas mujeres tienen fibromas—tejido esponjoso benigno que, con frecuencia, distorsiona la anatomía normal del útero y las trompas de Falopio. Los fibromas pueden crecer hasta el tamaño de una toronja, y pueden cambiar la anatomía haciendo que el útero no sea receptivo a los óvulos. El estrés—especialmente el estrés de no quedar embarazada—dificulta aún más la fertilidad. Si bien reducir el estrés, respirar profundo y otros mecanismos a los que nos referiremos pueden ayudar, la mayoría de los tratamientos de la infertilidad están diseñados para fortalecer o aumentar el número de espermatozoides, o para hacer que la piscina de la mujer sea más hospitalaria, o para superar los bloqueos, como se hace con la fertilización *in vitro,* en la que se recolectan óvulos y esperma humanos para realizar la fertilización fuera del cuerpo.

Tu Máquina Sexual: El Plan de Acción para Llevar una Vida Más Joven

Mantener la salud de tus órganos sexuales no sólo garantiza tu longevidad sino que ayuda a promover una vida plena y satisfactoria. Ante todo, lo más importante que puedes hacer es seguir nuestras indicaciones en este libro para reducir el envejecimiento arterial para conservar un sistema vascular despejado y una buena circulación que lleve el flujo sanguíneo a todas las partes de tu organismo. Mantener un buen flujo sanguíneo es una de las mejores formas de asegurarse de que la disfunción eréctil no sea tan inevitable como tu edad. Claro está que el Viagra, una docena de rosas y aprender a recoger tus medias de vez en cuando no son la únicas cosas que pueden mejorar de ma-

Rompe-mitos #3

nera sorprendente tu vida sexual. Es posible que sólo necesites unos pocos cambios para mantener tus órganos sexuales en excelente estado. Te mostraremos cómo cambiar tu aceite y te ayudaremos a mantener tus motores libidinosos en perfecto estado.

Paso # 1: Haz Más Veces el Amor (y de Forma Más Consciente)

La mejor prescripción para tus órganos sexuales no la encontrarás en la farmacia. La encontrarás en tu cama, en la ducha o en algún lugar escondido para pasar el fin de semana. Todos los estudios indican que hacer el amor rejuvenece. (Al decir "hacer el amor" queremos decir, hacer el amor libre de tensiones, de forma que sea sexo seguro, con la debida protección contra enfermedades de transmisión sexual, y sexo que no produzca estrés, como ocurriría como una relación extramarital.) Lo que sabemos es que, entre más numerosos sean (para los hombres) y entre mejor sea la calidad (para las mujeres) de los orgasmos que se tengan en un año, más joven permanecerás. Si tienes cincuenta y cinco años, aumentar el número de veces que haces el amor de 58 a 116 por año, tendrá un efecto equivalente a rejuvenecer 1.6 años, y tener sexo de excelente calidad tendrá un efecto mucho mayor que puede hacerte sentir hasta ocho años más joven (¡Mi amor, mejoremos nuestro estado de salud!). Aunque no sabemos exactamente cómo funciona, podría ser que el sexo de alta calidad alivie el estrés o reduzca el envejecimiento cardiovascular. Tal vez sea igualmente importante el valor terapéutico del sexo; promueve la intimidad y la satisfacción emocional. Es, simplemente, agra-

> **DATO**
>
> Las personas entre dieciocho y veintinueve años pueden tener relaciones sexuales 112 veces por año, en comparación con 86 veces para los de treinta a treinta y nueve, 67 para los de cuarenta a cuarenta y nueve y 58 para los de cincuenta a cincuenta y nueve años. Después, está capacidad comienza a aumentar de nuevo hasta 68 veces para las parejas entre sesenta a sesenta y nueve años.

dable, tanto a nivel físico como a nivel emocional. Bonificación: los datos sugieren, además, que si una persona de cincuenta y cinco años hiciera el amor setecientas veces al año, rejuvenecería dieciséis años (desafortunadamente, el tamaño de la muestra de personas que cumplió con estos criterios fue de aproximadamente... bueno... *cero*).

Claro que, con horarios de trabajo de setenta horas por semana y la crianza de los hijos, la actividad es tan extenuante como correr una maratón, contar con el tiempo y la energía para el sexo no parece nada fácil. Otra complicación: los que rivalizan en niveles de la libido. Cuando él quiere, ella no lo desea. O viceversa. Afortunadamente siempre hay formas de ayudar a mejorar la compatibilidad.

PROLONGAR LA EXPERIENCIA   Los orgasmos de los hombres son fáciles de entender—porque son externos. Pero los orgasmos de las mujeres pueden ser más misteriosos que un libro de Dean Koontz. Eso se debe a que muchos no entendemos lo que ocurre desde el punto de vista fisiológico. Esencialmente, cuando la mujer se excita hasta el punto de un orgasmo, las paredes uterinas se contraen, y ella puede experimentar contracciones musculares rítmicas del útero, la vagina y el clítoris. Pero cada mujer es distinta. Para algunas, puede ser como un geiser. Para otras, puede ser apenas un aleteo momentáneo. Pero hay algo que para los hombres es difícil de entender: debido a que no pueden imaginar el sexo sin un orgasmo, muchos hombres no se dan cuenta de que las mujeres pueden disfrutar del sexo sin necesidad de llegar al orgasmo.

Entonces, en lugar de intentar que el destino final sea el orgasmo de la mujer, los hombres deben concentrarse en asegurarse de que ella disfrute la interacción. Algunas no tienen orgasmos en absoluto y sin embargo disfrutan la vida sexual mientras que otras pueden tener fácilmente orgasmos múltiples. La ausencia de orgasmo no significa un fracaso, pero la ausencia de excitación sí. Si consideramos que el hombre promedio logra experimentar el orgasmo en el término de tres a cinco minutos y que la mujer promedio requiere cuatro veces ese tiempo para experimentarlo, es fácil entender por qué muchas mujeres no tienen un orgasmo en cada encuentro sexual. Si se agrega a esto la presión a la que se someten muchas mujeres en el sentido de que se espera que necesariamente tengan un orgasmo, el encuentro sexual puede convertirse en una experiencia que produce más estrés que la fecha límite para el pago de los impuestos. Eso, por sí solo, es prácticamente la garantía de que la mujer no va a llegar al orgasmo.

Se ha dicho que las mujeres fingen los orgasmos porque los hombres fingen el cortejo preliminar. En esto radica uno de los principales problemas de las parejas: en la falta de niveles compatibles de libido o de excitación sexual. Para mejorar el deseo sexual de la mujer, se debe prolongar el cortejo preliminar. Besar, tocar, abrazar, apretar, mordisquear, acariciar, rozar, hacer cosquillas, juguetear, agrega el verbo que más te guste. Cualquier cosa que hagas, asegúrate de conocer esta ecuación. Una preparación más prolongada es igual a una mejor lubricación, lo que, a su vez, es igual a una mayor satisfacción.

Para ayudar a la humectación, se puede aumentar la lubricación sin riesgo con lubricantes hidrosolubles como la gelatina K-Y o los geles solubles en lípidos. Además, para algunas mujeres, la crema de testosterona—aplicada directamente sobre el clítoris dos veces al día—ayuda a incrementar la estimulación de la libido y la intensidad del orgasmo. (La testosterona es la sustancia que promueve la sexualidad tanto en hombres como mujeres. Disminuye naturalmente con la edad, y, en el Capítulo

10, analizaremos en más profundidad las terapias hormonales. Sin embargo, la testosterona ha demostrado su efectividad en los hombres cuyos niveles de esta hormona se consideran bajos. ¿Cómo saber si perteneces a esta categoría? Los hombres deben preocuparse si no tienen que afeitarse la barba una vez al día. Afortunadamente, no existen esas mismas normas para las mujeres.)

EXPERIMENTA A pesar de lo que pueda prometer la industria de los juguetes sexuales, no hay ningún instrumento mágico para incrementar de inmediato el deseo sexual. Aumentar el deseo de la pareja requiere experimentación, confianza, comunicación y un grado razonable de aceptación de riesgo. Algunos de los problemas más comunes que muchas mujeres describen al hablar de su bajo grado de excitación sexual, incluyen el no sentirse amadas o tener la sensación de que el sexo se ha convertido en rutina o en algo aburrido. Piensa cómo sería tu vida si todos los días comieras lo mismo para el desayuno, el almuerzo y la cena. Aburrida. Debes abordar tu vida sexual con la misma actitud. Ponle variedad. Ensaya platos diferentes. Condiméntala con algunas especias. Haz lo que sea para satisfacer tu paladar sexual (todo con excepción de ensayar un nuevo chef, si eres casada). Esto incluye ensayar nuevas posiciones, iniciar el acto sexual en distintas habitaciones de tu casa o introducir algunos elementos de fantasía en tu alcoba.

La siguiente es otra forma de mejorar las cosas: programa el sexo. Muchos evitan hacerlo porque les parece que sería muy forzado y que se eliminaría el componente de espontaneidad que suponemos que toda relación sexual debe incluir. En realidad, programar el sexo puede tener el efecto contrario. Saber que tienes una cita con tu pareja aumenta el entusiasmo, la fantasía, incrementa la libido y con frecuencia lleva a una experiencia sexual más candente que la arena de la playa a mediodía.

SUDA Aunque el sexo en el sauna no suene muy atractivo, queremos que sudes por el ejercicio. Además de todos los demás beneficios, la actividad física es también excelente para tu vida sexual. Muchas especies incitan el deseo a través de los olores. Durante siglos, los científicos han estado buscando estas sustancias químicas y estas feromonas que aumentan el deseo sexual en las mujeres. De todas las sustancias estudiadas, sólo hay una que ha demostrado incrementar el deseo sexual femenino: el sudor masculino (de veras). Es posible que para los hombres haya un motivo aún más crucial para sudar. Los hombres que queman al menos 200 calorías diarias haciendo ejercicio, reducen el riesgo de impotencia. Por último, dado que el estrés puede ser uno de los factores que contribuya a la disfunción eréctil y la infertilidad, el ejercicio es excelente para reducir el estrés. Aunque tal vez no puedas cambiar las cosas que te producen estrés en tu vida, sí puedes al menos alterar tu respuesta mediante una actividad física consistente.

DESNÚDATE Si bien la imagen corporal puede ser un obstáculo importante para la vida sexual de muchas parejas, sólo cuando te sientas a gusto con tu propio cuerpo podrás hacer que los demás también lo acepten. Por lo tanto, desnúdate (hazlo, te esperaremos). Ahora mírate al espejo. Observa el cuerpo que tienes. No necesitas ser una supermodelo o un súper-atleta para apreciar tu cuerpo y ser sensual.

Paso #2: Utiliza Tu Boca

El óptimo desempeño sexual y la salud no tienen que ver únicamente con los órganos que se encuentran abajo de la línea de la cintura; tienen que ver con tu salud corporal total. Por ejemplo, tu cerebro y tus arterias son de primordial importancia en lo que se refiere a la disfunción eréctil y sexual. Por lo tanto, es lógico que puedas mejorar la salud de tus órganos sexuales consumiendo muchos ingredientes y nutrientes, que, en términos del condicionamiento sexual, hacen que tu despensa sea la segunda habitación más importante de tu hogar—porque no es tu estómago el único órgano que necesita sentirse satisfecho. La siguiente es nuestra guía de los nutrientes más importantes para tu salud sexual:

SELENIO Y LICOPENO Estas dos sustancias han demostrado mejorar la salud de la próstata. El selenio es un mineral que se encuentra principalmente en los alimentos vegetales como el ajo, que absorbe este elemento de la tierra. En dos estudios en regiones en las que no hay mucho selenio en el suelo (en el sur de California y en China) la suplementación de 200 microgramos de selenio por día redujo en 50 por ciento el riesgo de cáncer de próstata (y otros cánceres). Los institutos nacionales de salud (NIH) investigan si la adición de selenio puede ayudar a quienes ya consumen algo de selenio en su dieta, porque hay un riesgo en el consumo excesivo de este elemento. La investigación al respecto indica que se reduce hasta en 45 por ciento el riesgo de presentar cáncer de próstata en los hombres que consumen con frecuencia

¿Mito o Realidad?
No hay forma de eliminar los síntomas asociados con el síndrome premenstrual (SPM).

Cada mes las mujeres pueden experimentar cambios hormonales que hacen que los hombres sientan ganas de declarar una separación permanente del otro sexo, pero no significa que aquellas tengan que conformarse con sostener en una mano el frasco de Midol mientras forman un puño con la otra. La cura está en las grasas —las grasas tipo Omega-6 y Omega-3. Los suplementos de aceite de prímula (1,000 miligramos dos veces por día) suministran la primera de estas grasas, y deben combinarse con una dosis similar de aceite de linaza para la grasa Omega-6 (una o dos cucharadas de aceite o semillas maduras molidas, doce nueces de nogal, dos onzas de pescado, tres gramos de aceite de pescado o aceite de *eichium* por día, en dos o tres dosis divididas). También se ha demostrado que el requerimiento diario de calcio (1,200 miligramos en dos dosis divididas para las personas menores de sesenta y 1,600 miligramos en tres dosis divididas para las mayores de sesenta) disminuye los síntomas en las mujeres que experimentan síndrome premenstrual —y contribuye a la felicidad de los hombres que viven con ellas.

los alimentos que contengan tomates cocidos o pasta de tomate. Por una parte, los hombres que consumen productos de tomate cocido diez o más veces por semana tienen un riesgo 35 a 45 por ciento menor de presentar formas severas de cáncer de próstata, comparados con los hombres que consumen productos de tomate menos de dos veces por semana. Si bien el ingrediente clave puede ser el folato, hay quienes creen que el elemento que reduce la incidencia de cáncer proviene del licopeno, una sustancia que se encuentra en los productos de tomate. Sin embargo, no basta con tajar unos cuantos tomates en tu ensalada para obtener el efecto; el tomate debe ser cocido para ofrecer mayor cantidad de nutrientes. En realidad, la salsa de spaghetti es el alimento óptimo para obtener licopeno; en primer lugar, es cocida, y en segundo lugar, para una buena absorción, hay que consumir el licopeno con un poquito de grasa, y la salsa de tomate contiene grasa también. Para absorber la cantidad óptima (es decir, 400 miligramos por semana) tendrías que comer 164 tomates crudos o 16 tomates cocidos— pero sólo necesitas diez cucharadas de salsa de spaghetti para reducir el envejecimiento arterial. Recuerda, sin embargo, que no debes abusar de las albóndigas. La grasa saturada se ha relacionado con el incremento y la proliferación de células prostáticas cancerosas.

VITAMINAS Todos saben la importancia de incluir suplementos vitamínicos en la dieta. Lo mismo se aplica a tu salud sexual. Hay algunos datos que indican que la vitamina E—especialmente mezclada con tocoferoles—reduce el riesgo de cáncer de próstata. Sin embargo, si estás tomando una estatina—sí, ya sabemos que lo estamos repitiendo, pero vale la pena decirlo de nuevo—no debes tomar más de 100 IU de tocoferoles mixtos o de vitamina E porque inhibe en 40 por ciento la función de la estatina. Se ha demostrado que en las mujeres, 800 IU de vitamina E reducen el desecamiento de la pared vaginal y ayudan a despertar la libido y el deseo sexual. También se ha demostrado que el folato (800 microgramos por día) y las vitaminas del complejo B en las dosis diarias recomendadas—así como tres gramos diarios de ácidos grasos Omega-3 y 15 miligramos de zinc—contribuyen a incrementar la fertilidad y a mejorar la movilidad de los espermatozoides al aumentar la hospitalidad del útero para la implantación del óvulo. Por último, la vieja y buena amiga, la vitamina C, también aumenta la motilidad espermática, lo que puede ser útil, dependiendo de si deseas tener más niños a tu alrededor.

SAW PALMETTO El suplemento saw palmetto ha demostrado reducir el riesgo de hipertrofia benigna de la próstata que te despierta en la noche. Sin embargo, cuando lo busques, tienes que buscar los que contienen el ingrediente beta-sitosterol, la sustancia que se asocia con la disminución de la inflamación. La mitad de los productos de saw palmetto en el mercado no lo contienen. Se requieren 160 miligramos dos veces por día.

> **DATO**
>
> Se cree que la toxicidad del selenio fue lo que puso fin, en último término, a la vida del General Custer en la batalla de Little Bighorn. Los caballos que supuestamente le debían ayudar a huir estaban débiles y corrían poco debido a un envenenamiento por selenio (éste les producía dolor en los cascos debido a las peladuras, y los caballos se tornaron inestables por cambios neurológicos).

Además, los hombres pueden considerar consumir 2 gramos de L-arginina, un aminoácido que se encuentra en las semillas de auyama y en otros alimentos mencionados más adelante, y 500 miligramos de L-citrulina, dos veces por día. Se rumora que el consumo de estos dos elementos combinados (quisiéramos que los datos fueran más confiables que un simple rumor) aumentaría la producción de óxido nítrico en la capa más profunda de tus arterias, aumentando así el flujo sanguíneo, lo que puede evitar la disfunción eréctil y aumentar a la vez el recuento espermático. Estos dos elementos tomados dos veces al día podrían (los datos no lo confirman aún) reducir todas las demás formas de envejecimiento arterial, como la enfermedad cardiaca, los accidentes cerebrovasculares, la pérdida de la memoria, la enfermedad vascular periférica y las arrugas de la piel. Los alimentos que contienen altos niveles de estas dos sustancias incluyen: las almendras, la cocoa y el chocolate de verdad, los garbanzos, el maní, el salmón, la soja y la nueces de nogal.

Paso #3: Detecta los Intrusos

Como ya lo explicamos en la introducción, este libro te trae noticias que pueden ayudarte a llevar una vida más sana y mejor; evitaremos los consejos de "consulta a tu médico" como los esquiadores evitan los árboles. Sin embargo, cuando se trata de enfermedades graves que pueden afectar tus importantes órganos sexuales, necesitarás exámenes periódicos para detectar la presencia de virus y otros enemigos invasores. Por consiguiente, a menos que tengas los conocimientos y la capacidad de doblarte como un clip para papel, no pensamos que puedas realizar estas pruebas por ti mismo. Los hombres mayores de cincuenta—o mayores de cuarenta, si hay historia familiar de enfermedad prostática—deben someterse a un examen de la próstata. Puede ser incómodo por un momento, mientras el doctor inserta un dedo bien lubricado en el recto (dos, si desea una segunda opinión) para palpar el tamaño de la próstata. Pero esa evidencia es el primer signo de problemas prostáticos. Además, las mujeres requieren citologías y exámenes pélvicos periódicos para detectar signos de PVH o los primeros signos de cáncer de cuello uterino. Recomendamos una citología anual para la mayoría de las mujeres, o una cada seis meses si se tiene historia de PVH o de citologías anormales.

Capítulo 8

Sentido Común:
Tus Órganos Sensoriales

Los Principales Mitos Acerca de los órganos Sensoriales

Mito #1 Acerca de los Sentidos	La mayoría de las afecciones oculares son de origen genético, no son causadas por el estilo de vida.
Mito #2 Acerca de los Sentidos	Debes limpiar tus oídos regularmente con copitos de algodón.
Mito #3 Acerca de los Sentidos	Entre más gastes en hacer que tu piel se vea bien, mejor se verá.

$9.95

Mira por la ventana. Verás niños jugando, vecinos caminando, al señor Wonker arrancando la hierba de su jardín en bermudas (de nuevo). Ahora, mira más de cerca para ver las sonrisas, las flores, y tal vez más del señor Wonker de lo que quisieras. Casi todos consideramos nuestras ventanas—y lo que vemos a través de ellas—como algo normal, probablemente porque solemos pensar en ellas en términos de la función que cumplen. Dejan entrar la luz, el aire fresco y también dejan que entren a nuestras casas olores no tan frescos. Pero las ventanas tienen otra función igualmente importante: nos permiten tener una visión detallada de la belleza del mundo. Esto es lo que hacen tus ojos—y todos tus sentidos. Captan la información del mundo exterior para que tu cerebro la pueda procesar y decidir qué quiere hacer con ella.

Algunas especies sobreviven por distintos sentidos (los perros por el olfato, los murciélagos por el oído, las masajistas terapeutas por el tacto), pero el sentido que nos hace más humanos es la vista. Aproximadamente el 80 por ciento de lo que procesan nuestros cerebros proviene de lo que vemos. Es posible que no siempre podamos sentir, oler u oír (muchos cónyuges pueden dar fe de esto). Pero a menos que estemos dormidos, meditando o rezando para que ese jugador de fútbol marque un gol, procesamos constantemente la información a través de la visión.

Tal vez no sepas que los músculos más activos de tu cuerpo no son los de tus piernas, tu espalda o tus brazos sino los de tus ojos. Tus ojos tienen más de 2 millones de partes móviles y la capacidad de procesar treinta y seis mil bits de información por hora (es muchísima información; para ponerla en perspectiva, treinta y seis mil es aproximadamente el número de personas que caben en el estadio Fenway Park de Boston cuando se agota la boletería). Y siempre están en movimiento—aunque no estén abiertos (recuerda que la sigla REM significa movimientos oculares rápidos, en inglés). Esto hace que tus ojos sean una de las herramientas más potentes de tu cuerpo. Son tan potentes que, de hecho, muchas culturas los han utilizado como símbolos de poder. Tenemos el mal de ojo descrito por muchas culturas como un poder que tiene la capacidad mística de infligir un mal en otra persona con sólo mirarla. Tenemos también el ojo del huracán (aunque el verdadero ojo del huracán es un lugar relativamente tranquilo, las condiciones climáticas más severas se producen justo fuera de él). Y no olvidemos la máxima medida de perfección para un arquero o un lanzador de dardos—lo que en español se conoce como el blanco o la diana, y en inglés como *bull's-eye* (ojo de buey). Sin embargo, no son los ojos el único mecanismo con el que cuenta tu cuerpo para procesar información. Todo tu sistema sensorial está diseñado para funcionar hasta cierto punto como ventanas que trasmiten información a tu cerebro. Oyes el pito de un automóvil que te indica que no debes dirigirte a la izquierda. Hueles el chocolate de la confitería que despierta tu apetito. Tu sentido del tacto te advierte que es prudente alejarte del cactus que se te ha clavado en el brazo.

La mayor diferencia entre nuestros órganos sensoriales y nuestros otros órganos es que su disfunción no tiene implicaciones que pongan en riesgo la vida—sólo la alteran, o hacen que se altere. Si tu corazón o tu cerebro dejan de funcionar, tú también lo haces. Pero con tus órganos sensoriales no es así. De hecho, algunas personas, como el cantante José Feliciano, agradecen incluso la pérdida de los sentidos. Ciego de nacimiento, Feliciano tuvo que adaptarse a su forma de vivir—especialmente en aspectos que la mayoría de nosotros ni siquiera advertimos, como determinar la diferencia entre un billete de un dólar y uno de veinte. Pero cuando se le pregunta si quisiera ver, dice que no, porque no querría que lo consideraran desagradecido por todos los talentos y dones que ha recibido. Es un punto de vista positivo y novedoso de la forma como apreciamos nuestros sentidos—nos indica que deberíamos agradecerlos todos.

Sabemos, sin embargo, que si perdiéramos nuestros sentidos, muchas cosas en nuestras vidas cambiarían, y pocas personas estarían dispuestas a ensayar. En muchos aspectos, la alternativa de mantener su vitalidad depende de ti, siempre que adoptes las medidas necesarias para proteger tus órganos sensoriales de los proble-

¿Mito o Realidad? Tus pestañas tienen un propósito principalmente decorativo.

Su principal función es proteger los ojos del polen y otros elementos del ambiente pero también pueden detectar algo que viene hacia el ojo, lo que te permite un microsegundo para reaccionar y cerrarlo. Las pestañas se renuevan cada cinco semanas y hay algunos medicamentos que realmente las hacen crecer.

mas asociados con la edad y el envejecimiento. Todos tus sentidos actúan de formas ligeramente distintas; hagamos entonces un recorrido por tus principales órganos sensoriales: tus ojos, tus oídos, tu piel y tus receptores de dolor.

Tus Sentidos: La Anatomía

La mayoría de tus demás órganos se relacionan con la función—funcionan para que puedas vivir. Tus órganos sensoriales tienen también tareas funcionales, para protegerte (ves una señal que dice NO CAMINE, hueles el humo de algo que se quema, detectas la leche dañada). Y en gran medida son responsables de tu calidad de vida, para que puedas disfrutar cosas como las películas de Tom Cruise, las obras de Shakespeare, el salmón a la parrilla recubierto de wasabi, la música de Gershwin, los pimientos picantes (ya se trate del nombre de un alimento o del nombre de una banda musical), las manicuras, el sexo del sábado en la mañana. Todas estas cosas te encantan debido a la función de tus órganos sensoriales—gracias a ellos puedes sumergirte en la experiencia y enviar señales estimuladoras a tu cerebro.

Tus Ojos

Si consideras la anatomía evolutiva del ojo, advertirás algunas notables diferencias entre los humanos y los animales. Por una parte, los humanos tenemos menor distancia entre los ojos que otros animales, lo que nos permite la maravilla de la percepción en profundidad. A cambio de ésto, perdemos parte de la gran visión periférica que protege a las vacas. De cierta forma, esto nos convierte en una especie con tapaojos—porque tenemos visión binocular. El otro aspecto evolutivo interesante acerca de nuestros ojos es esa pequeña sustancia rojiza carnosa que se encuentra en su comisura interna (su nombre es carúnculo, y es una palabra aceptada en el juego de Scrabble). Es, en realidad, un remanente del ojo del reptil. Dado que los reptiles tienen que ver en agua dulce (lo que puede ser irritante cuando interactúa con la sal en nuestros cuerpos), sus ojos están cubiertos por un párpado transparente. Debido a que los humanos no necesitamos ese párpado para vivir en un ambiente de aire, lo fuimos perdiendo en el curso de la evolución y se convirtió en el residuo que tenemos en la actualidad.

CÓMO FUNCIONAN LOS OJOS En primer lugar, disequemos la anatomía del globo ocular. Para darles esa forma semiblanda, tus globos oculares están llenos de líquido. Sin líquido, tus globos oculares colapsarían como una bola de playa desinflada. El líquido circula constantemente saliendo y entrando del ojo y se filtra a través de una cobertura similar a una malla, como la malla que se coloca en una ventana. Detrás de tu globo ocular hay mucha grasa; eso es lo que hace que tus ojos se desplacen hacia adelante.

Para ver, tu ojo capta esencialmente la información de fuentes externas y

DATO

Habrás oído decir que hay quienes tienen un sexto sentido, pero también tú puedes tener un tercer ojo. A veces, las religiones orientales representan a las personas con un ojo en medio de la frente. El hecho es que lo ubican aproximadamente en el mismo lugar en que se encuentra la glándula pineal en tu cerebro. La glándula pineal realmente detecta la luz como lo harían tus ojos. Algunos animales pueden cambiar el color de su piel cuando detectan un grado de iluminación diferente —aún con los ojos cerrados, porque la glándula pineal realmente "ve" la luz. En los humanos, es posible que la glándula pineal funcione de la misma forma. (Una nota interesante: si se extrae la glándula pineal en las ratas, presentan una reacción de aversión al alcohol— éste puede ser un descubrimiento que ayude a los humanos a controlar la adicción y los antojos.)

la transmite hasta tu cerebro. Como puedes ver en la Figura 8.1, la información se desplaza a través de la córnea, la cubierta transparente del ojo, hasta el iris, que es la parte de color del ojo encargada de regular la cantidad de luz que llega a la retina. Detrás del iris está el cristalino, que tiene la forma del lente de una cámara de fotografía. Esta sorprendente disposición de estructuras no sólo cambia de forma para enfocar la luz sino que filtra algunas partes del espectro luminoso que pueden ser nocivas para el ojo. La cornea y el cristalino enfocan la luz para formar una imagen invertida sobre la superficie posterior del ojo—tu retina. Una vez que la imagen llega a la retina, es enviada a través del nervio óptico y es rotada otros 180° para que tu cerebro pueda determinar, al derecho, lo que estás viendo.

En realidad ésta es sólo una de las formas en las que los animales refractan la luz para ver. Por ejemplo, las moscas tienen múltiples placas solares sobre sus córneas, y cada una de ellas enfoca la luz. Esto les da una visión muy fragmentada del mundo; no pueden ver nada con mucha nitidez, pero lo ven todo en forma panorámica. Eso es lógico, ya que las moscas no necesitan fijar la vista en calculadoras ni en avisos clasificados; sólo necesitan ver lo suficiente para evitar un matamoscas o la cola de un caballo. Las arañas ven como nosotros, pero sus sistemas funcionan de forma un poco diferente. Mueven las retinas para enfocar; si quieren ver a mayor distancia, mueven la retina hacia adelante, mientras que el cristalino permanece fijo. Una de las principales diferencias con los animales es que los cazadores tienen visión binocular para enfocarse en la presa, mientras que la presa tiene visión periférica para ubicar mejor los potenciales predadores.

Qué los Puede Dañar

Hay muchas cosas que pueden hacer que las ventanas no cumplan su propósito—se pueden romper, se pueden opacar, se pueden pintar de negro para bloquearlas, se pueden encontrar del lado perdedor y verse desbaratadas por una pelota de béisbol. Cuando se trata de tus ojos, son también muchas las cosas que pue-

FIGURA 8.1 **Tienes que Ver para Creer**   La resistente córnea protege al cristalino de sufrir rayones. El cristalino, que es propenso a la formación de cataratas por exposición al sol, proyecta una versión invertida de lo que realmente vemos sobre nuestra retina. En el glaucoma, el trabéculo que, generalmente, drena el líquido del ojo, puede cerrarse y producir una acumulación de líquido y presión que daña el nervio óptico. La grasa que protubera detrás de los ojos hace que se vean más prominentes y atractivos.

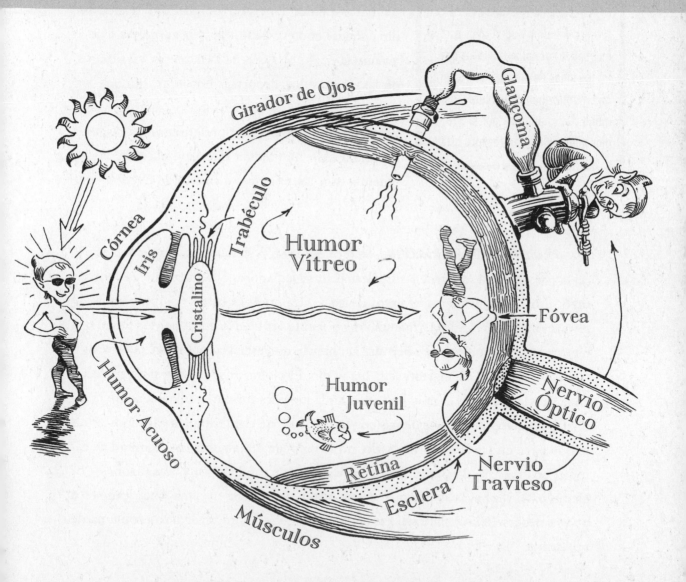

den afectar el proceso de la visión—algunas de ellas los opacarán y algunas les producirán una falla total. Cualquiera que sea la causa del problema, solemos pensar en el primer efecto de los problemas oculares a largo plazo: la ceguera. Aunque José Feliciano demuestra su aprecio por sus demás sentidos, muchos tememos perder la visión porque eso nos impediría seguir contemplando la belleza de las aves y las ramas de los árboles, de la familia y los amigos, de las artes y los deportes. Entonces, aunque sin duda podemos vivir sin uno de los sentidos, también sabemos que todos preferiríamos preservar nuestra visión. A medida que envejecemos, las siguientes son las principales cosas que pueden contribuir a la disminución de la visión.

PROBLEMAS DE REFRACCIÓN Se dice que Nerón miraba a través de una esmeralda para enfocar la vista en las peleas de los gladiadores, y se cree que eso constituyó uno de los primeros inventos de gafas. En pocas palabras, los problemas de refracción, como la miopía (que sólo nos permite ver bien lo que tenemos cerca) o la hipermetropía (que sólo nos permite ver bien lo que está a cierta distancia), se originan en el proceso del ingreso de la luz al ojo. El ojo normal es una esfera perfecta, en la que la córnea y el cristalino enfocan la luz para formar la imagen sobre la retina. En la miopía, el ojo es demasiado largo de la parte anterior a la parte posterior, lo que hace que la luz, al atravesarlo, no se enfoque en la retina sino a mitad de camino, en el centro del ojo. Además, la visión puede cambiar por varias razones. Por ejemplo, tal vez hayas notado que tu visión es menos buena en la mañana—pero esto podría deberse a la deshidratación de la córnea, y no a un verdadero problema de refracción.

Tus ojos tienen que estar bien lubricados para poderse enfocar; se mantienen lubricados gracias a la provisión de la película lagrimal de tres capas y a la acción del parpadeo. Con el parpadeo (el proceso en el que el párpado superior se mueve sin que el inferior lo haga), se distribuye uniformemente la película lacrimal sobre la superficie del ojo, especialmente sobre la córnea. (Picar el ojo tiene el mismo efecto, pero con una lateralidad que aumenta el riesgo de demandas por acoso sexual.) En cualquier caso, el movimiento de tus párpados tiene el mismo efecto de rosear Windex en tus ventanas. Los ojos secos son similares a la boca seca; se producen menos lágrimas a medida que envejecemos. Mantenerse bien hidratado consumiendo suficiente agua puede ayudar, pero es posible que tengas que recurrir también al uso de lágrimas artificiales.

Las gafas fueron sin duda el primer método para tratar los problemas de refracción. Aunque no *curan* los problemas de la visión, manejan las afecciones del ojo de forma que le ayudan a lograr una imagen más nítida. Nueve de cada diez personas pueden mejorar su visión con un tratamiento correctivo como las gafas (Ben Franklin inventó las primeras gafas bifocales). Tiempo después, se desarrollaron los lentes de contacto. Estos son, esencialmente, gafas que se colocan sobre los globos oculares; los lentes de contacto han evolucionado desde grandes círculos de vidrio que tenían que sacarse del ojo con la ayuda de una pequeña chupa, hasta los actuales lentes de contacto blandos que se adaptan

DATO

Hay algo para lo que los copitos de algodón son excelentes. Si bien los copos de algodón pueden ser dañinos para uno de nuestros órganos sensoriales (los oídos), hay otro órgano para el que pueden ser muy útiles (los ojos). Para ojos secos o irritados, enrolla el copo de algodón tan apretado como sea posible, tira hacia abajo tu párpado inferior hasta que forme algo similar al poyo de una ventana, y pasa el copo de algodón suavemente por esta base plana sin tocar la parte blanca del ojo. Al hacer esto, se eliminan los residuos, se estimulan las pequeñas glándulas que secretan grasa, y se obtiene una película lacrimal que cubre los ojos como una capa de película plástica para proteger los alimentos, a la vez que estimula la producción de lágrimas, que tienen un efecto antibacteriano e hidratante sobre la córnea.

perfectamente a la forma del globo ocular. Las nuevas tendencias en lentes de contacto producirán versiones cada vez más sofisticadas—algunos lentes podrían detectar los niveles de azúcar en la sangre, de forma que los diabéticos sabrían cuándo cambiar sus niveles de azúcar con base en el cambio de color de sus lentes (sí, claro está que habría que tener un espejo).

Ahora, naturalmente, tenemos muchas variedades de cirugías refractivas, como la queratotomía foto-refractiva, el Lasik y otras, que pueden corregir de forma permanente el problema de refracción reformando la córnea para devolverle su contorno perfecto de modo que la luz se enfoque sobre la retina. El Lasik se ha convertido en un procedimiento muy rápido y relativamente exacto—se trata de un proceso en el que se insensibiliza el ojo, se levanta un colgajo del mismo y luego una computadora calcula la cantidad de tejido que debe cambiarse. En cuestión de segundos, se envían haces de luz para cortar y reformar la córnea cambiando así el ángulo al que incide la luz sobre la córnea para mejorar la visión. Claro está, que algunas personas necesitan gafas correctoras desde temprana edad, pero los ojos van cambiando con el transcurso de los años—aunque la velocidad de estos cambios varía, hay quienes nunca necesitan gafas.

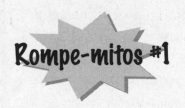
Rompe-mitos #1

DEGENERACIÓN MACULAR Como ya sabes, la retina capta la luz que entra al ojo. Cambia la energía de la luz en señales eléctricas que se desplazan por las neuronas al área del cerebro donde se interpretan las señales.

Tienes dos tipos de estructuras que captan la luz que ingresa al ojo: los bastoncillos, que controlan las imágenes en blanco y negro, y los conos, que controlan las imágenes en color. El centro de la retina, conocido como la mácula, es la parte más activa del ojo y procesa las señales de luz que nos permiten realizar trabajos de alto grado de detalle como leer y reconocer los rasgos faciales y la belleza.

La mácula, que contiene muchos conos y también algunos bastoncillos, puede deteriorarse con los años, lo que la convierte en la causa más común de los problemas de visión relacionados con la edad. Esta degeneración se produce de dos formas. Una, la más común, es la forma "seca." Aunque no se conoce la causa exacta, sabemos que quienes fuman y son hipertensos presentan con más frecuencia este tipo de defecto. La degeneración macular "húmeda" se produce cuando se forman vasos sanguíneos anormales bajo la retina. Eventualmente, estos vasos permiten escapes de algunos de los componentes de la sangre que dañan la retina. A veces el tratamiento con láser puede mejorar o retardar el avance de la degeneración macular húmeda. También se sabe que, en algunas personas, las multivitaminas pueden retardar o en algunos casos evitar que la degeneración macular húmeda produzca "ceguera." Sabemos que la degeneración macular no es tanto el resultado de una condición genética como la consecuencia de un estilo de vida. Por consiguiente, muchas de las elecciones que hagamos en cuanto a nuestro estilo de vida para mantener jóvenes las arterias reducirán las probabilidades de desarrollar cualquiera de las dos formas de degeneración macular. Así es, la genética influye pero en la mayoría de los casos el estilo de vida puede controlar esos genes. Los genes se parecen mucho al terreno en una propiedad de tres acres; no es mucho lo que se puede hacer para cambiar la apariencia ni el comportamiento del suelo. Pero, sin lugar a dudas, se tiene control sobre el tipo de casa

DATO

El ejercicio no solamente es bueno para tu corazón y para la medida de tu cintura; 30 minutos de ejercicio reducen también en 20 por ciento la presión intraocular. Respirar profundamente puede ayudar también a reducir la presión del ojo al contribuir al drenaje del sistema linfático.

que se puede construir en esa propiedad—lo mismo se puede decir de tu estilo de vida, según lo elijas. Es también lo que ocurre con afecciones como las cataratas y el glaucoma. Puedes controlar con qué velocidad se desarrollen y determinar si llega-

¿Mito o Realidad? Esos puntos que ves flotando dentro de tus ojos son peligrosos.

Si tienes demasiados, parece que estuvieras viendo un planetario en tu línea de visión. Aunque esos pequeños puntos negros pueden ser molestos la primera vez que los adviertes, son en realidad inocuos. Son como pecas que flotan en el humor vítreo de tu ojo y, por lo general, son producidos por alguna forma de trauma (como un accidente de tránsito), o por toda una vida de desgaste óptico —por levantar objetos pesados, hacer esfuerzos y frotarse los ojos.

rán a hacerte perder la visión. Con la genética, se te ha entregado el terreno que te corresponde, pero eso no significa que no puedas hacerle tus propios cambios.

CATARATAS Si hierves una olla de pasta cerca a la ventana de la cocina, ésta se empañará y no te permitirá ver a través de ella. Lo mismo hacen las cataratas: empañan el cristalino y la visión se torna borrosa. Hay muchas cosas, entre ellas los rayos ultravioleta, el humo del cigarrillo y el exceso de glucosa en los diabéticos (cosas que aceleran el envejecimiento arterial) que pueden aumentar el riesgo de desarrollar cataratas. Y el emborronamiento de la visión puede empeorar con el tiempo. Aunque en realidad las cataratas no producen la pérdida total de la visión, pueden empeorarla hasta el punto de hacer que la persona sea considerada legalmente ciega (se es legalmente ciego si no se pueden ver las letras grandes de una cartilla de examen visual a una distancia de 20 pies). Las cataratas pueden extirparse y ser reemplazadas por un cristalino sintético para corregir el problema.

GLAUCOMA Con el glaucoma, el sistema de drenaje del ojo se tapa (piensa en la forma como se atasca el drenaje de la tina cuando se llena de pelo). El líquido no puede salir y esto produce gran presión sobre el nervio óptico, lo que lleva a la ceguera. Se puede tener glaucoma de ángulo agudo (un problema repentino con el drenaje) o un glaucoma de ángulo abierto (un problema más crónico y gradual). Piensa en el nervio óptico como si fuera un haz de cables de fibra óptica, que contienen más de un millón de fibras, como los cables de la empresa de teléfonos. A medida que envejecemos, algunas de esas fibras mueren. En quienes tienen glaucoma, esas fibras se dañan a una tasa más rápida de lo normal, debido, por lo general, a la alta presión dentro del ojo. Dado que lo que importa es la diferencia de presión entre la sangre arterial y el líquido al interior de tu ojo, una baja presión arterial en los vasos que abastecen tu nervio óptico, posiblemente debida a un exceso de medicamento para la hipertensión, puede dejar sin suministro de sangre a estas delicadas fibras. Esa es una de las razones por las cuales tantas personas hipertensas reciben también medicamentos para el glaucoma. Cuando muere un número suficiente de fibras (aproximadamente una tercera parte), comenzamos a perder parte de nuestro campo visual. A medida que van muriendo más fibras, nos damos cuenta de la pérdida de visión lateral (probablemente, para ese momento, ya habremos perdido más de la mitad del nervio óptico). Eventualmente, con un glaucoma no tratado, mueren todas las fibras y la visión se pierde por completo.

Por último, está la teoría de las sustancias tóxicas que recibimos del ambiente y que pueden llegar a dañar el ojo e impedir que llegue sangre al nervio óptico. El cigarrillo, por ejemplo, puede llevar a un taponamiento gradual del drenaje que per-

Introspección: La Capacidad del Ojo de Ver Hacia Adentro

Muchos suponemos que nuestros ojos son sólo para mirar hacia afuera. Sin embargo, al igual que las ventanas, pueden utilizarse igualmente para mirar hacia adentro. Tus ojos son en realidad el vínculo con tu cerebro —los médicos pueden ver células representativas del cerebro en el nervio óptico, cuando miran tus ojos por dentro. Así, al hacerlo, los médicos pueden generalmente detectar diabetes, hipertensión y formación de placa en tus arterias, y pueden, ocasionalmente, detectar esclerosis múltiple, tumores cerebrales, accidentes cerebrovasculares, leucemia y muchas otras enfermedades. Eso hace que los ojos sean una de las mejores formas de realizar una auditoría personal del cerebro para detectar problemas mucho más graves que pueden llegar a afectarte más adelante en la vida.

mite que salga el líquido del ojo—de nuevo, como los pelos en el drenaje de la tina. No se trata de un problema profundo de la tubería, sino de la superficie del drenaje, donde se pueden ir acumulando residuos con el tiempo. Sin embargo, con el glaucoma, probablemente no notarás los signos tempranos, porque, al principio, se afecta principalmente la visión periférica, no la visión central. Los oftalmólogos pueden detectar el glaucoma en forma temprana y tratarlo con una combinación de gotas para los ojos, aplicaciones de láser y, en ocasiones, cirugía. Sólo un examen periódico de los ojos puede permitir hacer el diagnóstico del glaucoma lo suficientemente temprano como para instaurar un tratamiento adecuado. Entre más cuidado tengas con tu estado general de salud, mejores serán tus probabilidades de preservar la visión en caso de que desarrolles glaucoma.

Tus Oídos

Lo que más conoces de tus oídos son sus estructuras externas, sabes los principales propósitos que cumplen. Sostienen las gafas y son un buen telón de fondo para los aretes de oro. Además, te permiten oír los dulces sonidos de Beethoven, las cálidas palabras de tu cónyuge o compañera y las actividades de los recién casados en la habitación contigua del hotel. La parte carnosa externa del oído sirve, básicamente, como un embudo para conducir el sonido. Lo dirige y localiza (esa es realmente la razón por la cual tenemos dos oídos) para poder determinar de qué dirección proviene el sonido. Una vez que el sonido entra al canal auditivo, tu cerebro puede tomar decisiones con base en lo que has escuchado.

Para que puedas oír, el sonido se desplaza hacia abajo por una línea de ensamblaje de estructuras—cada una de las cuales cumple su propia función en la producción del sonido (ver la Figura 8.2). El oído externo contiene el tímpano; su función consiste en convertir las ondas sonoras en vibraciones mecánicas que hacen vibrar los tres huesos unidos al oído interno, que está lleno de líquido y nervios. En este punto, se produce en el oído interno un movimiento de ola en el que la vibración del

FIGURA 8.2 ## Atención, Atención   Este oído izquierdo tiene un cartílago externo sin hueso que ha sufrido una lesión, lo que ha hecho que se forme una oreja en coliflor. Las ondas sonoras que ingresan al oído hace vibrar el tímpano y tres pequeños huesos adheridos a éste. El último hueso pasa una onda sonora filtrada hacia el conducto coclear, donde un medio acústico convierte la información en impulsos eléctricos que van al cerebro. Los canales semicirculares actúan como un giroscopio que nos mantiene en equilibrio.

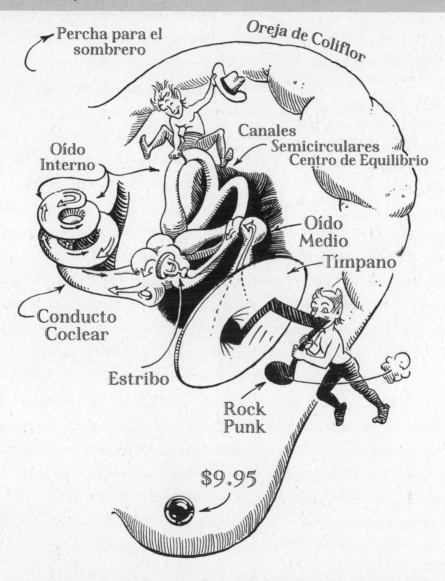

Percha para el sombrero

Oreja de Coliflor

Oído Interno

Canales Semicirculares
Centro de Equilibrio

Oído Medio

Tímpano

Conducto Coclear

Estribo

Rock Punk

$9.95

¿Mito o Realidad? Los hombres tienen un filtro adicional en sus oídos que hace que les sea más difícil oír.

Si bien los hombres sufren más pérdida auditiva que las mujeres, sabemos que no tienen ningún filtro adicional. Por lo general, los hombres se ocupan de actividades más ruidosas—por lo tanto, su pérdida auditiva se atribuye a los ruidos fuertes, no a que estén concentrados en el juego de los Bears en la televisión.

líquido hace mover unas vellosidades minúsculas en el interior del oído. Los nervios reconocen ese último paso como una conexión eléctrica para enviar señales al cerebro—y así es como oímos el sonido. Si tienes demasiada cera, ésta puede bloquear las ondas sonoras e impedir que lleguen a los tímpanos, lo cual impide que los pequeños huesos se muevan y limita, por último, tu capacidad de oír.

Esencialmente, tus oídos reciben ondas sonoras—una forma de energía mecánica—y las convierten en energía eléctrica para que tu cerebro las pueda entender. Así es; nuestros oídos convierten un mundo análogo en un mundo digital. Tu capacidad de oír depende también de los vellos que se encuentran en la cóclea. Si las células pilosas de estos vellos mueren, pierdes capacidad auditiva—más probablemente debido a ruidos fuertes o a un suministro de sangre insuficiente. Además, tienes dos rangos de frecuencia con los que generalmente captas el sonido. Los rangos de frecuencia altos, los que se pierden en primer lugar, te ayudan a oír cosas como el roce de las hojas de los árboles y las consonantes susurradas, mientras que los rangos de baja frecuencia te ayudan a reconocer el lenguaje.

Aproximadamente el 60 por ciento de las personas mayores de sesenta y cinco experimenta alguna pérdida auditiva mientras que el 40 por ciento requiere alguna amplificación (aproximadamente el 10 por ciento de los hombres que presentan pérdida auditiva consulta al médico porque sus esposas se enfadan de que no oigan lo que les dicen). Esta es una afección tan común que uno de nuestros colegas dice que la pérdida auditiva no es hereditaria sino humanitaria.

La mayor amenaza para tu sentido auditivo son LOS RUIDOS FUERTES. UN GRAN NÚMERO DE INVESTIGACIONES HA DEMOSTRADO—disculpa, no

¿Qué es un Decibel?

Tu oído es uno de los órganos más sensibles del cuerpo y puede captar aún los sonidos más leves—el roce de la punta de un dedo contra la piel, el ruido de la leche dentro de tu boca. Lo más probable, sin embargo, es que esté constantemente expuesto a los sonidos fuertes de nuestro mundo. Para determinar su intensidad—y el daño que puede ocasionar—utilizamos una escala de decibeles. En esa escala, el sonido audible más leve (próximo al silencio total) es la línea de base—0 decibeles. Un sonido diez veces más fuerte es de 10 decibeles; un sonido cien veces más fuerte es de 20 decibeles; uno mil veces más fuerte es de 30 decibeles. Y así sucesivamente (el motor de un jet es tres millones de millones de veces más fuerte). Cualquier sonido superior a 85 decibeles puede ocasionar pérdida auditiva (el truco: si tienes que alzar la voz para que otra persona te escuche, el sonido sobre el que estás tratando de trasmitir la información es de más de 85 decibeles). Ocho horas de exposición a un nivel de ruido de 90 decibeles o más puede causar daño y cualquier exposición a sonidos de más de 140 produce daño inmediato. Los siguientes son algunos de los ruidos a los que estás expuesto durante la vida (todas estas son mediciones tomadas cerca de la fuente del ruido; los niveles disminuyen con la distancia):

Casi silencio total:	0 decibels
Susurro:	15 decibeles
Conversación normal:	60 decibeles
Ronquido:	85 decibeles
Podadora de césped:	90 decibeles
Pito de automóvil:	110 decibeles
Concierto de rock, o motor de jet:	120 decibeles
Disparo de rifle o estallido de una mecha:	140 decibeles

quise gritar… un gran número de investigaciones ha demostrado que la exposición a ruidos fuertes durante un período de tiempo puede producir una pérdida auditiva permanente y significativa. Más adelante en este capítulo explicaremos cuáles son algunos de esos ruidos (recuerda, aún el ruido del ronquido alcanza unos 85 decibeles).

¿Mito o Realidad? La música es mala para tus oídos.

Bien, cierto tipo de música muy estridente sí lo es. Sin embargo, en algunas culturas, la música tiene un impacto curativo. Hay culturas que creen que la música tiene una energía vibratoria que puede producir un efecto terapéutico y cambiar la forma en la que tu cuerpo interactúa con la enfermedad.

Claro está, que la pérdida auditiva puede deberse también a otras causas. Una infección relativamente leve y tratable puede deberse al agua que se queda estancada dentro del oído (algo que ocurre con frecuencia en los niños); a menos que se trate, puede producir sordera.

En contraposición a no escuchar bien, hay quienes experimentan un zumbido crónico en los oídos—esta afección se conoce con el nombre de tínitus. Es un trastorno relacionado con la función de la cóclea—una estructura circular dentro del oído que contiene vellos minúsculos conocidos como cilios. Cuando la cóclea funciona correctamente, los sonidos en el exterior de tu cuerpo golpean el tímpano y hacen vibrar el líquido en el interior del oído, lo que a su vez agita los cilios. Estos trasforman la onda sonora en energía eléctrica para que los nervios craneanos puedan conducir la información hasta el cerebro. Si los cilios son ineficientes, sientes un zumbido en los oídos. Por lo general, las personas que presentan tínitus tienen mayor tendencia a escuchar este zumbido cuando están solas, porque, de lo contrario, al estar con otras personas, es opacado por los ruidos circundantes.

Cerca de la cóclea se encuentra el laberinto vestibular—está conformado por tres canales en serie, cada uno en un eje diferente. Son responsables del movimiento rotacional—más específicamente, en términos de darte información sobre tu ubicación en el espacio. El laberinto vestibular es uno de los cuatro elementos que componen tu sistema de equilibrio (los otros tres son tu visión, que te ayuda a corregir tus problemas de equilibrio; la propicepción, responsable de indicarte donde se encuentran las diferentes partes de tu cuerpo en relación con el espacio; y tu cerebelo, que integra todos los demás elementos). Es una excelente redundancia, pero si dos de estos cuatro elementos no funcionan, vivirás como si acabaras de tomarte la tercera botella de vino—inestable, con mareos y sintiéndote mal. Los problemas de equilibrio aumentan con la edad y el 70 por ciento experimenta algún tipo de problemas de mareo. De hecho, más de dos millones de norteamericanos consultan anualmente al médico por este problema.

Dentro de tu canal auditivo, las glándulas secretan cera. Hemos inventado todo tipo de propósitos de embellecimiento para la cera, como pulir los automóviles o depilar la espalda, pero la cera de los oídos tiene una función más importante. Como lo hace un atrapamoscas, la cera de los oídos atrapa la suciedad y rechaza el agua impidiendo que entren y dañen el oído—ésto la convierte en un sistema perfecto para la época en que el hombre vivía a la intemperie. Después de atrapar las sustancias extrañas, la cera sale al canal externo del oído donde se seca y supuestamente cae de tu oído. Una de las peores cosas que les puedes hacer a tus oídos es utilizar un copito de algodón o una uña, o un anzuelo para sacar la cera de tu oído. Cualquier cosa que introduzcas en él actúa como una barra apisonadora e introduce la cera más profundamente en el conducto (y qué decir del riesgo de perforación del tímpano) lo que puede impedir que las ondas sonoras lleguen a tu central principal de procesamiento auditivo.

Rompe-mitos #2

¿Mito o Realidad? Los hisopos son buenos para limpiar los oídos.

Aunque es cierto que los hisopos y las toallitas húmedas están prohibidos, el siguiente es un medio que puedes utilizar para eliminar el exceso de cera de los oídos: pon una gota de aceite mineral en tu oído, luego acuéstate de lado de manera que el oído donde echaste la gota quede hacia arriba y deja que el aceite se absorba. Permanece acostado por cerca de una hora, la cera se disolverá en el aceite mineral. Sólo deja que, al voltearte sobre el lado opuesto, la cera se escurra de tu oído sobre una o dos servilletas de papel.

Tu Piel

Al igual que la pintura de tu casa, la piel viene en muchos colores y está expuesta a todos los elementos del mundo. Si bien parece como si el primer propósito de la piel en estos días fuera vender revistas de chicas bonitas, su primer propósito consiste en proteger todo lo que tienes en tu interior. Aunque la piel es literalmente del grosor del pellejo, nos da muchos indicios de la forma como funciona nuestros sistema interno. La piel, que, en una persona promedio cubre diecisiete mil centímetros cuadrados, es el órgano más grande de tu cuerpo y, de hecho, es más que un simple cuerpo físico o una armadura. La piel, además:

★ Te protege contra las infecciones. Las infecciones del mundo exterior ingresan a nuestro mundo interior por tres vías: por nuestros pulmones, por nuestros intestinos y por nuestra piel. Debido a que la piel constituye la interfaz más grande con el mundo exterior, tiene una cualidad protectora; la capa superior de la piel es una capa muerta que actúa como una coraza contra los invasores externos.

★ Envía señales importantes a nuestro cerebro. Por ejemplo, si te quemas y te duele, significa que estás recibiendo el mensaje de que te retires de la hoguera

---

DATO

La dermatitis por contacto se caracteriza por la formación de ampollas, enrojecimiento y prurito —pero sólo en el sitio de exposición debido a una reacción directa de una toxina o una reacción alérgica. Se puede determinar el factor desencadenante mediante un trabajo personal de detective. Piensa en un cambio reciente de jabón de tocador, detergente para ropa, joyas nuevas (la reacción puede ser producida por el níquel en las joyas), un nuevo perfume. Para diagnosticar el problema, elimina el desencadenante potencial y fíjate si aún persiste la reacción (será también lo que te recomiende el médico). Ésta es sólo otra afección en la que prestar atención a tu cuerpo —y a cómo reacciona al mundo que te rodea— puede convertirte en experto mundial en tu cuerpo.

del campamento (eso es bueno). Si no sientes dolor, significa que puedes haber matado la parte de tu piel que contiene las fibras sensoriales del dolor. ¿Cuál es el efecto? No sólo dejas de recibir el mensaje sino que no podrías sanar adecuadamente.

★ Nos ayuda a desarrollarnos. De todos los sentidos que podemos perder durante el desarrollo, el que produce el mayor daño es la ausencia del tacto (sabemos esto a partir de estudios en monos, que parecen aplicarse también a los humanos). Llevemos esto un paso más allá, y nos daremos cuenta de la importancia que puede tener el tacto desde el punto de vista terapéutico—como, por ejemplo, en el caso de un masaje que se utiliza en el mecanismo de sanación, e inclusive en caso del contacto sexual para el bienestar emocional.

★ Nos ayuda a sanar. Es lo que hacen las costras—nos ofrecen una capa protectora y humectante que permite que la piel se fusione sobre la herida. (Arrancar una costra interrumpe y retarda ese proceso de cicatrización porque junto con la costra se arrancan las células cicatriciales.)

DATO

El exceso de transpiración—una afección conocida como hiperhidrosis, que afecta al 25 por ciento de los asiáticos—se debe a un defecto de los nervios simpáticos que hace que tus extremidades produzcan una cantidad anormal de sudor. Aunque ahora puede tratarse de forma definitiva con un procedimiento torocoscópico, mínimamente invasivo, que divide los nervios que lo ocasionan, es una de las razones por las que muchas culturas no se dan la mano para saludar sino que lo hacen con una venia. Si tus axilas transpiran en exceso, las inyecciones de Botox han demostrado ayudar a resolver este problema en el 90 por ciento de los casos. (Para el contexto: un 36 por ciento de pacientes que recibió placebo, en forma de inyecciones de solución salina, también obtuvo beneficios.)

Para entender la piel, que se compone de células germinales, hay que considerarla como un recubrimiento de tres capas en el exterior de tu casa. No tienes sólo

¿Mito o Realidad?
El sudor huele mal.

Ya fuera en la sala de lockers de la escuela o en un tren subterráneo en pleno agosto, seguramente has tenido que estar cerca de personas que transpiran profusamente. Sin embargo, el hecho es que el sudor no huele. En realidad es estéril, como la orina (que sólo se contamina cuando entra en contacto con las bacterias después de ser evacuada). Tienes en realidad dos tipos de glándulas sudoríparas que producen algo que se ve y se siente como sudor. La mayor parte de este líquido secretado cumple un propósito benéfico al ayudar a eliminar las toxinas de tu organismo. Sólo la glándula sudorípara apocrina secreta el olor — el olor que produce parte de nuestra identidad, atrae a la pareja y te lleva a elegir la banda sin fin al otro extremo del gimnasio. Estas glándulas se encuentran en lugares predecibles — entre otros en las axilas y alrededor de los genitales.

una capa de pintura de color azul cáscara de huevo de gorrión; sino probablemente varias capas, incluyendo la base y un par de manos de pintura. En tu cuerpo, la piel se divide también en capas. La capa externa de la piel (como se ve en la Figura 8.3), llamada epidermis, cubre otra capa llamada dermis. En realidad, la epidermis no tiene fibras sensoriales, por lo tanto, no es la capa que siente dolor. Esas fibras están en la dermis y te hacen reaccionar cuando tu pareja te rasca la espalda. Bajo la dermis, hay tejido subcutáneo—como los folículos pilosos y las glándulas que producen soluciones como el sudor—que componen el órgano sensorial más grande de tu cuerpo.

Aunque cualquier cosa, desde las uñas de un gato hasta las cuchillas de afeitar, puede perturbar la estructura de tu piel, el mayor enemigo, cuando la piel queda expuesta a él por mucho rato, es el sol. En el último capítulo hablaremos del cáncer dérmico, pero en términos de envejecimiento y apariencia, la mayoría asocia el envejecimiento de la piel con las arrugas—y las arrugas son el resultado de prolongadas exposiciones al sol. ¿Alguna vez has visto un trasero arrugado? Es posible que no—debido a que (gracias a Dios) la mayoría de los traseros nunca ven el sol, por lo que la piel no expuesta permanece tersa y joven como la de un bebé por mucho más tiempo que las partes del cuerpo más expuestas a la intemperie. Lo que ocurre con las arrugas tiene que ver con las fibras de colágeno que se encuentran bajo la dermis. Esas fibras son como pequeñas bandas elásticas;

FIGURA 8.3 # Mostremos la Piel

La piel siente el dolor con las terminales nerviosas de la dermis. Las fibras de elastina dentro de la dermis actúan como bandas de caucho que permiten que la piel permanezca tersa y joven. El daño solar y el envejecimiento de las arterias por efecto de hábitos como el cigarrillo, destruyen la elastina y eventualmente producen arrugas. Las glándulas sebáceas secretan lubricantes que protegen la piel y actúan como mensajes químicos para el mundo que nos rodea (algunos son atraídos por tu olor, otros no). Las glándulas sudoríparas secretan un líquido que se evapora para enfriarnos mientras hacemos ejercicio.

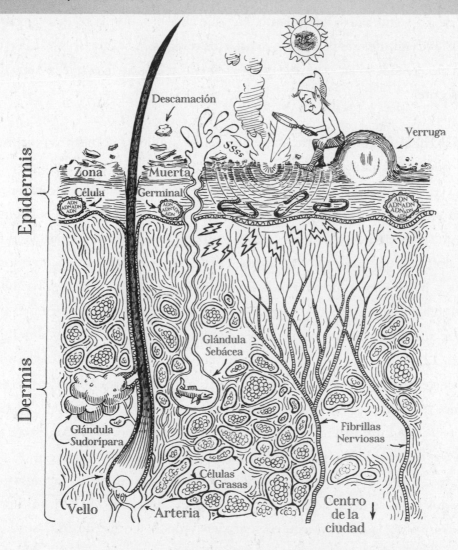

cuando se lesionan por el sol se estiran y pierden la elasticidad. Eso produce la cicatrización del tejido, haciendo que la piel tersa como la del bebé, reaccione y forme arrugas (el envejecimiento de tus arterias priva de alimento a esas fibras elásticas y produce el mismo efecto que el exceso de exposición al sol). Por lo general, se requieren treinta años para que aparezca el daño producido por los rayos solares, por lo que el daño que le hiciste a tu piel a los veinte años sólo aparecerá en forma de arrugas a los cincuenta. De hecho, la mayor parte del daño a nuestra piel se produce antes de los veinte años. Por lo tanto, hay que advertir a los niños que tengan cuidado. Si eres una de esas personas que pasó los veranos de la adolescencia al rayo del sol sin bloqueador solar, es posible que termines con más arrugas que la cama de un adolescente.

SENTIR EL DOLOR Dentro de tu piel, tienes también mecanismos muy importantes que tienen que ver con el sentido del tacto—las fibras que detectan el dolor. Si alguna vez te has caído de una bicicleta o te has quemado la mano en la estufa, sabrás que tu piel está conectada directamente a tus receptores de dolor. Pero también sabes que el dolor tiene más niveles que el Mall of America. Puedes sentir dolor muscular, dolor emocional o dolor punzante, puedes sentirlo en la parte posterior de tu cabeza, y puedes ignorarlo o tratarlo. En nuestra sociedad, pensamos normalmente que el dolor es algo negativo, ¿cierto? No nos gusta y queremos vivir libres de él. Aunque queremos vivir sin dolor, queremos también que reconozcas que es algo saludable. El dolor es como tu detector de humo—es el mecanismo de tu cuerpo que te advierte que podrías estar experimentando algo peligroso. Mientras que todos sabemos que una casa sin un detector de humo es peligrosa (de hecho, si no tienes un detector de humo en tu casa eso te envejece seis meses), lo mismo es cierto en cuanto a ti. Un cuerpo sin dolor no tiene señales de advertencia que le digan que hay un incendio potencial gestándose en alguna parte de su organismo. Tú tienes dos tipos de fibras nerviosas que se ocupan del dolor. Uno de estos tipos de fibras transporta los mensajes que desencadenan una sensación de dolor sordo o de malestar (como una habitación fría o una culebra que se deslice hacia arriba por tu pierna); estas sensaciones se transmiten por fibras de desplazamiento lento (las fibras C para los fanáticos de los datos triviales). El otro tipo de fibra actúa para transmitir sensaciones rápidas de dolor—como el que se experimenta al ser punzado o golpeado.

El 50 por ciento de todas las consultas médicas se relacionan con síntomas de dolor. A nadie le gusta vivir con dolor de ningún tipo, y uno de los aspectos más preocupantes es su asociación con la depresión. La depresión incrementa el dolor y la sensibilidad al mismo y pueden convertirse en un círculo vicioso. A más dolor, mayor depresión porque no eres capaz de hacer lo que solías hacer; a más depresión, mayor intensidad del dolor.

Por lo tanto, es importante tratarlo para que puedas llevar una vida más joven—y disfrutarla. Y aunque el dolor proviene normalmente de los receptores de la piel, el simple hecho de romper el ciclo con analgésicos no resuelve su origen, como tampoco sirve aplicar pintura a un techo para arreglar las goteras. Por lo tanto, rejuvenecer implica no solamente tratar la sensación de dolor, lo que es muy importante para poder vivir en una casa que se vea y se sienta bien, sino encontrar y tratar la verdadera causa de este.

Tus Sentidos:
El Plan de Acción para Llevar una Vida Más Joven

Parte de llevar una vida más joven no es sólo asegurarse de que tus arterias permanezcan libres de obstrucción y tus pulmones llenos de aire; se trata también de *sentirse* más joven. Pocas cosas te harán sentir más la vejez que el deterioro de tus sentidos—sobre todo del oído y de la vista. Este plan de acción tiene que ver con mantener—y mejorar—tu calidad de vida para que puedas seguir disfrutando todas las maravillosas sensaciones del mundo.

Lo que Nos Muestra la Piel

Uno de los primeros lugares donde observamos el envejecimiento es en la piel. Vemos el envejecimiento en las arrugas, en el cáncer de piel, en las manchas producidas por el hígado. Por lo general, lo que es bueno para tu interior es también bueno para tu exterior. Proteger tu piel con SPF 45 en todos los lugares expuestos, en todo momento, y evitar el cigarrillo (fumar diez cigarrillos por día puede duplicar el número de arrugas faciales). Muchos consideran también que el agua es una forma efectiva de hidratar y mantener sana la piel. Aunque no se ha confirmado en este campo, vale la pena beber mucha agua por todos los demás beneficios que tiene. Los siguientes son algunos de los problemas cosméticos más comunes de la piel asociados con el envejecimiento y algunos conceptos de cómo tratarlos o evitarlos:

★ Las manchas producidas por el hígado: se pueden usar cremas blanqueadoras que pueden suavizar su coloración.

★ Bolsas bajo los ojos: éstas son hereditarias y son producidas por una acumulación de grasas alrededor de los ojos. La falta de sueño y el exceso de alcohol acentúan el problema.

★ Las arrugas finas: las líneas de expresión producidas por fruncir el ceño pueden reducirse con un tratamiento de peeling glicólico aplicado durante varios meses.

★ Las arrugas, las patas de gallo y las líneas faciales: varios procedimientos cosméticos, incluyendo inyecciones de grasa, colágeno y Botox, han demostrado reducirlas.

¿Cuál es el resultado final de todo esto? No vale la pena preocuparse por cada línea o arruga; esas líneas de expresión sólo se convertirán en algo permanente si te preocupas constantemente por ellas.

Paso #1: Practica la Preservación

Vivimos en un mundo que respalda la preservación. Los museos guardan objetos de hace muchas generaciones; las bolas de naftalina mantienen los sacos de lana en buen estado, y se pueden guardar frijoles enlatados en la despensa hasta el año 3072. También puedes preservar tu cuerpo con el cuidado adecuado.

LA PIEL   A medida que envejecemos, el ciclo de renovación de las células de la epidermis es cada vez más lento y, con el tiempo, el daño solar va adelgazando la epidermis y su grosor se reduce gradualmente de veinte a sólo dos células. Una de las formas de mantener la piel más joven es engañarla—hacerle creer que debe producir células nuevas.

Rompe-mitos #3

Usa ácido alfahidroxílico (AHA, por su sigla en inglés) una sustancia que se encuentra en muchas cremas para la piel. Acelera el ciclo de renovación de la piel—es decir, irrita la epidermis, elimina las células muertas y hace que la piel crea que tiene que rejuvenecer y producir células nuevas. El efecto es una piel de apariencia más joven. Pero no tienes que invertir mucho dinero en costosas cremas faciales para lograrlo; cualquier producto que contenga AHA dará resultado; el costo de algunos productos proviene de otros ingredientes, no de los que realmente producen el efecto deseado.

LOS OJOS   La exposición prolongada a los rayos solares es potencialmente nociva porque algunas longitudes de onda de la luz pueden dañar el cristalino y la retina. El esquí y los deportes acuáticos no son sólo peligrosos para tus rodillas, sino también para tus ojos, debido al reflejo tanto directo como indirecto de la luz solar. Los anteojos que filtran la parte "nociva" del espectro luminoso (los rayos ultravioleta A y B) son indispensables para quienes trabajan o practican habitualmente deportes a la intemperie. Por lo general, la córnea, y el parabrisas del automóvil, filtran los rayos UVB; sin embargo, no filtran los rayos UVA—y la exposición a estos rayos se correlaciona con el desarrollo de cataratas y degeneración macular. Lee la etiqueta para asegurarte de que tus gafas de sol bloqueen los rayos UVA (las gafas baratas pueden bloquearlos), o invierte en una consulta con tu optómetra para medir la protección ultravioleta de tus gafas y asegurarte de que el recubrimiento sea el adecuado para bloquear los rayos solares nocivos.

LOS OÍDOS   Vamos a susurrarte esto al oído: guarda silencio. Nada daña más tus oídos que los ruidos estridentes (y, tal vez, un boxeador profesional). Afortunadamente, tus oídos pueden regraduarse, de manera que el ruido estridente tiene que prolongarse y mantenerse a ese nivel a fin de que puedas sentir los efectos de un daño. Lo que es aterrador es pensar que cualquier cosa superior a 85 decibeles puede producir pérdida aditiva permanente (para tener un punto de referencia, el roce de las hojas de un árbol con la brisa es de 0 decibeles y un susurro equivale a veinte). A 90 decibeles, un secador de pelo o una podadora de césped pueden producir daños después de sólo dos horas—lo que no representa un riesgo para la mayoría de nosotros (a menos que tengas una podadora de césped enorme o un secador de pelo para la princesa Rapúnzel). Pero es algo muy peligroso para los estilistas y para los paisajistas que están permanentemente expuestos a estos ruidos. Entre más fuerte sea el ruido menor será el tiempo que se requiera para que produzca daño. Un concierto de rock, a 110 decibeles, puede producir pérdida auditiva permanente en cuarenta y cinco minutos (pero tres minutos se considera el máximo seguro para un ruido continuo de 100 decibels). Evitar los ruidos fuertes o proteger los oídos con tapones cuando se esté expuesto a ellos es la segunda medida más prudente que puedes adoptar para protegerlos.

EL TACTO   Anteriormente se creía que con respecto al dolor había que soportarlo y aprender a vivir con él, y que, tal vez, a la larga, desaparecería. Pero el simple hecho de tener dolor no significa que debas soportarlo. De hecho, es esencial que no lo hagas, que encuentres formas de aliviarlo. Verás: cuando lo tienes, tus receptores de dolor están en un alto nivel de alerta—ya lo anticipan y por eso sientes que asciende en espiral. Entre más lo soportes, más lo sentirás. Es casi como recompensar a un bebé que llora dándole lo que quiere. Si lo haces, lo animas a que siga llorando y le indicas que está bien que lo haga, de modo que, simplemente, llorará más. Si le dices a tu cuerpo que está bien sentir dolor—al no hacer nada al respecto—estás reforzando el mensaje de que no tiene nada de malo. Por eso es imperativo graduar de nuevo tus fibras de dolor y vivir sin él al menos durante seis horas seguidas, así, el siguiente dolor que sientas no será tan severo como el de las anteriores crisis. Si no gradúas de nuevo tus fibras de dolor, corres el riesgo de que se se convierta en algo permanente—sobre todo en los casos de dolor crónico que se prolongue más de tres semanas. Volver a graduar tu cuerpo es como cambiar las baterías de tu detector de humo.

Hay muchas terapias que ayudan a interrumpir el dolor para que tu cuerpo se pueda volver a graduar—por ejemplo el ibuprofeno, e incluso las cremas que contienen capsaicina (el ingrediente que se encuentra en el ají; se une a los receptores de dolor para ayudar a eliminar el dolor crónico). Otra opción es la acupuntura—la medicina oriental que se enfoca en el concepto de meridianos de energía que recorren nuestro cuerpo. Al centrarse en áreas específicas de dolor, la acupuntura gradúa de nuevo los umbrales y los redirige por tus vías corporales. Si consideras recurrir a la acupuntura, te recomendamos que vayas adonde alguien que esté acreditado y tenga licencia. Puedes consultar con la American Academy of Medical Acupuncture (Academia Americana de Acupuntura Médica) en www.medicalacupuncture.org para obtener una lista de terapeutas en tu área. La terapia de masajes puede ser también muy efectiva para tratar el dolor musculo-esquelético. Para encontrar un masajista certificado en tu área, consulta a la American Massage Therapy Association (Asociación Americana de Terapia de Masaje) en www.amtamassage.org.

Paso #2: Utiliza Protección

Es el mantra que se utiliza en las clases de higiene de la secundaria para hablarles a los estudiantes del sexo seguro. Para tus propósitos, se trata de sol seguro. En cierta forma, es muy importante recibir el sol. Diez o veinte minutos de exposición diaria al sol te ayudan a convertir algunas formas de vitamina D inactiva en un precursor que se convierte en vitamina D activa, que tiene un enorme efecto benéfico en tus sistemas cardiovascular e inmune. Tiene un efecto de rejuvenecimiento de más de un año en tu edad real. Pero debes limitar el tiempo de exposición al sol para protegerte del cáncer de piel y de las arrugas. Ambas cosas—recibir la cantidad adecuada de sol y cuidar de que no sea demasiado—puede rejuvenecerte hasta 1.7 años. Si estás en una situación en la que permanecerás mucho tiempo al sol, como en el caso de que tu trabajo sea a la intemperie o de que te vayas de vacaciones, es indispensable utilizar un bloqueador solar para evitar los rayos ultravioleta nocivos e impedir que afecten tu piel—sobre todo entre las 10 a.m. y las 4 p.m., cuando los rayos ultravioleta son más potentes y peligrosos. Siempre debes utilizar SPF 30 o más (el 30 significa que obtienes treinta veces la cantidad de protección que obtendrías si no usaras protector solar). Además, debes usar SPF 45 de forma habitual (es decir, *todos* los días) en cada superficie expuesta de tu cuerpo—manos, cara, cuello—pase lo que pase.

Paso #3: Consiente a Tus Ojos

Tus ojos hacen mucho por ti. Te ayudan a disfrutar de los paseos panorámicos, a admirar las obras de Monet y a leer las columnas de chismes. Es hora de retribuirles—de agradecerles todas las cosas buenas que han hecho. Por lo tanto te recomendamos que los recompenses con este paquete de spa óptico.

TOMA AGUA   Los lagrimales no sólo están activos mientras partes cebollas, ves películas de Meg Ryan y ves cómo pierden los Cubs; como sabes, también son responsables de mantener lubricados tus ojos. Los ojos secos—un problema muy común—son el resultado de una cantidad inadecuada de líquido que sale de estos conductos. El mejor tratamiento no es mantener los ojos húmedos volviendo a ver *Titanic,* sino tomar suficiente agua durante el día.

DUERME   Como sabes, el sueño restaura tu organismo—incluyendo tus ojos. Es la mejor solución para los ojos cansados. El sueño ayuda a las membranas de la retina a recuperarse de un duro día de ver. Necesitas al menos cinco horas de sueño por el bien de tus ojos.

RETÍRATE Si permaneces ante una computadora el día entero, es importante tomar descansos de diez minutos cada dos horas. La energía de la luz que sale de tu computadora puede hacerte doler los ojos. También puedes ayudar a aliviar la irritación cambiando la tasa de intermitencia de la pantalla del computador aumentándola a setenta o más.

Paso #4: Utiliza el Gusto para Ayudar a Tus Otros Sentidos

Los alimentos no son solo para brindar placer a tus papilas gustativas. Comer los nutrientes adecuados es benéfico para todos tus órganos de los sentidos. Los siguientes son los principales nutrientes para tu sistema sensorial.

LA LUTEÍNA Es una sustancia que se encuentra en el maíz, las espinacas y otros vegetales de hoja verde; se ha descubierto que es una de las sustancias más benéficas para mantener la vista y mejorar la salud ocular. No sabemos a ciencia cierta cómo actúan muchas alternativas de alimentos para reducir el ritmo del envejecimiento o revertirlo, sólo sabemos que lo hacen—y la luteína es uno de los elementos de esa categoría. Hay quienes piensan que actúa al evitar el daño oxidativo a la retina, pero realmente

DATO

Para el cansancio producido por la computadora, colócala a un nivel más bajo sobre la mesa o usa un portátil para que tus ojos miren hacia abajo mientras trabajan. Así, la abertura de los párpados permanece mínima y se reduce el riesgo de desarrollar el síndrome de ojo seco.

DATO

Cuando se trata de tus ojos, Popeye le gana a Bugs Bunny. Aunque las zanahorias son buenas para los ojos, no lo son tanto como las espinacas. La investigación demuestra que se obtienen más beneficios protectores de la luteína que se encuentra en las espinacas que del betacaroteno que se encuentra en las zanahorias. Eso es lo que hay de nuevo, viejo.

no sabemos cómo produce su beneficio. También puedes consumirla como suplemento—tomando 1,000 miligramos dos veces por día.

LA VITAMINA C Y LOS BIOFLAVONOIDES   Se ha demostrado que estos dos elementos son benéficos para tu sistema inmune, pero también ayudan a protegerte contra las cataratas. Ver el Capítulo 9 para una lista de los alimentos que contienen potentes flavonoides. Muchas frutas y vegetales contienen vitamina C y bioflavonoides; además, hay evidencia de que consumir una dieta variada que incluya apenas cuatro porciones de fruta al día, puede disminuir hasta en cuatro años tu edad real. Específicamente, estudios recientes demostraron que las personas mayores de cincuenta que consumían al menos tres porciones de fruta por día tienen menos riesgo de desarrollar degeneración macular que las que sólo consumen una o una y media porción.

EL ACEITE DE PESCADO   A medida que envejecemos, nuestras células grasas en esa tercera capa de piel se adelgazan y adquieren una forma ligeramente abultada. Es parte de lo que produce esa apariencia de uva pasa en la piel envejecida. De alguna forma, los ácidos grasos en el aceite de pescado y de salmón ayudan a que esa capa se haga un poco más gruesa y lisa lo que atenúa las arrugas. (Como siempre, conviene evitar las grasas saturadas y el ácido graso *trans*, debido a que los aceites pesados asociados con ellas pueden promover el acné). Una razón más para aprovechar los beneficios del pescado: es bueno

> **DATO**
>
> Dejar de fumar no solo es bueno para tus pulmones sino también para tu piel. Dejar el cigarrillo rejuvenece tu piel y puede evitar las arrugas que salen, inclusive a los fumadores de edad mediana, a los lados de la boca. Fumar impide que tus arterias produzcan el óxido nítrico de corta vida que contribuye a que la piel conserve su elasticidad. Cuando dejas el cigarrillo, el revestimiento de los vasos sanguíneos puede volver a producir y suministrar el óxido nítrico que permite que tu piel recupere su flexibilidad en vez de conservar las arrugas.

para tus ojos. El hecho es que tu retina es una estructura muy membranosa y todo tu ojo está cubierto por una suave capa lisa de doble membrana (piensa en dos capas de celofán delgado con una sustancia gelatinosa en el centro). Por esta razón, tus ojos dependen de tu hígado, porque el hígado ayuda a metabolizar las vitaminas solubles en lípidos que nutren y mantienen esas membranas. Si tienes deficiencia de una sustancia conocida como DHA (ácido docosahexaenoico, la composición final del ácido graso Omega-3 en humanos), esta deficiencia puede retardar el sistema conductor que convierte la energía de la luz en energía neural en la retina—un proceso más rápido que el chip de una computadora. Toma 500 miligramos de DHA al día para ayudar a evitar la degeneración macular. También hay evidencia que sugiere que el Omega-3 puede ayudar a mejorar los ojos secos.

EL CÓCTEL PARA LOS OJOS   Un extenso estudio patrocinado por el National Eye Institute de los NIH determinó que algunas vitaminas—combinadas— pueden ayudar a evitar la pérdida de la visión en quienes presentan degeneración macular relacionada con la edad en su forma activa (el estudio no se hizo para demostrar el poder preventivo de las vitaminas en quienes aún no presentan la enfermedad, y el cóctel

> **DATO**
>
> Con el incremento de la actividad hormonal de la adolescencia, el acné puede ser un problema aún mayor por el exceso de grasa generada por la piel que ocasiona infecciones. Además de lavarte la cara y usar medicamentos para controlar el acné, tu dieta puede ser un factor esencial en la eliminación de este. Es importante eliminar los alimentos grasosos (cargados de grasas saturadas y el ácido graso, sin grasa sana). Dado que no contiene alimentos grasosos ni grasas saturadas, La Dieta del Manual de Instrucciones es también una excelente dieta antiacné.

de vitaminas no evitó que la degeneración macular seca se convirtiera en degeneración macular húmeda). El estudio determinó que quienes ya presentaban degeneración macular húmeda mostraban una reducción de más de un 25 por ciento en el riesgo de pérdida de la visión si consumían (todos los días en dosis divididas) 500 miligramos de vitamina C, 400 IU de vitamina E, 15 miligramos de betacaroteno, 80 miligramos de zinc y 2 miligramos de cobre.

Paso #5: Hazte Pruebas

Sabemos que no tienes a tu disposición pruebas diagnósticas costosas, pero eso no significa que no puedas tener una idea de cómo están tus sentidos. Ensaya estas autopruebas periódicas para determinar en qué punto te encuentras.

PRUEBA DE EQUILIBRIO   Párate en un pie, con los ojos cerrados (y las manos a los lados); pide a alguien que te cronometre para ver cuánto tiempo puedes permanecer así sin tener que poner el otro pie en el suelo. Si tienes más de cuarenta y cinco años, poder hacer esto por más de quince segundos es un resultado muy bueno. Si no puedes, es señal de pérdida de equilibrio—a veces esto te hará más vulnerable a sufrir accidentes a medida que envejeces. Una forma de mejorar tu equilibrio: levanta pesas en vez de utilizar máquinas de contrapeso. Tener que balancear las pesas te obliga a utilizar las destrezas motoras relacionadas con el equilibrio.

PRUEBA DE VISIÓN   ¿Quieres saber si necesitas consultar a un oftalmólogo o a un optómetra? Hay un par de cosas que debes confirmar para determinar si se han deteriorado tus ojos.

★   Si tus ojos se cansan más pronto de lo normal en una actividad habitual, ya se trate de trabajar en la computadora, o terminar de leer este capítulo;

★   Si tus ojos se cansan más pronto en el curso del día—digamos que ya no puedes leer cuando estás en la cama, aunque antes leías antes de dormirte;

★ Si requieres un poco más de tiempo para que tus ojos se recuperen del destello de las luces que vemos en la noche (por ejemplo, si demoran siete a diez segundos en lugar de tres). Esto es especialmente evidente cuando conduces de noche.

PRUEBA DE AUDICIÓN   Puedes hacerte pruebas de audición preliminares respondiendo unas cuantas preguntas:

★ ¿Se quejan los demás de que ves televisión con el volumen demasiado alto?
★ ¿Pides con frecuencia a los demás que repitan lo que te han dicho?
★ ¿Te resulta difícil entender lo que dicen los niños pequeños?
★ ¿No puedes entender lo que te dicen cuando alguien te habla desde otra habitación?

Si tu respuesta a estas preguntas es sí, debes hacerte examinar los oídos. También puedes pedirle a alguien que susurre o que frote los dedos uno contra otro cerca de tus oídos, primero de un lado y después del otro. Si notas alguna diferencia entre el nivel de audición, es señal de que podrías estar experimentando pérdida auditiva de frecuencias altas—esa es la parte de la audición que se pierde en primer término. Si detectas una diferencia, un médico querrá determinar si es producida por exceso de cera o de líquido antes de decidir si se trata de algún tipo de pérdida relacionada con el nivel de ruido o con la edad. Si consideramos que la pérdida de capacidad auditiva relacionada con la edad se presenta en el 25 por ciento de las personas entre sesenta y cinco y setenta y cinco años y hasta en un 80 por ciento en las personas mayores de setenta y cinco, el buscar ayuda profesional para determinar el nivel auditivo puede mejorar tu calidad de vida. Puedes hacerte una prueba de detección para determinar tu nivel de audición llamando al 800-222-3277. Escucharás y contarás una serie de tonos computarizados; después de la prueba, se te indicará si tu nivel de audición es normal o si debes someterte a pruebas adicionales.

El músico Quincy Jones dice que se siente ahora décadas más joven porque puede oír otra vez con la nueva tecnología de audífonos. Años de tocar en bandas musicales afectaron sus oídos y ya no podía escuchar a sus amigos en los clubes, lo que lo hacía sentirse viejo, sobre todo como músico. Recuperar su audición cambió su vida; por lo tanto, no debes sentirte incómodo de acudir a alguien para que te examine los oídos.

LA PRUEBA DE LA OREJA Observa tus lóbulos. Si tienes una linea diagonal en el lóbulo de la oreja, es señal de que puedes estar experimentando envejecimiento arterial. De hecho, es uno de los primeros signos de envejecimiento arterial; por lo tanto, sigue nuestras indicaciones del Capítulo 2 acerca de lo que debes hacer para mantener tus arterias jóvenes. A propósito, ya que estás examinando tu cara, la presencia de placas amarillentas de depósitos de colesterol alrededor de los párpados (xantelasmas) son otra señal de alerta.

PRUEBA DE DOLOR Toma una aguja y cierra los ojos. Gira la aguja de manera que no sepas cuál es el lado romo y cuál el agudo. Ahora, púnzate suavemente en el pie y fíjate si puedes determinar con qué lado de la aguja te punzaste. Si no lo sabes, significa que puedes haber perdido parte de las fibras sensoriales rápidas, de las lentas, o de ambas. Esta deficiencia significa que tienes que ir al médico para determinar la causa subyacente de ese síntoma, revertirlo si es posible, y evitar una mayor pérdida de sensibilidad al dolor.

Capítulo 9

El Sexto Sentido Detecta la Enfermedad: Tu Sistema Inmune

Los Principales Mitos Acerca del Sistema Inmune

Mito #1 Acerca del Sistema Inmune	Donde hay bacterias en tu cuerpo, hay enfermedad.
Mito #2 Acerca del Sistema Inmune	Los antibióticos pueden erradicar prácticamente cualquier infección.
Mito #3 Acerca del Sistema Inmune	Tu sistema inmune siempre sabe diferenciar entre tus propias células y los enemigos invasores.
Mito #4 Acerca del Sistema Inmune	Una vez que los síntomas de una infección han desaparecido, suspender los antibióticos evita complicaciones.

Según donde vivas, hay muchas formas de asegurar tu casa. En algunos edificios de apartamentos hay portero. Algunas casas tienen cercas. ¿Tienes un castillo? No te olvides del foso y de un ejército de arqueros que disparen flechas, por favor. O puedes elegir otros mecanismos comunes para defender tu hogar como pasadores ocultos, sistemas electrónicos de seguridad, o un pit bull llamado Rocco que bote espuma por el hocico. Cualquiera que sea tu método de seguridad, existe una razón por la cual tecleas un código, le pones la cadena a la puerta o decides no neutralizar a Rocco. Quieres el mejor sistema de seguridad para proteger los objetos de valor que tienes en tu hogar—desde tus álbumes de fotografías y el equipo de sonido estéreo hasta las joyas de la familia y los niños.

En todo tu cuerpo tienes también sistemas de seguridad para defenderlo de los intrusos. La piel y los huesos protegen tus órganos internos en los accidentes de tránsito y también los protegen de las bolas de golf perdidas, el pelo protege tu cuero cabelludo de los rayos ultravioleta y los párpados protegen tus globos oculares de los amigos que se divierten metiendo en ellos sus dedos. Pero el sistema de seguridad más importante de tu cuerpo es uno silencioso—uno que no puedes ver ni sentir, pero que tiene la mayor responsabilidad de protegerte de las enfermedades invasoras y de ayudarte a recuperar de ellas.

Todos los días haces uso de tu sistema inmune, aunque tal vez no sepas que está actuando ni tampoco sepas cómo actúa. Tu respuesta inmune se activa cuando detecta algo nocivo que merodea por tu cuerpo, como bacterias o virus. Si piensas que sólo tu mano puede contener más de 200 millones de gérmenes (la población de los Estados Unidos a fines de la década de los 60), es probable que tu cuerpo esté infectado con bacterias en este preciso momento y que las células de tu sistema inmune estén actuando a todo lo que dan para eliminarlas.

Tal vez la razón por la cual las enfermedades inmunes son tan complejas se deba a que hay una gama tan amplia de cosas que pueden producir infecciones en nuestro organismo, son tantas las formas en las que nuestros cuerpos pueden responder a ellas y es tan difícil saber cómo derrotarlas. Si bien es fácil saber cuándo hay que coser una cortada o cuando hay que poner un yeso para estabilizar un hueso roto, los problemas inmunes tienen una amplia gama de soluciones (por ejemplo, algunos se pueden erradicar con medicamentos, otros no). Todo esto hace que tu sistema inmune sea uno de los sistemas más complejos de tu cuerpo.

A modo de ejemplo, veamos una forma común de bacteria—el estafilococo, una bacteria que se multiplica rápidamente y produce las espinillas. También puedes seguir los esquemas de las Figuras 9.1 y 9.2.

Las células de tu cuerpo son muy parecidas a tus papilas gustativas, en el sentido de que saben exactamente qué les gusta y qué no. Cuando tu cuerpo se encuentra con un estafilococo, lo reconoce como una sustancia extraña, así como un vigilante detectaría a un intruso no deseado en una cámara de vigilancia. Cuando tu cuerpo detecta a un intruso, un tipo de glóbulo blanco—o un tipo de leucocito, conocido como macrófago—encuentra la bacteria, la envuelve totalmente y la digiere, en forma similar a lo que haría el guardia de seguridad, quien detendría e interrogaría al intruso. En ese momento, en macrófago llama por su walkie-talkie pidiendo refuerzos. El mensaje—el equivalente químico de: *"¡Auxilio! ¡Auxilio! ¡Intrusos! ¡Barro formándose en la punta de la nariz! ¡El baile de graduación es mañana en la noche!"*—es la

FIGURAS 9.1 y 9.2 (HISTORIETA DE LAS PÁGINAS SIGUIENTES)
En la Salud y en la Enfermedad
Los macrófagos detectan los invasores que ingresan al cuerpo y los ingieren y procesan, envían mensajes químicos (citoquinas) que atraen otros leucocitos (a veces, las citoquinas también pueden producir fiebre, dolor de cabeza y dolor muscular). Los leucocitos que responden al llamado se adhieren a los macrófagos para poder aprender más acerca de los invasores y desarrollar mecanismos de defensa especializados—esos mecanismos implican hacer un llamado a las células **T** y a las células **B** para que se presenten en el área. Las células T matan directamente al invasor o ayudan a coordinar la respuesta inmune. Las células B crean anticuerpos que actúan como balas para destruir a los invasores. Cuando terminan, los leucocitos restantes se suicidan (lo que se conoce como apoptosis) para no eliminar nuestras células sanas por error, lo que produciría una enfermedad autoinmune.

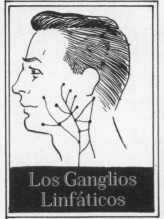

Los Ganglios Linfáticos

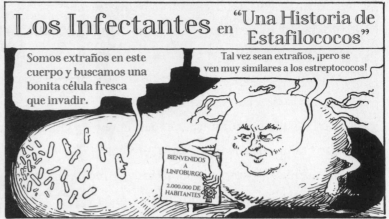

Los Infectantes en "Una Historia de Estafilococos"

Somos extraños en este cuerpo y buscamos una bonita célula fresca que invadir.

Tal vez sean extraños, ¡pero se ven muy similares a los estreptococos!

BIENVENIDOS A LINFOBURGO
2.000.000 DE HABITANTES

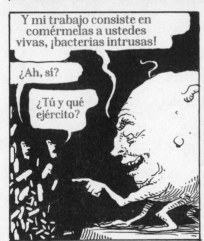

Y mi trabajo consiste en comérmelas a ustedes vivas, ¡bacterias intrusas!

¿Ah, sí?

¿Tú y qué ejército?

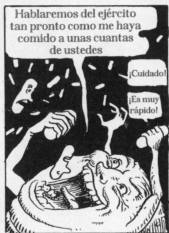

Hablaremos del ejército tan pronto como me haya comido a unas cuantas de ustedes

¡Cuidado!

¡Es muy rápido!

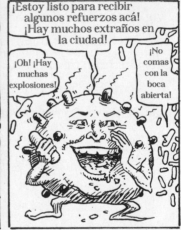

¡Estoy listo para recibir algunos refuerzos acá! ¡Hay muchos extraños en la ciudad!

¡Oh! ¡Hay muchas explosiones!

¡No comas con la boca abierta!

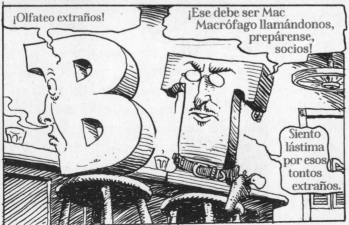

¡Olfateo extraños!

¡Ese debe ser Mac Macrófago llamándonos, prepárense, socios!

Siento lástima por esos tontos extraños.

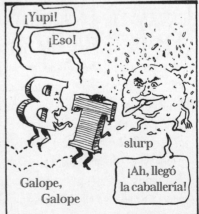

¡Yupi!

¡Eso!

slurp

Galope, Galope

¡Ah, llegó la caballería!

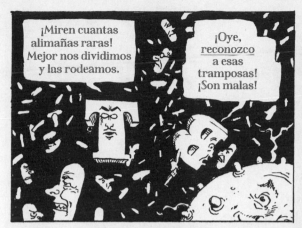

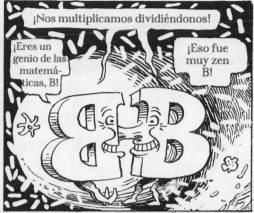

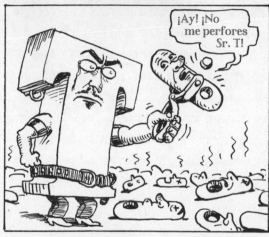

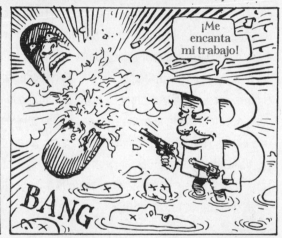

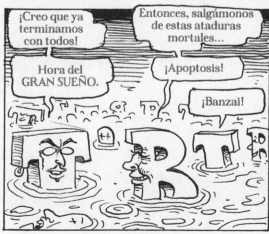

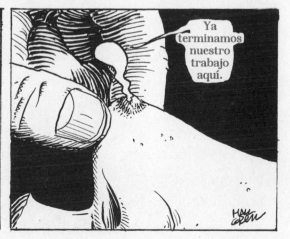

¿Mito o Realidad?
Pellizcar los barros hace que sanen más pronto.

Pellizcar los barros puede ser peligroso, pero si se sabe hacer te puedes ahorrar dolor (y tal vez algo de vergüenza). El arreglo personal es común entre los primates, incluyendo los humanos. Pero pellizcar los barros con los dedos daña la piel alrededor del barro y puede 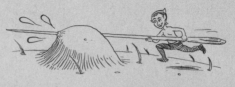 empeorar su apariencia. En vez de esto, esteriliza una aguja con alcohol o agua hirviendo y literalmente revienta la cabeza blanca en la parte superior del barro hasta que drene todo el pus. Hazlo así: pincha el barro en la parte superior colocando la aguja paralela a tu piel. Insértala de un lado en la parte superior del barro y deslízala hasta que salga del otro lado. Luego tira hacia arriba para retirar la parte superior. El barro drenará libremente y no te dolerá porque lo que retiras es piel muerta. Advertencia: no lo intentes si te tiembla la mano (o si has bebido más de un martini). Tampoco lo escarbes; no sólo te dolerá sino que se verá peor. Otra advertencia: evita reventar los barros que salgan sobre la punta de la nariz. Las venas de esta área desembocan en el cerebro y si presionas hacia abajo, les pueden entrar bacterias. Si persisten los barros en esa área consulta a tu médico. A propósito, saber reventar adecuadamente un barro sí acelera su cicatrización.

llamada de SOS a las otras células para que respondan de inmediato y se presenten en el área desplazándose por el torrente sanguíneo (esta es la razón por la cual la piel debajo de una costra se ve roja—está compuesta de un suministro adicional de sangre).

Al mismo tiempo, el macrófago registra la información de las células extrañas, para que el sistema inmune reconozca esos datos. La inflamación es, básicamente, lo que hace que las bacterias queden incluidas en la Lista de los Más Buscados, mientras los macrófagos informan a las otras células qué es lo que deben atacar. Mientras se trasmite toda esa información de célula a célula, las células inmunes de refuerzo comienzan a llegar al sitio de la infección. Buscarán el código—la foto del prontuario del culpable—para identificar y obliterar las bacterias nocivas. Como se puede ver en la Figura 9.2, las células inmunes atacan de distintas formas. Las células T atacan y digieren directamente las bacterias ofensoras, mientras que las células B crean inmunoglobulinas que actúan como balas y perforan la cubierta de las bacterias.

Por último, las bacterias mueren en la batalla, pero también mueren las células T y las células B dejando un charco de desechos (este proceso se conoce como apoptosis—las células T y las células B se autodestruyen para no destruir las células sanas). Este pozo de residuos va aumentando la presión bajo la piel y crea un área enrojecida por los nuevos vasos para suministro sanguíneo que llegan al sitio de la batalla y por el pus de los leucocitos que han acudido a intervenir en la lucha. Como un volcán, el material de desecho asciende a la superficie para formar el barro.

Así es como se supone que debe funcionar el sistema inmune, aunque no siempre lo hace con tanta perfección. Al igual que los distintos peligros a los que está expuesta tu casa—desde los vecinos que lanzan huevos hasta los ladrones que van tras los objetos de plata—hay distintos niveles de amenazas de inmunidad contra tu cuerpo, así como distintas formas de reacción por parte del sistema de seguridad ante dichos riesgos. Por otra parte, a menos que lo cuides, tu sistema inmune parece ir perdiendo eficiencia con los años. A mayor edad, tu sistema de identificación se llena y parte de la información más vieja se borra para abrir campo a la información sobre intrusos recientes. Con el paso del tiempo, las células B se hacen más lentas o funcionan mal, restándote fuerzas para luchar contra las bacterias. Otro obstáculo: hay policías corruptos en tu sistema inmune—células que van y destruyen las células buenas y no las malas.

Dado que las enfermedades inmunes pueden presentarse como una crisis corta de resfriado común o como enfermedades crónicas como el SIDA, es necesario entender a tu cuerpo para saber cómo afrontar un problema inmune. Por ejemplo, en

1991, a Naomi Judd, la cantante ganadora del premio Grammy, se le diagnosticó un virus que le afectó el hígado—hepatitis C. Esto cambió su vida de inmediato. Naomi Judd, quien contrajo esta enfermedad cuando trabajaba como enfermera y se picó con una aguja infectada, había sido siempre una persona muy sana. Inicialmente le dijeron que le quedaban tres años de vida; Naomi se dijo que debía ponerse el cinturón de seguridad y aguantar porque iba a ser un viaje agitado. Pensó que podía retraerse e ir con la corriente, en una actitud de aceptación de lo que se le había dicho o levantar la mano y comenzar a hacer preguntas. Después de tomar la determinación de que, puesto que se trataba de su cuerpo, debía ser ella quien controlara la forma como se sentía, Naomi Judd rezó, permaneció tranquila, hizo muchísimas preguntas y tomó una nueva droga experimental que, como un equipo de refuerzo de oficiales de la ley y el orden que fomentan una nueva actitud en los habitantes de un pueblo del antiguo oeste, ayudó a que su sistema inmune recobrara fuerzas y se dispusiera a contrarrestar el virus. Ahora, años más tarde, se encuentra curada—el virus ya no está en su cuerpo. Aunque la hepatitis C puede ser una enfermedad mortal, la historia de Naomi Judd es importante porque no sólo demuestra que podemos hacer algo en cuanto a la forma como respondemos a una enfermedad sino que comprueba que hay una poderosa interrelación entre la mente y el cuerpo.

Esto no significa, sin embargo, que el simple poder mental pueda evitar un resfriado o hacer que desaparezca un barro (suficientes estudiantes de décimo grado ya lo han intentado). Pero sí comprueba que tu sistema inmune puede verse afectado por cosas muy distintas—incluyendo una actitud positiva. Antes de explicar cómo se puede mejorar el nivel de tu propio sistema de seguridad, veamos más de cerca cómo funciona realmente este intrincado departamento de defensa.

Tu Inmunidad: La Anatomía

Además de los panes daneses de queso y los Marlboros, millones de otros potenciales invasores amenazan la salud de tus órganos internos. Dado que no puedes luchar contra un enemigo del cual nada sabes, el siguiente es el expediente de base de la forma como se supone que debe funcionar tu sistema inmune y lo que puede no funcionar.

Los Centros de Respuesta

Por lo general, sólo hay unas pocas formas de entrar y salir de tu casa (puertas y ventanas), y lo mismo se puede decir de tu cuerpo en cuanto a la forma como lo atacan los invasores, como los virus y las bacterias que pueden forzar su ingreso a través de las entradas comunes, como la boca, la nariz, los genitales y, naturalmente, la piel. Y así como los ladrones pueden husmear en cualquier lugar de la casa, los virus y las bacterias pueden ir a cualquier parte que deseen. Sin embargo, tu sistema de seguridad tiene sólo un par de ubicaciones en tu casa—por ejemplo, el panel de control en la pared, que permite la comunicación central con la totalidad del sistema. En tu cuerpo, tu sistema de respuesta inmune se encuentra almacenado en unas pocas áreas clave.

EL TIMO Tal vez suene como el nombre de un dios de la mitología griega, pero el timo desempeña una función crucial en tu sistema inmune porque es allí donde maduran tus células T. Las células T son las llamadas células ayudadoras que acuden como refuerzos cuando se presenta el llamado inicial de emergencia. Algunas convencen a otras células de venir a luchar y difunden la noticia de la batalla. Otras destruyen directamente a los intrusos y, de manera muy apropiada, se las conoce como células asesinas. Durante tu niñez, tu timo, ubicado frente a tu corazón, tenía realmente el tamaño del corazón. (En esta época de la vida el timo es, de hecho, tan grande, que cuando los médicos practican una cirugía cardiaca en un niño, tienen que abrirse camino rodeando el timo para encontrar el corazón.) En los adultos, el timo es mucho más pequeño—en realidad se achica de forma sorprendente a medida que envejecemos, hasta que, a los ochenta años, prácticamente no se detecta. Se supone que este encogimiento se debe a que, cuando niños, necesitamos una respuesta inmune más fuerte porque aún no hemos estado expuestos a muchos de los virus y bacterias que nos pueden causar enfermedades. Con el paso del tiempo, tenemos una mayor exposición a estos organismos y, por lo tanto, una mayor resistencia. A veces se ha especulado que un timo más pequeño puede significar también que se es más propenso a presentar afecciones de carácter inmune producidas por bacterias y virus que nuestro cuerpo no reconoce.

LA MÉDULA ÓSEA   No sería prudente que todas nuestras células protectoras se encontraran en un solo lugar; por lo tanto, la médula ósea—la porción interna de todos los huesos—produce una generación joven de células inmunes que se alistarán en el ejército para participar en la batalla. Las células B, en especial, responden a las infecciones produciendo anticuerpos, pequeñas moléculas que se aglomeran a los costados de las células infectadas por bacterias y virus. Estas células, al romperse sus barreras protectoras, se revientan como globos inflados, pequeños proyectiles de proteínas conocidos como inmunoglobulinas, bajo las órdenes de los leucocitos, y enganchan a las células infectadas y las eliminan.

EL BAZO   Lo más probable es que sólo hayas oído mencionar el bazo en el programa de televisión de *Sala de Emergencias* en el que George Clooney dijo que alguien necesitaba que se le extrajera. Sin embargo, el bazo es un órgano inmune de importancia fundamental, es, por así decirlo, la cafetería de nuestro organismo—el lugar donde se reúnen todas las células T para comunicarse. En cierto sentido es como una central de inmunidad, adonde fluye la sangre y donde se intercambia la información sobre las infecciones que deben erradicarse. Por lo general, cuando hay necesidad de extirpar el bazo se debe a que se ha lesionado en un accidente de tránsito, pero ésto reduce la capacidad de comunicación de las células T y hace que la persona sea más propensa a contraer algunos tipos de infecciones.

EL SISTEMA LINFÁTICO   Desde cuando experimentaste tu primer dolor de garganta, supiste que tenías un sistema linfático—cuando tu mamá o el doctor palparon tu cuello, bajo tu quijada. Eso se debía a que buscaban ganglios linfáticos inflamados. Tu sistema linfático es el lugar donde se desarrolla toda tu actividad inmune. Es como una vieja carretilla—se lleva todo el material de desecho (los tipos malos) de la infección, y lo elimina de tu sistema. El hecho es que, el sistema linfático tiene centros de distribución, o departamentos de policía, por todo tu organismo—bajo tu mentón, en tus axilas, en tus ingles y en muchos otros lugares. Es así como, si se te infecta una uña por ejemplo (deja de mordértelas ¿quieres?), la central más cercana—digamos, la del codo—se inflama debido a una acumulación de glóbulos blancos (leucocitos). Uno por uno, estos determinan la ubicación de la infección y van a combatirla. Los remanentes de la infección fluyen por el sistema de drenaje linfático donde se descomponen y sus partes útiles son recicladas.

Las Amenazas

Ya estás familiarizado con muchas cosas que le hacen bien a tu cuerpo—el agua, las vitaminas, los masajes diarios en los pies. Y sin duda, estás familiarizado con algunas de las cosas que son más destructivas para tu organismo—la cocaína, las sillas para broncearse y los sándwiches de tocineta y salchicha. Pero hay toda una familia invisible de amenazas para tu cuerpo dispuesta a hacerte la vida imposible o algo peor.

LAS BACTERIAS   Aunque su reputación es peor que la de los políticos corruptos, las bacterias son parte necesaria de nuestra vida. De hecho, no podemos vivir sin bacterias—nos ayudan a digerir los alimentos; agregan nutrientes a los alimentos que decidimos comer, aún antes de que los consumamos; y las bacterias buenas ayudan a mantener alejadas a las malas. Además, los laboratorios desarrollan bacterias que han sido entrenadas para ayudar a producir muchas sustancias, como la cerveza y medicamentos útiles, como la hormona de crecimiento humana. Sin embargo, tal como ocurre con los cereales para el desayuno, hay tantas bacterias malas como bacterias buenas. Las bacterias, que son organismos unicelulares, no son vegetales ni animales. Son, en realidad, organismos extremadamente prehistóricos que carecen de la sutil arquitectura de las células humanas—en otras palabras, ni siquiera tienen un núcleo (el equivalente al cerebro en nuestras células). En términos de tamaño, caben aproximadamente 1,000 bacterias en un milímetro—más o menos el grosor de una moneda de diez centavos. Las bacterias tienen la capacidad de reproducirse—y, al hacerlo, producen la infección. El resultado, como el acné o el dolor de garganta por estreptococos, puede tratarse con un antibiótico diseñado para erradicar las bacterias (un frotis de garganta para hacer un cultivo o una prueba diagnóstica rápida pueden determinar si el dolor de garganta es producido por bacterias o virus). Las infecciones bacterianas también pueden trasmitirse por vía sexual, como en el caso de la clamidia—una de las infecciones bacterianas más comunes, que en realidad no produce síntomas en el 75 por ciento de quienes la tienen. Cualquier infección bacteriana que no se trate o que se trate de forma insuficiente, aunque no ocasione síntomas, puede producir inflamación crónica debido a la agresiva respuesta de nuestro cuerpo—esto acelera el envejecimiento de las arterias y del sistema inmune. Otro motivo de preocupación con muchas de estas infecciones es que, si no se tratan, pueden desgastar el sistema inmune y producir daños orgánicos más permanentes. Por ejemplo, una infección por estreptococo no controlada puede producir abscesos en

Rompe-mitos #1

las amígdalas y problemas respiratorios asociados; a largo plazo, pueden producir lesiones en el corazón y los riñones.

LOS VIRUS   Muchos diferencian las bacterias y los virus según el tratamiento: las bacterias responden a los antibióticos, los virus no. Pero eso no es totalmente cierto—hay muchos medicamentos antivirales para el SIDA. Las diferencias principales entre los dos tipos de organismos tienen que ver con su estructura, tamaño y función. Las bacterias son células complejas que tienen la capacidad de auto-reproducirse; los virus son aproximadamente cien veces más pequeños, mucho más sencillos a nivel celular, y carecen de herramientas para auto-reproducirse. Se pueden trasmitir por contacto mano a mano o boca a boca (como el resfriado común) y también por vía sexual (como el VIH); te necesitan para reproducirse. Un virus actúa invadiendo una de tus células y secuestrándola—a la larga se apodera de su código genético. Cuando el virus utiliza el mecanismo de reproducción de una célula buena, es como si hubiera ido a Kinko's y hubiera hecho un millón de copias de sí mismo para enviarlas por tu torrente sanguíneo (los llamados virus del correo electrónico han recibido ese nombre por esa capacidad—algunos pueden enviar un mensaje a todos los amigos que aparezcan en tu lista de direcciones).

El virus más frecuente es el del resfriado común, que es producido, en realidad, por varias familias de virus diferentes. Aunque puedes experimentar síntomas de las vías respiratorias altas asociados con una infección bacteriana, la mayoría de los casos de resfriado común no se deben a bacterias—por esta razón, de nada sirven los antibióticos en esos casos. Si la enfermedad persiste, tal vez hayas adquirido una infección bacteriana secundaria como resultado del debilitamiento producido por el virus; el signo característico de una infección bacteriana secundaria es la producción de moco o esputo de color, inusualmente espeso que sale de tu nariz o de tu garganta, al sonarte o toser. La gran mayoría de infecciones por resfriado viral tienen un curso autolimitado y

Rompe-mitos #2

salen de tu cuerpo por los orificios asociados con los actos de sonarte, estornudar y toser. Los antibióticos—cuando se toman para combatir infecciones virales—pueden tener un efecto contraproducente al eliminar únicamente las bacterias susceptibles y permitir que las cepas bacterianas más peligrosas y resistentes se fortalezcan aún más. Esto refuerza el concepto de que no debes insistirle a tu médico en que te recete antibióticos cuando te diga que tienes una infección viral. Aunque los antibióticos tengan un efecto tipo placebo, no te ayudan para nada—por el contrario, pueden hacerte mal, a menos que tengas, de hecho, una infección bacteriana además de la viral.

La influenza viral, como cualquier amigo de la secundaria que quiera instalarse en tu sofá, te puede hacer sentir muy mal durante unos cuantos días y luego desaparece. Otras enfermedades virales, como la mononucleosis, que te produce una gran sensación de cansancio, puede tardar un poco más. Aún otras, como el virus del herpes, encuentran la forma de sobrevivir y permanecer silenciosas dentro del organismo, pero ocasionalmente se manifiestan (como los fuegos que vienen y van). Hay otras aún más extrañas, como el azote de sapo. Aunque hayas tenido sarampión en la niñez, este virus (es el mismo) puede afectar una raíz nerviosa en tu columna vertebral, muchos años después, y producir el intenso dolor asociado con esta extraña afección.

Otras infecciones que pueden cambiar tu estilo de vida. Por ejemplo, el virus de Epstein-Barr, afecta tu hígado y produce mononucleosis infecciosa lo que hace que el bazo se inflame con una acumulación de células inmunes listas para la batalla. Uno de los puntos débiles de los virus es que para poder invadir una célula, tienen que encontrar alguna forma de transporte—necesitan un transportador químico que los lleve hasta allí. Los tratamientos más recientes para los virus se centran en bloquear

¿Es un Estreptococo?

Si un dolor de garganta es producido por un virus, no se debe tratar con antibióticos. Si es producido por un estreptococo, esa infección bacteriana puede tratarse con medicamentos. Solíamos diferenciarlos examinando visualmente tu garganta. Si había pus blanca sobre las amígdalas, era indicación de infección bacteriana. Pero ahora sabemos que algunos virus pueden producir pus y algunas infecciones bacterianas no la producen. Si bien la prueba del estreptococo nos sacará de dudas, no querrás ir al médico cada vez que sientas la garganta como papel de lija. Esto es lo que debes hacer: si tu garganta no mejora en cuarenta y ocho horas, vale la pena obtener una prueba diagnóstica para descartar la presencia de una infección bacteriana. Para aliviar los síntomas, haz gárgaras con agua sal. La sal puede eliminar las bacterias y anestesiar la garganta para disminuir el dolor.

el transportador para que el virus no pueda entrar a las células. Es una de las razones por las cuales Magic Johnson ha vivido tanto tiempo con el VIH, sin desarrollar SIDA—por un defecto congénito, le falta uno de los receptores que normalmente ayudaría al virus a invadir sus células.

OTROS Hay otros dos organismos que constituyen un reto para tu sistema inmune: los parásitos y los hongos. Los parásitos necesitan otro organismo del cual puedan vivir, por lo tanto necesitan algo tuyo para sobrevivir y reproducirse. En el caso de la tenia, su base de sobrevivencia es tu intestino—allí puede crecer hasta medir veintidós pies de largo (aproximadamente la altura de un edificio de dos pisos). Los parásitos se encuentran más frecuentemente en los alimentos contaminados y en las fuentes de agua inadecuadas responsables, anualmente, de cuatro mil millones de casos de diarrea en el mundo—malas noticias para todos (tal vez con excepción de Charmin). Los hongos, unas cien veces más grandes que las bacterias, son, en realidad, plantas primitivas; pequeñas plantas sin clorofila incapaces de producir su propio alimento pero que pueden obtenerlo de otro organismo, como las uñas de tus dedos de los pies. Algunos hongos son comestibles, como los champiñones y la levadura para hacer pan. Además, dado que sus enemigas naturales son las bacterias, obviamente producen antibióticos como la penicilina que podemos tomar para protegernos. Pero algunos también pueden producir afecciones como el pie de atleta y las infecciones vaginales, dos cosas que pueden tratarse con medicamentos que eliminan o debilitan los hongos que producen la infección.

Las Disfunciones

Volvamos al vigilante que interroga a un posible intruso. En muchos casos, el vigilante puede reconocer a alguien sospechoso (si lleva una media de nylon que le cubre la cabeza, no se equivocará). Sin embargo, digamos que el intruso viene disfrazado de mensajero o dice que viene a visitar a una tía; se requiere entonces mucha más destreza y una investigación más a fondo para determinar si esa persona es o no una amenaza. Esta es una de las formas en las que tu sistema inmune puede enloquecer—al no reconocer una amenaza potencial. Cuando te vacunas contra las paperas, en los primeros años de vida, tu cuerpo realmente obtiene información sobre la apariencia del virus de las paperas. Así, tu sistema inmune guarda esta información en el banco de datos de su memoria; más adelante, en caso de que alguna vez te expongas a las paperas, tu cuerpo buscará de inmediato el archivo de las paperas, reconocerá a esas células como intrusas y despachará las defensas adecuadas para frustrar el ataque—sin que experimentes la más mínima molestia.

Ahora bien, cuando tu sistema inmune no sabe cuál es la apariencia del intruso, estás en problemas. Si tu organismo no tiene datos en archivo—si no tiene ningún antecedente de actividad criminal—tu sistema inmune no puede responder a este intruso en particular. Además, a medida que tu sistema inmune envejece, va perdiendo sus archivos. En el caso de un virus de influenza típico, tu organismo conoce partes de ese virus (aparentemente, muta todos los años, por lo que sólo se conocerá una

¿Dónde se Origina Todo Esto?

Uno de los temas políticos más candentes de los últimos años se relaciona con la investigación de las células madre. Estas células, llamadas células madre o células germinales, son el origen de todas las demás células—tienen múltiples potenciales: una célula madre puede convertirse en célula cardiaca o en célula cerebral o en célula sanguínea. Sin embargo, las células madre son más que un tema político; también tienen que ver con el envejecimiento. Si perdemos los tejido normales, las células madre adultas (las células capaces de regenerar el corazón o la piel que todavía se encuentran en tu corazón o tu piel cuando eres adulto) que viven en tus tejidos, vienen al rescate y reconstruyen las áreas dañadas. Pero, a medida que vas gastando esas preciosas células, pierdes la capacidad de reparar los tejidos. De hecho, vamos perdiendo células madre adultas a medida que envejecemos (a esto se debe, de hecho, que se esté prestando tanta atención a obtenerlas de fuentes embrionarias) lo que significa que aumenta el riesgo de padecer enfermedades relacionadas con la edad. Aunque no sabemos todas las razones por las cuales las perdemos, sí sabemos que algunas toxinas como la quimioterapia y la radiación pueden dañar las células madre. ¿Qué hacer entonces? Bien, es aún demasiado pronto para saber a ciencia cierta qué se puede hacer para preservar las propias células madre. Pero esperamos (y creemos) que si adoptas las medidas que hemos descrito en este libro, estarás dando los pasos adecuados para preservar también esas células madre.

Cuando ya se ha producido un daño, recibir un tratamiento adecuado con células madre podría reactivar la bomba de la recuperación de esta función. El dilema moral radica en el lugar de donde se puedan obtener, dado que las mejores fuentes que se conocen actualmente son los óvulos fertilizados *in vitro* no utilizados, que ya no pueden ser utilizados por los padres biológicos. La determinación del momento en el que comienza la vida es un dilema muy personal; sin embargo, muchos científicos reconocen los beneficios potenciales de continuar explorando este campo.

parte de una cepa nueva, a menos que te hayas vacunado recientemente contra la influenza) y puede derrotarlo.

Pero, cuando se trata de un virus nuevo—como en el caso del virus del SARS—no presenta los mismos marcadores que le indican a tu cuerpo que se trata de un extraño. Sin ese archivo disponible, tu sistema inmune no responde con la misma rapidez; por lo tanto, el virus puede buscar libremente entre tus cosas y destruir lo que elija: una parte de tus sistema nervioso, o de tu sistema respiratorio, o alguna otra cosa. Sentimos los efectos de los invasores cuando producen toxinas o cuando producimos sustancias que intentan eliminar al agente ofensor. Dichas toxinas o sustancias producen fiebre, escalofrío y dolores. A veces la fiebre es benéfica, porque es muy peligrosa para tus células invasoras pero no para tus células resistentes.

Las cosas son aún peores cuando una parte de la bacteria o del virus no es muy diferente de alguna otra cosa en tu organismo—por ejemplo, de las células cardiacas. Tu organismo puede eliminar al invasor pero al mismo tiempo puede iniciar un ataque contra los tejidos normales de tu cuerpo que simplemente se parecen a las células invasoras—es decir, tu propio sistema inmune puede comenzar a atacar tu cuerpo y a destruir tus células cardiacas. Este peligroso fuego de tu propio bando es lo que se conoce como respuesta autoinmune. Por lo tanto, lo que ocurre es que no solamente elimina el elemento extraño sino que mata también las células que necesitas para funcionar normalmente. En el peor de los casos, este trastorno puede llevar a una insuficiencia orgánica, pero también puede producir otras enfermedades autoinmunes como el lupus, el síndrome de inflamación intestinal y la artritis reumatoide. A propósito, una alergia es sólo una respuesta inmune a algo, como el polvo casero o un detergente, a lo que no deseas tener una respuesta inmune—es como cuando tu sistema de seguridad activa la alarma conectada con la estación de bomberos porque se te están quemando las tostadas.

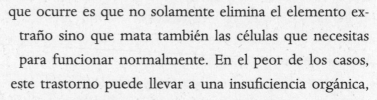

El último aspecto importante que puede funcionar mal es en realidad un *exceso* de acción defensiva—o una sobrerreacción a una infección. Para tener la mejor respuesta inmune, poder desactivarla es tan importante como poder activarla. ¿Por qué? Piensa de nuevo en nuestro guardia de seguridad. Supongamos que ve a un intruso en la puerta de entrada y llama a pedir refuerzos. ¿Qué ocurre si todo el de-

partamento de policía se presenta en masa para esposar al intruso? Correcto—no queda nadie en el departamento de policía para atender un problema en
otra casa.

Tu Inmunidad: El Plan de Acción para Llevar una Vida Más Joven

Sin duda, tu edificio de apartamentos tiene reglas—no se permiten mascotas, tampoco se permite la música a alto volumen ni está permitido tirarse a la piscina desde el balcón del tercer piso. Tal vez también tu vecindario tenga normas—no se aceptan vendedores puerta a puerta, no debe haber tapias altas, no se pueden colocar flamencos de plástico para adornar el jardín. Es un hecho que vivimos en un mundo en el que es esencial que haya un gobierno que establezca el orden dentro de una sociedad—ya se trate de un país o de algo tan pequeño como un hogar. Pero cuando se trata de cosas que amenazan tu cuerpo, las bacterias y los virus no creen en las reglas. Su credo es la anarquía. Se dedican a organizar protestas en tus órganos y crean un verdadero caos, sólo para salir después de tu cuerpo como una pila de desechos.

Hay que detener a estos malhechores. Es cierto que tu cuerpo cuenta con una forma muy sofisticada de luchar contra quienes lo atacan. En cierta forma, debes confiarle a tu cuerpo tu propio cuidado. Pero eso no significa que debas despreocuparte y no hacer nada. De hecho, es a ti a quien le corresponde convocar la reunión del concejo de tu ciudad anatómica y establecer algún sistema de gobierno inmunológico. En último término, eres tú quien tiene el poder de establecer algunas repercusiones para los virus y bacterias que piensan que pueden venir de visita y divertirse en tu vecindario. Las siguientes son las formas de reforzar tu sistema de defensa:

Paso #1: Confía en Mamá

Aunque si te basas en el molde de carne repleto de grasa que prepara tu mamá sea difícil comprender que lo que desea es mantenerte sano, aceptémoslo: si bien no tuvo razón en cuanto a la música rock, en muchas otras cosas sí la tuvo. Las siguientes son las mejores recetas para mantenerte libre de gérmenes.

"TIMMY, ¡LÁVATE LAS MANOS!" Los sobornos, los billetes de alta denominación y las notas de amor no son las únicas cosas que van de mano en mano. También los gérmenes recorren este camino. De hecho, viajan por tus manos como una bola de ping pong. Pasan constantemente de una persona a otra al dar la mano, al tocar objetos que otras personas han tocado. Es la forma más común de transmisión de infecciones—tocas a alguien o tocas algo y luego tu mano toca tu boca, tu nariz o tu ojo. No estamos sugiriendo que mantengas tus manos en los bolsillos y nunca toques nada (algo que sería muy decepcionante en tu aniversario).

Detente por un segundo y piensa todo lo que tocas que otros han tocado inmediatamente antes que tú—los grifos del agua, las perillas de las puertas, la bomba dispensadora de gasolina, los cajeros automáticos, las manos de otras personas. Lo mejor que puedes hacer para evitar la difusión (y el contagio) de gérmenes, es lavarte regularmente las manos. Después del descubrimiento que hiciera un médico austriaco en 1840 al observar que las infecciones bacterianas disminuían al lavarse las manos, este hábito, que damos por hecho, es en realidad una de las medidas más efectivas que podemos adoptar para protegernos de los virus, los hongos y las bacterias. El agua y el jabón alejan las bacterias de tu mano y evitan que ingresen en tu sistema la próxima vez que te toques la boca o la nariz. Para las ocasiones en las que resulta difícil encontrar dónde lavarse las manos, conviene tener un gel antibacteriano en tu automóvil, tu bolso o tu portafolios. Se aplica en la mano una porción del tamaño de una moneda de diez centavos y se frotan las manos para eliminar las bacterias. Aunque queremos que te mantengas en buen estado de salud, no queremos que te dejes dominar por la paranoia ni que te vuelvas antisocial para evitar los gérmenes. Lo único que tienes que hacer es no limitarte a lavarte las manos antes de las comidas y después de ir al baño. Entre más veces las laves, más estarás complaciendo a tus células inmunes con un bien merecido período de vacaciones.

¿Mito o Realidad? Está más seguro en el hospital.

Sí, se está más seguro en el hospital si necesitas algún tipo de tratamiento para una enfermedad o una condición médica —después de todo, no pretenderás utilizar hilo y aguja para coser una herida grande. Pero en cuanto a estar expuesto a las infecciones, el hospital puede ser el peor lugar. No sólo estás expuesto a muchas personas enfermas sino que también a unas bacterias con alto nivel de resistencia a los antibióticos y extremadamente agresivas. Si no estás recibiendo tratamiento, es importante que limites tu permanencia en el hospital y que te laves las manos con la mayor frecuencia posible para reducir el riesgo de infecciones.

"TAMMY, ¡NO BEBAS ESO!"   A mamá nunca le agradó que tomaras agua de los arroyos, de las tomas de agua del jardín ni de las fuentes de agua de los parques. Pretendía que tomaras agua limpia. Aunque es fácil decirte que no bebas agua del lago, también queremos que lo pienses dos veces antes de beber agua del chorro. Muchos adquieren infecciones leves producidas por bacterias en los suministros de agua locales—y esto puede llevar a síntomas como flatulencia, prurito ocular, cólicos y cansancio. Y lo que es más, nunca tendrás la menor idea de qué ocasionó el problema. No es necesario que compres una gran cantidad de agua embotellada, pero sí es buena idea utilizar un filtro para el agua que bebas de la llave. Estos filtros, diseñados para eliminar bacterias y/o impurezas del agua vienen en múltiples modelos. El más sencillo es una jarra a la que se le ha adaptado un filtro de carbón. Se llena la jarra con agua de la llave, y para cuando pasa por el filtro ya está libre de muchas impurezas. Los filtros de más alto nivel utilizan ósmosis inversa—un sistema que se coloca bajo el lavaplatos o en el sótano y hace pasar el agua a través de una membrana que limpia toda el agua de la casa. También los filtros de agua ultravioleta irradian el agua entre la llave y el vaso para destruir muchas bacterias.

"TOMMY, ¡TÓMATE TODA TU MEDICINA!" La situación típica: te enfermas. Llamas al médico. Te receta medicamentos. Los tomas. Te sientes mejor en dos días. Dejas de tomarlos. Es un error. En realidad, los antibióticos no han sido diseñados para hacerte sentir mejor; aunque ese es un efecto secundario muy agradable. Los antibióticos se diseñaron para matar o incapacitar al enemigo. Por lo tanto, aunque tal vez te sientas mejor en los tres días, es importante completar el curso de tratamiento de antibióticos—aún si es un curso de diez días o dos semanas—para asegurarte de eliminar totalmente al enemigo. Si tomas sólo la mitad del curso de tratamiento, es posible que sólo debilites las bacterias restantes sin eliminarlas por completo. El hecho es que las bacterias debilitadas se recuperan con más fuerza que antes, hacen que la infección empeore y se difunde más profundamente en tu organismo—lo que resulta en una mayor amenaza tanto para tu sistema cardiovascular como para tus demás sistemas. A menos que ansíes conocer a ese nuevo infectólogo, tómate el curso completo del medicamento. Cuando se trata de combatir esos pequeños chu-

Rompe-mitos #4

pasangre como las bacterias y los virus, tienes que dejarlos knock-out, no sólo lanzarles un gancho a la mandíbula. A propósito, los antibióticos pueden matar no sólo las bacterias malas sino también las buenas.

Paso #2: Recurre a los Aliados Nutricionales

Es cierto que, en gran medida, las células T, las células B y los leucocitos mantienen el control y mantienen tu casa segura. Pero no está demás recurrir a los refuerzos—en especial a los nutrientes bien entrenados que han sido ascendidos al rango de promotores de inmunidad. Los siguientes son los mejores nutrientes para mantener seguro tu sistema:

LA VITAMINA C Debes tomar 500 miligramos dos veces por día todos los días para reforzar tu sistema inmune (a fin de que pueda producir más balas para matar a los invasores). Puedes tomarla en forma de suplementos y también en los alimentos como en las naranjas y otras frutas cítricas, el jugo de naranja 100 por ciento natural, los tomates y el pimentón. La vitamina C, con todo su poder de mantener tu sistema inmune y tus arterias jóvenes puede rejuvenecerte el equivalente a un año.

EL YOGURT El yogurt que no ha sido pasteurizado contiene *Lactobacillus acidophilus*—una bacteria saludable que convierte la leche en yogurt y combate las infecciones producidas por hongos. O puedes tomar los *Lactobacillus acidophilus* en suplementos de 20 miligramos dos veces por día. El yogurt contribuye a impedir la

¿Mito o Realidad? La equinacia ayuda a aliviar los síntomas del resfriado.

La equinacia como suplemento nutritivo ha recibido mucha atención por sus propiedades de aliviar el resfriado común. Aunque se usa y se recomienda como una forma de evitar los resfriados y aliviar los síntomas, los estudios aleatorios más recientes demuestran que no tiene efectos de alivio de los síntomas ni de reducción en la duración del resfriado común.

proliferación de hongos que no deben reproducirse en tu organismo. Otro excelente fungicida es el ajo.

FLAVONOIDES Estas sustancias, similares a las vitaminas (actúan como las vitaminas pero no son esenciales para preservar la vida), han demostrado que reducen la tasa de envejecimiento de las arterias y del sistema inmune. Aparentemente permiten que tu banco de memoria retenga por más tiempo y con mayor claridad el recuerdo de tus antiguos enemigos. Si consumes una dieta rica en flavonoides—aproximadamente 31 gramos de flavonoides por día—obtendrás un efecto significativo en tu edad real, con un rejuvenecimiento de hasta 3.2 años. Así es como lo lograrás:

Avena (3 miligramos por taza)

Cebollas (4 miligramos por una cebolla pequeña)

Brócoli (4.2 miligramos por taza)

Tomates (2.6 miligramos por uno pequeño)

Manzanas (4.2 miligramos por una mediana)

Arándanos (8 miligramos por una taza de 8 onzas)

Fresas (4.2 miligramos por taza)

Jugo de arándano (11.2 miligramos por vaso de 8 onzas)

Jugo de tomate o té (7.2 miligramos por vaso de 8 onzas de jugo de tomate o de infusión de té no herbal)

Jugo de toronja (3 miligramos por vaso de 8 onzas)

Vino tinto (3 miligramos por copa de 5 onzas)

SEMILLAS DE AUYAMA (ZAPALLO) Contienen zinc, uno de los ingredientes que ha demostrado que contribuye a reducir la duración promedio del resfriado común.

Paso # 3: Recurre a los Tres Grandes Remedios

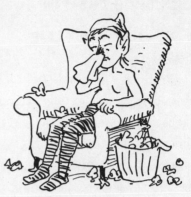

Mira, si vives en este mundo, te vas a resfriar. Es parte del precio de interactuar con los demás, hablar con ellos, darles la mano, compartir con ellos el subterráneo. Los gérmenes se difundirán. Por lo tanto, si tu misión es evitar los resfriados, entonces, la única respuesta válida es empacar tus maletas, despedirte de tu familia e irte a vivir al bosque. Si tienes contacto con otras personas pasarás algún tiempo estornudando, tosiendo, sonándote y sorbiendo. De hecho, la mayoría de los adultos norteamericanos contraen resfriados de dos a cuatro veces por año. El que esto sea un hecho no quiere decir que tengas que soportar todas las consecuencias. Todos parecen tener su propio remedio para curar un resfriado, pero lo cierto es que el resfriado no se puede curar; sólo se puede acelerar su curso. Hay sólo tres cosas que han demostrado ser verdaderamente efectivas para este fin—la sopa de pollo, las tabletas de zinc para chupar y la vitamina C (aunque no sabemos por qué dan resultado, los investigadores han demostrado que es así). Toma dosis regulares de cualquiera de estos tres al momento en que comiences a sentir los síntomas—es decir, 200 miligramos de vitamina C cuatro veces por día con abundante líquido, tan pronto como sientas los primeros síntomas de un resfriado y durante los siguientes dos o tres días, o una pastilla de zinc para chupar cada seis horas, o una taza de caldo de pollo cuatro veces por día. Podrás reducir así la duración del resfriado, de aproximadamente cinco a aproximadamente tres días.

¿Mito o Realidad? Es posible resfriarse si permaneces frío o mojado.

Son cuentos de viejas el que uno se pueda resfriar por permanecer en el frío sin sombrero. La investigación demuestra que tener frío o estar mojado no afecta el que una persona se resfríe o no.

Paso # 4: Recurre a los Aliados Humanos

No importa el tipo de pelea en la que te encuentres—una pelea en un bar, una pelea con el mecánico, una pelea familiar por la comida—, siempre querrás que alguien se ponga de tu parte. Las matemáticas simples demuestran que entre más personas estén de tu parte, mejores serán tus probabilidades. Lo mismo se aplica a tu salud: la creación de una red social fuerte es indispensable y aumenta el nivel de tu sistema inmune. ¿Cómo? La depresión se ha relacionado con la infección, posiblemente porque la depresión inhibe la capacidad de lucha de tus células T. No es sólo que te olvides de activar la alarma contra robos; es que no te importa si está activada o no. También ayuda participar en grupos—los grupos religiosos, sociales o de trabajo son benéficos.

Paso # 5: Maneja el Estrés

Aunque no tenemos muchos datos sobre los mecanismos que relacionan el estrés con el envejecimiento, sí hemos llegado a creer que el estrés se correlaciona con las infecciones. De hecho, el estrés es tal vez el principal factor de envejecimiento. A mayor estrés, mayor riesgo de accidentes, infecciones y envejecimiento arterial. No es el estrés lo que en realidad nos preocupa, dado que todo el mundo lo tiene; lo que importa es la forma como respondas al estrés. Parece ser que cuando te encuentras en una modalidad de alto nivel de estrés—cuando te estás matando en el trabajo, por ejemplo—te va muy bien. Pero cuando se termina el estrés, experimentas una especie de efecto de rebote donde quedas mucho más propenso a las infecciones (tus células T y B se esconden para evitar una pelea y se demoran en volverte a ayudar). En términos de técnicas para reducir el estrés, a alguien le puede servir jugar béisbol para desahogarse, otra persona tal vez desee permanecer sentada al borde de una quebrada. A algunos les gusta escuchar a Mozart; otros pueden preferir a Metallica. Pero hay al menos algo que cada cual puede hacer para enfrentar el estrés. Aléjate de inmediato de las situaciones de estrés, ya sea hablando o dando una vuelta a la manzana o simplemente yéndote a la habitación contigua. Este momento de calma te da la oportunidad de respirar profundo y reaccionar de manera racional. Necesitas algún plan de respaldo, cualquiera que sea—alguna técnica que elimine esos sentimientos producidos por una situación de estrés. Ya sea que respires profundo diez veces, o que hagas muecas durante quince segundos. Cualquier cosa, podrás hacer que tu edad real sea hasta seis años más joven si desarrollas un plan de respaldo para reducir el estrés cuando fallen tus primeras líneas de defensa.

¿Mito o Realidad? Hay que dejar de comer cuando se tiene un resfriado y comer mucho cuando se tiene fiebre. ¿O es al contrario?

En realidad no importa. Ya sea que se tenga un resfriado o una fiebre, hay que comer normalmente (a menos que normalmente signifique un buffet bañado en grasa). Lo importante en ambos casos es mantenerse bien hidratado—en especial si se tiene fiebre. Beber mucho líquido ayudará a tu organismo a eliminar la infección. Además se requiere reposo, reposo, reposo—eso ayuda a que las células T y las células B se preparen para la lucha.

También debes cambiar tu forma de pensar acerca de algunos factores que te producen ese molesto estrés en tu vida—un jefe exigente, el roto en la malla de la puerta, la empresa que te presta el servicio de cable que siempre parece equivocarse en la factura. Mira, unos cuantos se esfuerzan por ser insoportables a propósito. Lo que produce el estrés es la reacción a una situación o a una acción. Es posible que esto no te ayude a reparar la malla de la puerta en menos tiempo ni a corregir la factura del servicio de cable, pero cuando recuerdas que el estrés viene con la situación y la acción, no tanto como resultado de la malicia, podrás responder de forma más manejable a una situación que, de otra manera, te habría producido estrés—y esa será una forma más sana de manejar las situaciones.

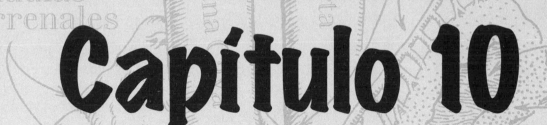

Capítulo 10

Esta Glándula es Tu Glándula: Tus Hormonas

Los Principales Mitos Acerca de Tus Hormonas

Mito #1 Acerca de las Hormonas	Las hormonas controlan nuestras emociones.
Mito #2 Acerca de las Hormonas	La conexión mente cuerpo no ha sido comprobada con datos científicos "sólidos."
Mito #3 Acerca de las Hormonas	La presión arterial menor de 140/90 es aceptable.

Casi todos pensamos que nuestras casas son objetos inanimados. Después de las vigas de 2 x 4, un cubo de puntillas y algunos paneles de drywall, le agregamos unas campanas que suenen con el viento y un venado de plástico y estamos listos. En las formas más rudimentarias de vivienda, ese es el caso—las casas sirven de refugio contra la lluvia, el viento, el sol, las escopetas de balines de los vecinos. Pero si consideramos los hogares modernos de Norteamérica nos damos cuenta de que una parte considerable de nuestras casas está realmente *viva*.

El agua, el aire y la electricidad que recorren toda la casa son como el torrente sanguíneo que sostiene la vida de cuantos viven en ella. Sin embargo, estas necesidades no funcionan a menos que las controlemos. El termostato controla el frío o el calor del ambiente. Las llaves que se encuentran cerca de los grifos determinan si la ducha es tibia y relajante o más caliente que rocas de lava hirviendo. Ahora pensemos en los controles, interruptores y medidores que nos permiten regular prácticamente todos los sistemas de la casa y consideremos lo siguiente: los mismos sentimientos que dan calidez a los muebles, a las obras de arte y a la cabeza de venado que tenemos en la pared también hacen que funcionen nuestros reguladores (tú regulas las cosas porque te *preocupas* por tu hogar). La mayoría del tiempo todo funciona muy bien y, prácticamente, ni siquiera notas cómo funciona tu casa. Pero, ¿qué ocurriría si tus reguladores fallaran—o si no los tuvieras en cuenta? Tendrías todo tipo de problemas de distinto grado de importancia. En el mejor de los casos, transpirarías durante toda la ola de calor del mes de julio (si fallara el aire acondicionado), aumentaría tu cuenta del agua (si no tuvieras grifos), o quemarías el salmón (si tu horno no tuviera un control de temperatura). Dentro de tu casa, todos estos sistemas son elementos esenciales que la mantienen funcionando sin inconvenientes—ya se trate de la calefacción, el agua o la energía—y te permiten llevar una vida confortable.

Ese es, en realidad, el trabajo que desempeña tu sistema endocrino: un sistema de glándulas distribuidas por todo tu cuerpo que liberan hormonas esenciales para mantenerlo confortable—y en perfecto estado de funcionamiento. La mayoría de estas hormonas hacen el trabajo de la abuela, hacen el bien sin que nadie lo note,

¿Mito o Realidad?
Las hormonas controlan si lloramos o no.

Así como el sudor elimina el exceso de sal, la orina elimina los desechos y el moco atrapa las bacterias, las lágrimas también cumplen un propósito. Producimos lágrimas basales, constantemente, para mantener los ojos lubricados, lo que es importante para evitar que se afecten por las corrientes de aire y las partículas y residuos que flotan en el ambiente. Se producen lágrimas irritantes cuando los ojos se ven afectados por los efectos del viento o la arena (o por insectos o piedras). Unas y otras tienen el mismo propósito: proteger los ojos. Se secretan lágrimas de emoción en momentos de intensa emotividad —a veces de alegría, pero, con más frecuencia, de tristeza. Contienen mucho más que las lágrimas basales o las lágrimas irritantes, contienen hormonas de estrés y son un medio de eliminarlas. Pero, ¿son las hormonas de estrés las que producen las lágrimas? Una de las principales hormonas que aumenta con el estrés —la prolactina— se asocia también con el llanto. Los niveles de prolactina en el organismo se correlacionan positivamente con la frecuencia del llanto emocional; por lo general, las mujeres lloran con más frecuencia que los hombres (según un estudio, tal vez con una frecuencia cuatro veces mayor) y además tienen mucha más prolactina (60 por ciento más). Otra cosa acerca del llanto: son raros o inexistentes los casos de otras especies que lloren por razones emocionales. A excepción de unos cuantos relatos anecdóticos no confirmados de gorilas y elefantes que lloran (lo que algún día podría ser confirmado), parece que el ser humano es el único que llora. Tal vez tengamos procesos emocionales más desarrollados, y las lágrimas de emoción son el resultado de la forma como expresamos nuestras emociones más profundas. Aunque puedas avergonzarte de que te vean llorar, es señal de que has llegado a un nivel de estrés que es nocivo para tu salud y debes desahogarte. No hay nada de malo en llorar.

gracias a eso, vives bien. Estas glándulas se autorregulan de modo que rara vez tienes que preocuparte por activar o desactivar algunas o por mover cualquier interruptor (excepto en la privacidad de tu propia alcoba). Esto no significa que debas ignorar las hormonas de tu organismo; de hecho, hay muchas formas de ayudar a regularlas.

Aunque casi todos tendemos a asociar las hormonas con los muchachos ado-

¿Mito o Realidad?
Las hormonas controlan nuestras emociones.

En realidad, es lo contrario—las emociones controlan nuestras hormonas a través de los cambios bioquímicos que se producen en el cerebro. Por ejemplo, el miedo viene acompañado de la producción de una serie de sustancias químicas cerebrales que pueden ponernos en alerta y prepararnos para huir, mientras que el placer desencadena la liberación de otras sustancias químicas que reconfortan y tranquilizan. En este campo, podemos aprender del reino animal. Los babuinos hembra con estrés tienen problemas en criar cachorros sanos, supuestamente porque el estrés lleva a una constante liberación de hormonas de estrés, lo que a su vez daña el hipocampo. Este daño produce defectos de aprendizaje y de memoria. Por lo tanto, aunque los babuinos no tengan que desplazarse por entre el tráfico para ir de la casa a la oficina y viceversa, ni llevar la ropa del jefe a la lavandería ni ser fanáticos de los Medias Rojas, tienen problemas similares por el flagelo del estrés.

Rompe-mitos #1

lescentes y con los afiches de Farrah Fawcett, las hormonas desempeñan un papel en todo lo que hacemos—en la forma como manejamos el estrés, en la forma como absorbemos la grasa y en la forma como nos reproducimos. Sin lugar a dudas, nuestras hormonas y las glándulas que las secretan forman parte de un proceso extremadamente complejo (si este fuera un texto de medicina, este capítulo estaría más lleno de siglas de cuatro letras que un directorio telefónico del gobierno). Cuando estas hormonas se enloquecen, la situación puede ser aterradora.

Tomemos el caso de la velocista olímpica Gail Devers. A finales de la década de los 80, empezó a experimentar todo tipo de problemas de salud—incluyendo migrañas, pérdida de la visión, caída del cabello, alta frequencia cardiaca y niveles de cansancio extremadamente altos. Inicialmente lo médicos no le prestaron atención a su problema, considerándolo como el precio que pagan los atletas olímpicos por entrenar con tanta intensidad. Al cabo de dos años (en los que experimentó síntomas tan severos que los médicos consideraron la posibilidad de amputarle los pies), a Gail Devers se le diagnosticó una enfermedad conocida como enfermedad de Graves—una respuesta autoinmune que desencadena un hipertiroidismo, por exceso de actividad de la glándula tiroides. Su afección fue tratada y ella volvió a competir para ganar la medalla de los 100 metros planos en los Juegos Olímpicos de 1992. La historia de Gail Devers es especialmente interesante porque demuestra un problema común con los trastornos endocrinos; son difíciles de diagnosticar porque sus síntomas suelen ser vagos y aparentemente no tienen ninguna relación con lo que ocurre. Pero también sirve para demostrar que los problemas relacionados con las hormonas pueden tratarse y mejorarse, permitiendo reanudar las actividades normales, aún si dichas actividades incluyen la de ser la mujer más veloz del mundo.

Aunque todos los problemas hormonales son diferentes, muchas hormonas tienen varias características en común. Por una parte, regulan algunos sentimientos involuntarios que no tienen una explicación fisiológica evidente—cosas como el cansancio, el deseo sexual y si preferimos el agua caliente o el agua fría. Pero una segunda realidad, que suele pasar inadvertida, es el papel que desempeña la presión arterial en el sistema endocrino. En el caso de la mayoría de las glándulas endocrinas, las hipertensión desempeña un papel importante en la disfunción glandular, o la disfunción glandular lleva a un riesgo mayor de hipertensión. No debe sorprendernos la correlación entre estos dos factores. Se debe a que, como lo hemos enfatizado en todo el libro, el envejecimiento arterial—y el efecto que tiene en el organismo—es uno de los factores que más influye en tu salud y en tu proceso general de envejecimiento. Para entender la forma como la presión arterial desempeña esa función, conviene examinar más de cerca el terreno de tus glándulas.

Tus Hormonas: La Anatomía

Normalmente, el término secreción nos hace pensar en cosas como el pus, el moco y la sangre. Sin lugar a dudas no son imágenes que puedan compararse con las de Monet, pero no hay razón por la cual la secreción tenga que asociarse únicamente con cosas que corresponden a las películas de terror o a los tejidos. Esto se debe a que en todo tu cuerpo hay muchos órganos y glándulas que secretan distintas sustancias, nutrientes y hormonas por todo tu organismo. Como lo puede confirmar cualquiera que utilice una banda de ejercicios de la que alguien se acabe de bajar, las glándulas más notorias que tenemos son las sudoríparas. Podemos ver su secreción, limpiarla y lavarla. Pero prácticamente en todos los demás sitios, tus glándulas secretoras de hormonas trabajan en tu interior. Comprendemos que es un concepto del que nos resulta difícil formarnos una imagen en el cerebro, y es precisamente por eso que queremos iniciar este análisis ahí, en el cerebro.

En el Capítulo 3, disecamos la anatomía del cerebro, pero, intencionalmente, pasamos por alto la glándula pituitaria. Esto se debe a que la pituitaria tiene menos que ver con lo que normalmente consideramos como función cerebral (como la memoria), y se relaciona más con la regulación de otros órganos endocrinos.

Como puedes ver en la Figura 10.1, la glándula pituitaria es un órgano ovalado, pequeño, aproximadamente del tamaño de una arveja, con dos caras—la posterior y la anterior. La anterior (la porción del frente) proviene de la parte posterior de la cavidad oral y sube hacia el cerebro, mientras que la parte posterior (la parte de atrás) desciende desde el hipotálamo en el cerebro hasta un hueso conocido como

---

DATO

La hormona de crecimiento es—ya lo adivinaste—lo que permite que los niños crezcan. Un niño que produzca muy poca hormona de crecimiento no crecerá hasta una estatura normal, mientras que un niño que tenga demasiada de esta hormona puede llegar a ser tema del *Libro de Records Mundiales Guinness*.

FIGURA 10.1

Todo Está en Tu Mente

La glándula pituitaria está protegida dentro de un hueso en la base del cráneo donde los mensajes químicos del cerebro pueden entrar directamente en contacto con el cuerpo. La pituitaria posterior secreta hormonas que afectan la presión arterial y la leche materna, mientras que la pituitaria anterior se encarga del trabajo de levantar objetos pesados al controlar los principales sistemas hormonales para el crecimiento, el funcionamiento de la tiroides, de las glándulas suprarrenales y de la función sexual.

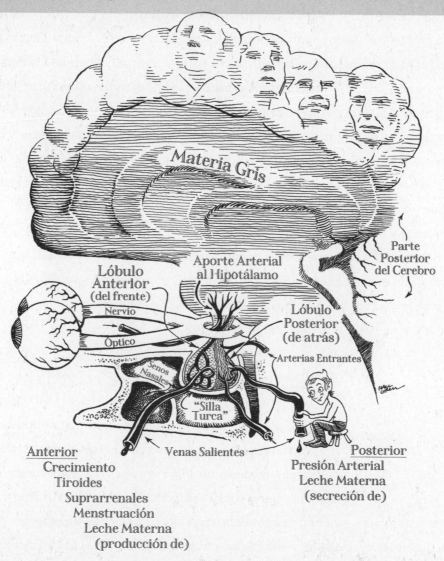

Materia Gris

Aporte Arterial al Hipotálamo

Lóbulo Anterior (del frente)

Nervio

Óptico

Parte Posterior del Cerebro

Lóbulo Posterior (de atrás)

Arterias Entrantes

Senos Nasales

"Silla Turca"

Venas Salientes

Anterior
Crecimiento
Tiroides
Suprarrenales
Menstruación
Leche Materna
(producción de)

Posterior
Presión Arterial
Leche Materna
(secreción de)

la "silla turca," ubicado en la base del cráneo sobre el que se apoya la pituitaria—casi como una articulación de bola y copa. Aunque la pituitaria posterior secreta un par de hormonas, es la anterior la que se lleva todo el mérito por secretar hormonas que probablemente reconocerás, si no por su nombre, por su función. Entre ellas:

★ la hormona luteinizante, que desempeña un papel en los ciclos menstruales y en el embarazo y les indica a los hombres cuándo liberar testosterona

★ la prolactina, que ayuda a las mujeres a producir leche y desempeña un papel en el mantenimiento de las células del sistema inmune en ambos géneros (las mujeres tienen mucha más prolactina que los hombres en todo momento)

★ la hormona estimuladora de la tiroides, que estimula a ésta glándula a producir más hormona tiroidea, que ayuda a regular el metabolismo y la presión arterial

★ la hormona adrenocorticotrópica, que estimula la corteza suprarrenal para que produzca cortisona que ayuda a regular el metabolismo, la presión arterial y la respuesta al estrés; la aldosterona que ayuda a regular el metabolismo del agua y de la presión arterial; y la hormona sexual que produce (como la testosterona para las mujeres—ver el Capítulo 7)

★ la hormona de crecimiento que, ¡adivina!, te ayuda a crecer

Glándula Pituitaria

Rompe-mitos #2

La función de la pituitaria tiene una importante relación con el resto del cuerpo, no sólo con la totalidad del sistema endocrino. Algunos desechan el concepto de una relación mente-cuerpo en la medicina, y lo atribuyen a alguna disparatada filosofía oriental que no tiene más efecto que el de un placebo. Sin embargo, la pituitaria es el enlace fisiológico entre la sangre y el cerebro. Localizada en

FIGURA 10.2 La Glándula Tiroides La tiroides, pegada a la tráquea (el conducto por el que respiramos), regula parcialmente el metabolismo. Una glándula hipertiróidica secreta un exceso de hormona y hace que nuestro cuerpo actúe de forma exagerada con una alta frecuencia cardiaca, temblores, pelo quebradizo, problemas para conciliar el sueño e irritabilidad. Una glándula hipertiróidica deja al cuerpo con un metabolismo demasiado bajo, que produce síntomas como aumento de peso, piel seca, depresión, cansancio y frío. La tiroides puede también tener nódulos o desarrollar un bocio grande que requiere evaluación adicional. Cuatro pequeñas glándulas conocidas como paratiroides se encuentran sobre la tiroides y regulan el calcio en tu sangre y en tus huesos.

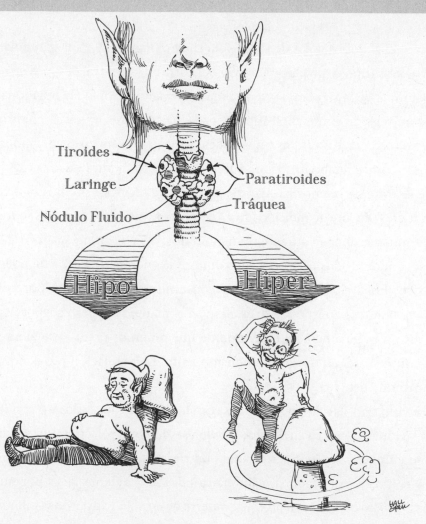

el cerebro, actúa como el comandante central de la función endocrina—enviando señales a las glándulas de todo el cuerpo para que liberen distintas hormonas que determinarán la forma como te *sientas*. Es el medio por el cual tu mente se conecta con tu cuerpo, en cuanto a que todas las distintas formas como te puedas sentir son reacciones fisiológicas, psicológicas y químicas. Analicemos ahora qué partes del sistema endocrino se encuentran bajo este comando.

La Glándula Tiroides

Ubicada a ambos lados de la base del cuello, (Figura 10.2), la glándula tiroides, en forma de mariposa, produce… adivina… hormona tiroidea, después de recibir señales químicas de la General Pituitaria. La principal función de la hormona tiroidea consiste en regular el metabolismo de tus células—es decir, los cambios químicos que se producen en tus células y que hacen que éstas vivan, crezcan y mueran. Puedes pensar en tu metabolismo como algo similar a tu factura de servicios públicos. Aunque se trate de vecinos, no hay dos facturas de servicios públicos iguales. Algunos mantienen su aire acondicionado a 76° grados mientras que otras lo mantienen a 68°. Algunas se duchan durante veinte minutos; otras entran y salen de la ducha en veinte segundos. Todos usamos y consumimos la energía de forma un poco distinta en nuestros hogares, y todos usamos y consumimos de forma un poco distinta la energía de nuestros cuerpos. Esto es clave en el manejo del peso corporal; parte del metabolismo es genético, en el sentido de que tenemos predisposición a tener un metabolismo acelerado o un metabolismo lento. La regulación proviene, en parte, de tu hormona tiroidea.

Sin embargo, las guillotinas y los corbatines muy ajustados no son las únicas cosas relacionadas con tu cuello que pueden ser nocivas para tu salud. Cuando la tiroides se enloquece, puede ser también un riesgo que se conoce como hipertiroidismo y se produce cuando la glándula tiroides libera demasiadas hormonas. Son muchas las cosas que pueden producir hipertiroidismo, incluyendo la inflamación, el embarazo y el desarrollo de masas no cancerosas en la tiroides. Piensa en el hipertiroidismo como una afluencia de cientos de vacacionistas a una tranquila comunidad costera. El pueblo está habituado a funcionar con una determinada infraestructura cincuenta y un semanas al año para soportar un pequeño grupo de residentes de muchos años, pero con la llegada de decenas de miles de personas en tanga y con botellas de Jack en la mano, la infraestructura no está preparada para manejar la histeria masiva y la hiperactividad. Para decirlo en términos moderados, los habitantes del pueblo se ponen nerviosos. Claro está que el pueblo soportará la avalancha de la temporada, pero no sin un buen número de arrestos por infracciones relacionadas con el ruido, el consumo de alcohol por menores de edad y la exposición indecente.

Cuando tu tiroides descarga un exceso de hormonas, tu cuerpo también se pone un poco nervioso. Tolera, hasta cierto punto, la avalancha, pero no sin ciertos problemas. El hipertiroidismo no destruye de inmediato tu cuerpo; envía señales para indicar que no está funcionando a óptimo nivel y, a su vez, incrementa tu metabolismo de manera desenfrenada. Por lo tanto, puedes presentar una acelerada pérdida de peso y aumento del apetito, pelo quebradizo, intolerancia al calor y cansancio—no son problemas que te pongan en peligro de muerte, pero sí te producen una sensación de indisposición. Muchos se quejan de que pierden la paciencia con facilidad, desarrollan temblores o tienen problemas para conciliar el sueño—sentirse cansado durante el día es un importante signo de hipertiroidismo. Pero la frecuencia cardiaca anormal, y a veces extremadamente acelerada que produce el hipertiroidismo puede poner en riesgo la vida. Con todos estos síntomas comunes, el verdadero interrogante es: ¿cómo sabemos si la tiroides es la verdadera culpable? El 50 por ciento de las veces, si realmente te fijaras bien, probablemente notarías además una protuberancia adicional, o coto en tu cuello—un nódulo de la tiroides que reacciona por su cuenta, independiente de otros controles, y que desencadena una sobreproducción de hormona tiroidea. Por último, una prueba sanguínea para determinar la función de la tiroides revelará el hipertiroidismo y podrá manejarse el tratamiento con medicamentos o, en algunos casos, impidiendo, de una vez

Gorros de Burro Sobre los Riñones

Claro está que los riñones eliminan las toxinas de la sangre y las secretan en la orina, pero también regulan tu presión arterial. De hecho, el bloqueo de la arteria renal produce hipertensión. Las glándulas suprarrenales están sobre los riñones como sombreros de burro, y reciben señales de la pituitaria en el cerebro para secretar esteroides como las hormonas sexuales. Las suprarrenales contienen reservas de adrenalina que se liberan en momentos de crisis.

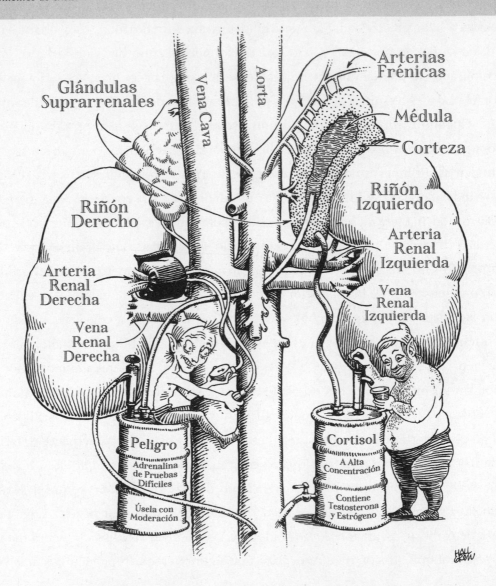

por todas, el acceso al pueblo de las hordas de vacacionistas, extirpando definitiva-mente la tiroides.

Al otro extremo de la equación de la tiroides hay una pequeña comunidad cos-tera que decide que la vida la ha pasado por alto. El núcleo de residentes hace ya tiempo que abandonó el pueblo, quedan muy pocas personas. Eventualmente, tam-bién ellas empacan y se van; se cierran los negocios y la infraestructura queda sin uso. Es el hipotiroidismo—cuando la tiroides no produce hormonas suficientes para mantener activo tu metabolismo. Todo se torna más lento. El hipotiroidismo pro-duce síntomas como aumento inexplicado de peso, depresión, piel seca, intolerancia al frío, dolor o molestias musculares, cansancio y pequeñas protuberancias en la gar-ganta (que por lo general no pueden verse ni palparse). Es el más común de todos los problemas de la tiroides—afecta a una de cada diez personas, y a más del 60 por ciento de los mayores de 60. También puede ser producido por una disfunción de la pituitaria que no secreta la hormona estimuladora de la tiroides, o, más común-mente, por una enfermedad en la que el sistema inmune ataca a la glándula y reduce la tasa de producción de la hormona. Para estas personas, los medicamentos para reemplazo hormonal pueden ayudar a regular el metabolismo y a normalizar otras funciones afectadas.

Las Glándulas Suprarrenales

Estas glándulas tienen forma triangular y se encuentran en la parte superior de tus riñones; parecen como una boina o inclusive como uno de esos gorros plásticos de dos colores que se le ponen a Mr. Potato Head (ver la Figura 10.3). Pero no hay que confundir su extraña apariencia (y la similitud de su textura con un borrador) con falta de importancia; cualquier leve inclinación de ese sombrero produciría un caos hormonal en tu organismo. Estas glándulas son la planta de producción de las hormonas. Producen la hormona del estrés, conocida como cortisol, y las hormonas que se convierten en hormonas femeninas como el estrógeno y la progesterona, al igual que las hormonas masculinas, como la testosterona (especialmente en las mujeres; se cree que las testosterona es la hormona principalmente responsable de la libido). La parte interna de la glándula (la médula) produce también importantes sustancias químicas, como la adrenalina, la sustancia que te acelera para ganar el partido de tenis o te permite levantar automóviles en situaciones de crisis extrema.

Como ocurre con otras glándulas endocrinas, cuando las suprarrenales producen más o menos de lo que deberían de una determinada hormona, se pueden presentar problemas. Utilicemos como ejemplo el cortisol. La pituitaria secreta hormona adenocorticotrópica (repite rápidamente esa palabra diez veces) en respuesta a situaciones de estrés que desencadenan la conocida respuesta de "luchar o huir" por la liberación de cortisol. Cuando se produce un *exceso* de secreción de la pituitaria, las glándulas suprarrenales responden secretando *exceso* de cortisol. (El proceso es como un juego de dominó hormonal, una secreción desencadena una cadena de otras secreciones.) El cortisol controla, además, la forma como tu organismo procesa los carbohidratos, las grasas y las proteínas, y ayuda al cuerpo a reducir la inflamación. Cuando hay demasiado cortisol, puede aparecer el clásico signo de la enfermedad de Cushing, que incluye aumento de peso, acné y una giba de búfalo (acumulación de grasa entre los hombros), aumento de la producción de orina y desarrollo de vello facial (observa el personaje del extremo inferior derecho de la Figura 10.3). Se pueden prescribir medicamentos para tratar esta condición, pero la enfermedad de Cushing suele ser producida por un tumor benigno de la pituitaria que requiere extirpación quirúrgica.

Ahora bien, si produces muy poco cortisol, es posible que experimentes un extremado cansancio e hipotensión. Aunque las infecciones pueden producir esta problema, la principal culpable es la enfermedad auto-inmune, en la que tus propias células guardianas atacan y matan a las suprarrenales. Reemplazar el cortisol faltante resuelve el problema, pero se trata de una píldora que debe tomarse todos los días.

Los Riñones

Claro está que lo que hacen los riñones, el día entero, es sacar los desechos líquidos de tu organismo, pero también actúan como órganos productores de hormonas. Son responsables de la producción de una hormona que estimula la producción de glóbulos rojos al evitar su muerte prematura. Esta hormona ayuda también a preservar otras células como las células cardiacas y las células cerebrales que se han lesionado por falta de irrigación sanguínea. Entonces, la función secretora de hormonas de los riñones desempeña un papel clave (aunque indirecto) en el suministro de oxígeno a cada una de las células de tu organismo. Los riñones son como el padrino de la mafia en las películas—nunca se le ve, pero se sabe que tiene una influencia descomunal en la forma como actúan los demás. También tus riñones desempeñan una función clave y determinante en la regulación de tu presión arterial porque tienen la posición ideal para medir la presión de la sangre que reciben. Si la fuerza de esa presión es baja, como después de que uno de nuestros ancestros fuera mordido por un tigre dientes de sable, retienen el líquido para mantener nuestra presión arterial. Pero cuando reaccionan de forma exagerada o son engañados y piensan que necesitamos una presión sanguínea más elevada, tus riñones pueden readaptarse rápidamente. Estos órganos son los mejores afinadores de tu sistema vascular.

El Páncreas

El vecino de la calle de atrás de tu hígado, el páncreas, cumple varias funciones, entre ellas la de ayudar al proceso digestivo. También produce insulina—la hormona que ayuda a que el organismo almacene y utilice la glucosa. Cada vez que comemos, entra glucosa al torrente sanguíneo. Piensa en la insulina como si se tratara del servicio de correos de los Estados Unidos y como si la glucosa fuera el correo; la insulina es responsable de entregar la glucosa (el azúcar) que se desplaza por el torrente sanguíneo, para abastecer las células musculares, grasas, hepáticas y la mayoría de las demás células, para que tu organismo pueda utilizarla como combustible. Nos gustaría que la insulina tuviera un lema similar al del servicio de correo de los Estados Unidos—ni la sangre, ni la grasa, ni el ADN impedirán que la insulina entregue la glucosa a todos los sitios de tu organismo—pero no funciona exactamente así. En algunos, una anomalía en la respuesta de la insulina lleva al desarrollo de la diabetes.

Eventualmente, los diabéticos presentan un alto nivel de azúcar en la sangre porque su páncreas no produce suficiente insulina o porque sus células musculares, grasas, hepáticas y otras le cierran la puerta y no permiten que éste les entregue glucosa. Tal vez hayas oído hablar de que hay distintos tipos de diabetes. La diabetes Tipo 1, que por lo general se diagnostica en la niñez, se presenta cuando el páncreas produce poca o ninguna insulina, por lo que hay que administrar suplemento de insulina en inyecciones. La diabetes Tipo 2, que es mucho más común, afecta a 16 millones de norteamericanos (aproximadamente la población de la Florida) y se prevé que, para el año 2025, su incidencia se duplique. Se produce normalmente cuando no es posible procesar esa glucosa para convertirla en combustible. La obesidad es uno de los principales factores de riesgo y una de las razones por las cuales hemos visto un incremento vertiginoso en la tasa de incidencia de la diabetes.

Como es natural, hay muchos problemas asociados con la diabetes, incluyendo la necesidad de orinar con frecuencia, el cansancio, la impotencia, la disfunción nerviosa, el envejecimiento arterial acelerado e inclusive el desarrollo de problemas visuales que pueden llevar a la ceguera. Lo más importante que puedes hacer para reducir tu riesgo de diabetes y mantener un peso corporal bajo es hacer ejercicio (incluso caminar 30 minutos al día, produce resultados milagrosos) y mantener tu presión arterial bajo control. Esto se debe a que la hipertensión realmente puede incrementar los efectos nocivos de la diabetes acelerando el envejecimiento de tus arterias—tanto la hipertensión como los altos niveles de azúcar pueden producir irregularidades y perforaciones en las paredes arteriales. Entonces, las arterias envejecidas no tendrán capacidad de aportar sangre a ciertas áreas clave como el corazón, el cerebro, el pene y el clítoris. Esto puede llevar a infartos cardiacos, accidentes cerebrovasculares, impotencia y reducción de la calidad del orgasmo. Una cantidad moderada de actividad física puede mejorar de forma dramática la capacidad de la insulina de transportar glucosa a las distintas células. La diabetes también puede causar caos en aspectos más periféricos: un suministro de sangre insuficiente a tus nervios debido a la inflamación de éstos contra su cobertura externa (como un salami demasiado apretado dentro de su forro) puede producir disfunción nerviosa y una sensación de adormecimiento y dolor. La diabetes puede robarte una tercera parte de tu vida, pero si te ocupas de tres cosas—controlar tu presión arterial, caminar treinta minutos diarios y de controlar tu nivel de azúcar sanguíneo—esta enfermedad te envejecerá un 80 por ciento menos.

No se puede ver a simple vista una deficiencia hormonal como sí se puede ver un golpe, un coto o un cuchillo de cocina que sale de tu muslo. Pero el siguiente autoexamen puede dar a los hombres una indicación de si tienen o no un problema de salud. Aunque los rituales de afeitarse son tanto culturales como físicos, el hombre debe considerar sus hábitos de afeitarse como indicadores de un bajo nivel de testosterona. Si un hombre advierte que antes se afeitaba una vez por día y que ahora se afeita cada vez menos, es señal de que la testosterona no está estimulando mucho el crecimiento de tu barba, lo que indica un bajo nivel de testosterona. Mientras un hombre no haya cambiado de cultura, el no tenerse que afeitar a diario es probablemente una señal de deficiencia de testosterona.

Las Gónadas

Es probable que no hayas vuelto a escuchar este término desde cuando era parte de un chiste del quinto grado, pero las glándulas gonadales son tus glándulas sexuales; cada uno de los géneros tiene su propio juego de glándulas. Comencemos con el sistema masculino, puesto que es un poco más sencillo. Los testículos son los dos órganos reproductivos que se encuentran encapsulados en el escroto. Son responsables de la reproducción porque pueden producir espermatozoides, pero también son responsables de la capacidad de los hombres de producir barba, de hablar con voz profunda y de alardear de que saben encontrar su camino en una ciudad nueva sin tener que recurrir a un mapa. Eso se debe a que (una vez que reciben la señal desde la glándula pituitaria) los testículos producen la mayor parte de la testosterona masculina. Cuando son jóvenes, los hombres necesitan la testosterona para su fortaleza (para jugar fútbol norteamericano) y para la supervivencia (para fabricar bebés). Sin embargo, a medida que envejecen, sus juegos cambian, y necesitan entonces la testosterona para otras cosas—principalmente para mantener las cosas que influyen en la calidad de vida. A pesar de que algunas personas crean que los cerebros de los hombres sufren de envenenamiento por testosterona, ellos la necesitan para mantener la libido, las erecciones y la fuerza muscular. Ahora bien, una leve disminución en los niveles de testosterona tal vez no tenga mucha importancia, pero lo que nos preocupa es la deficiencia de testosterona en general. (Definida como menos de 300 nanogramos por decilitro; para aquellos de ustedes que son ratas de laboratorio, la testosterona generalmente llega a sus niveles máximos en la tercera década de la vida y alcanza entre 900 y 1,200 nanogramos.) Si bien muchos de los efectos de un bajo nivel de testosterona afectan aspectos relacionados con la calidad de vida, también se ha demostrado que la deficiencia de testosterona acelera la enfermedad de las arterias coronarias—lo que puede revertirse con una suplementación de esta hormona. El reemplazo adecuado de testosterona es una opción para ayudar a restaurar la libido, las erecciones y la fuerza muscular, pero aún falta investigación para determinar si dicho reemplazo se correlaciona o no con el cáncer de próstata (se especula que así es).

Las gónadas de las mujeres son los ovarios—las glándulas que producen los óvulos. A medida que la mujer envejece, entra en un período en el que los ovarios dejan de liberar óvulos listos para fertilizar. No sólo cesa la menstruación durante este período de la menopausia sino que el organismo produce menor cantidad de estrógeno y progesterona—las hormonas responsables de dar las características sexuales secundarias a las mujeres y de ayudar durante el proceso del embarazo. Normalmente, hay una pérdida gradual de hormonas y, en esos casos, los síntomas que acompañan a esta pérdida pueden ser leves; pero los síntomas de la menopausia varían de una mujer a otra. Esa fluctuación hormonal hace que muchas mujeres experimenten calores, sudores nocturnos, insomnio, disminución del deseo sexual, disminución de la lubricación y marcados cambios de ánimo. Además, la menopausia puede producir pérdida ósea—debido a la falta de estrógeno para fortalecer los huesos—lo que puede llevar a la osteoporosis.

Queremos enfatizar que la menopausia no es una enfermedad; es un proceso natural por el que pasa el cuerpo de la mujer al envejecer. Y no es algo que necesariamente haya que tratar—todo depende del nivel de tus síntomas. Es decir, ¿son soportables o, por el contrario, destruyen tu calidad de vida? Esto último necesita definitivamente tratamiento, mientras que en el primer caso, no es necesario, de-

¿Mito o Realidad? El sexo cura la depresión al incrementar los niveles hormonales.

El semen contiene potentes sustancias químicas que alteran el estado de ánimo —y que son potencialmente adictivas— incluyendo testosterona, estrógeno, prolactina, hormona luteinizante y prostaglandinas. Algunas de estas sustancias se absorben a través de las paredes de la vagina y se sabe que mejoran el estado de ánimo. La investigación demuestra que las mujeres cuyas parejas no utilizan condones durante el acto sexual se deprimen menos; esto no quiere decir que haya que practicar sexo no seguro. Los estudios han demostrado que no hay correlación entre un comportamiento sexual de alto riesgo y tasas de depresión más bajas. Por lo tanto, aunque no se nos ocurre un mejor sistema de levantar el ánimo que una gran relación sexual mutuamente monógama, el sexo de alto riesgo no tiene las mismas ventajas.

pendiendo del efecto que se produzca en tu calidad de vida. Una de las formas de tratamiento más controvertidas es la terapia de reemplazo hormonal (TRH), es decir, la adición de estrógeno y progesterona en forma de píldoras o parches para ayudar a aliviar algunos de los síntomas asociados con la menopausia. Al comienzo, se calificó como un medio ideal para manejar la pérdida hormonal; pero el estudio titulado Women's Health Initiative (Iniciativa de Salud de la Mujer) y otros estudios asustaron a muchas llevándolas a abandonar esa terapia debido a una correlación con cosas tales como cáncer de seno y accidentes cerebrovasculares. ¿En qué quedamos? Pensamos que la respuesta se encuentra en algún lugar de la TRH—tal vez no en este momento, pero, a la larga podremos ayudar a algunas mujeres con síntomas de menopausia mediante una mejor terapia de reemplazo hormonal. Claro está que muchas siguen utilizando la TRH; en ese caso, les aconsejamos que si quieren recurrir a esa terapia hormonal tomen también aspirina (162 miligramos, con medio vaso de agua caliente, antes y después de tomar la pastilla) todos los días, para ayudar a evitar el riesgo de producción de coágulos.

Tus Hormonas:
El Plan de Acción para Llevar una Vida Más Joven

En muchos aspectos, las hormonas son los reguladores de tu organismo. Regulan tu suministro de energía, de agua y de calefacción. Regulan tu capacidad de manejar el estrés. Regulan inclusive tu capacidad de concebir y regulan el deseo sexual tanto en los hombres como en las mujeres. Sin embargo, inclusive variaciones mínimas en relación con los niveles normales pueden producir síntomas como cansancio, debilidad y falta de interés en bailar tango horizontal con tu cónyuge. Es una de las ecuaciones más misteriosas del organismo. Las hormonas controlan algunos aspectos de tu organismo que pasan inadvertidos para el radar—las cualidades que, por lo general, damos por sentadas.

Es innegable que la medicina está empeñada en perfeccionar métodos de manejar artificialmente los niveles hormonales para asegurarse de poder llevar una vida tan confortable y feliz como sea posible. Creemos que hay un gran futuro para el uso de estos métodos. Esto no quiere decir que no se pueda experimentar un poquito por cuenta propia (y no nos referimos únicamente a tus gónadas). Claro está que, si hay algo que queramos enfatizar, es que las deficiencias hormonales no son sólo cosas que haya que aceptar. El cansancio, una disminución del tiempo dedicado a la actividad sexual o un incremento de peso no son sólo aspectos que desmejoran la calidad de vida sino que tienen implicaciones para la salud. Todos estos síntomas aumentan la tendencia a un proceso de envejecimiento más acelerado. Sin lugar a dudas, algunos problemas hormonales (como la diabetes) tienen implicaciones más graves y a más largo plazo para la salud, pero no hay que olvidar que una de las cosas más importantes que constituye el vínculo de unión de todo tu sistema endocrino es que tus hormonas están conectadas con tu cerebro. Por lo tanto, ésto es algo en lo que hay que pensar: sin niveles hormonales óptimos, no tendrás una función cerebral óptima. Aunque tienes menos control sobre tus reguladores hormonales que sobre otras partes de tu cuerpo, hay sin embargo muchas medidas que puedes adoptar para mantener tus niveles hormonales tan normales y equilibrados como un acróbata en la cuerda floja.

Paso #1: Controla Tu Presión Arterial

Podrías pensar que el análisis de la presión arterial corresponde al capítulo sobre el corazón y las arterias, y así es, dado que la presión arterial tiene que ver con el volumen y la presión de la sangre que recorre tus arterias. Pero también es pertinente aquí por el efecto tan importante que tiene sobre la forma como funciona tu sistema endocrino. La hipertensión acelera el proceso de envejecimiento y los síntomas asociados con la diabetes, produce insuficiencia renal y muchas otras afecciones relacionadas con tus hormonas, y puede desencadenarse por problemas de la tiroides, de las glándulas suprarrenales o de los riñones.

Rompe-mitos #3

El nivel óptimo de tu presión arterial es 115/75. Es el que produce menos envejecimiento. Hay, naturalmente, muchas formas de reducir tu presión arterial, incluyendo algunos medicamentos, la actividad física y la dieta. Hay una forma excelente de hacerlo que además contribuye a mantener en buen estado tu sistema endocrino, y consiste en bajar aún más de peso. El sobrepeso no solamente aumenta la presión arterial sino que constituye un riesgo de desarrollar diabetes. Históricamente, la obesidad protegía al hombre contra los largos períodos de hambruna, para que el cuerpo pudiera recurrir al exceso de grasa como medida de supervivencia; en la mayoría de las sociedades actuales, eso ya no constituye un problema, por lo que el cuerpo no necesita protegerse de la inanición (ver el recuadro del Dato, a continuación).

Si has llegado hasta este punto del libro, ya sabes lo indispensable que es la actividad física para el buen estado de tu corazón, tus huesos y tu cuerpo en general. También es indispensable para tu sistema endocrino—en especial para quienes estén en riesgo de desarrollar diabetes. El ejercicio no sólo ayuda a controlar la presión arterial, también ocurre algo muy importante durante ese proceso hormonal: aumenta la sensibilidad de los músculos a recibir glucosa. Al hacer ejercicio, el sistema endocrino libera insulina para entregar a tus músculos ese combustible basado en glucosa y aumenta la eficiencia de la insulina para llevar esa glucosa a las células donde podrá ser utilizada en lugar de permitir que se acumule hasta alcanzar altos niveles en el torrente sanguíneo. De hecho, es raro encontrar personas que hagan ejercicio que no tengan al mismo tiempo un menor nivel de azúcar en la sangre.

Lo mejor es que no se requiere perder una gran cantidad de peso desde el co-

DATO

Si piensas que los norteamericanos tienen un problema de obesidad, compadécete de los pobres chinos. Porque pasaron por tantos períodos de hambruna que desarrollaron la genética para evitar la inanición hasta el punto de que apenas una fracción del aumento de peso que produce diabetes en los norteamericanos produce diabetes en ellos. (Con el mismo índice de masa corporal de 27, los chinos tienen sesenta veces más probabilidades de presentar diabetes tipo 2.) Esto se atribuye al gen de la inanición. A medida que la persona consume cada vez menos alimento a través del tiempo, el metabolismo se hace más lento, hasta el punto de que el organismo se adapta a no recibir suficiente alimento—por consiguiente, no quema calorías a la misma tasa. Ese cambio protege contra el desgaste por largos períodos de hambruna. (Normalmente, el cuerpo pierde una libra de peso si quema 3,500 calorías más de las que consume. Sin embargo, en períodos de hambruna, esta tasa de pérdida de peso se reduce como medida de protección, por lo que toma más tiempo quemar esa libra de peso corporal. Si no fuera por nuestra capacidad de almacenar grasa, nuestros ancestros nunca habrían podido sobrevivir para darnos vida. Ese es tu karma.

mienzo para ver los efectos. Con sólo perder el 10 por ciento del peso que has aumentado desde cuando tenías dieciocho años—eso equivale a apenas cuatro libras, en caso de que hayas aumentado cuarenta—puedes rejuvenecer hasta cinco años. Por extensión, en la mayoría de los casos, ese mismo 10 por ciento de pérdida de peso hará que tu presión arterial descienda a 7 mmHg para la presión sistólica (el número más alto) y a 4 mmHg para la diastólica (el número inferior), lo que puede tener un efecto rejuvenecedor de más de dos años en tu edad real.

Paso #2: Conoce Tus Medicamentos

En este libro, hemos dedicado aproximadamente el mismo tiempo a los medicamentos que el que gasta un jugador de golf en preparar su golpe—aproximadamente veintitrés segundos. Esto no constituye una crítica a los medicamentos; de hecho, el desarrollo de productos farmacéuticos es uno de los progresos médicos más importantes de la historia.

Sin embargo, lo que realmente queremos hacer aquí es mostrarte métodos de prevención—formas de derrotar el problema antes de que debas preocuparte por los medicamentos. Los problemas hormonales son un poco distintos: la mayoría se tratan fácilmente con medicamentos; las hormonas son partes muy sutiles y efímeras de tu organismo. La forma como se tome un medicamento hormonal puede tener un importante efecto en la forma como tu cuerpo reaccione a él (por ejemplo, para quienes requieren hormona tiroidea, el consumo de hierro, calcio o soya menos de cuatro horas antes de tomar el medicamento tiroideo puede impedir que éste se absorba). Por eso es importante analizar unas cuantas cosas referentes a los medicamentos hormonales.

EL ESTRÓGENO   La terapia de reemplazo hormonal es muy controvercial, parece que el estrógeno dérmico—es decir, el que se aplica en la piel—es más seguro que el estrógeno oral (en píldora). También parece ser que las píldoras de estrógeno

¿Mito o Realidad?
Cuando de hormonas se trata, entre mayores sean los niveles, mejor.

A juzgar por el tamaño de las porciones en los restaurantes de comidas rápidas y por el número de sitios porno de Internet, parece que entre más, mejor. Varias compañías de soluciones rápidas tratan de capitalizar esa mentalidad recomendando hormonas extra como la solución para todo tipo de problemas de salud, desde el aumento de peso hasta la debilidad muscular. Pero debido a que nuestro sistema hormonal es más complejo que un libro de texto de cálculo, la filosofía de "entre más mejor" no funciona. No podemos simplemente abrir todas las llaves del agua de la casa, poner la calefacción al máximo o encender todas las luces porque recargaremos los sistemas y haremos que todo falle. Siempre que empecemos a jugar con las hormonas por nuestra cuenta con esteroides anabólicos o con métodos de regulación hormonal para perder peso o aliviar otras dolencias, lo que estaremos haciendo será enloquecer a nuestro organismo. Por ejemplo, hemos leído con frecuencia acerca de los atletas que consumen esteroides androgénicos o suplementos que se metabolizan en testosterona. Ese exceso de testosterona puede conducir a un comportamiento extremadamente agresivo—como si dijéramos, no se te ocurra darle a ese hombre un arma, ni siquiera un argumento—sin mencionar los efectos secundarios como problemas cardiovasculares y renales. Si intentas suplementar tu organismo con productos de reemplazo hormonal, lo menos grave que te puede ocurrir es perder una gran cantidad de dinero.

van al hígado y tienen algún efecto en las proteínas de coagulación que pueden incrementar la susceptibilidad a la trombosis o taponamiento arterial; por otra parte, la forma dérmica no se metaboliza tan rápidamente en el hígado. Si eliges la terapia de reemplazo hormonal para manejar los síntomas de la menopausia, parece ser que el estrógeno humano—no el estrógeno de origen vegetal—es el más efectivo. ¿Por qué? Los estrógenos vegetales tienen 150 isoflavones que interactúan con los receptores de estrógeno en tu cuerpo; algunos estimulan el estrógeno, mientras que otros

¿Mito o Realidad? Un examen de sangre puede determinar fácilmente los niveles de hormonas.

Sí, así es como se determinan los niveles hormonales; pero lograr lecturas exactas es como tratar de encontrar un clip para papel en una playa. En realidad, en la sangre, las hormonas van unidas a pequeñas proteínas. Una vez que se unen, suelen no tener el mismo beneficio fisiológico. En condiciones ideales, lo que necesitamos son valores de hormona libres (no unidas a proteínas) en un entorno específico; pero por lo general, éstas son más difíciles de analizar en el laboratorio.

lo bloquean—por lo tanto, no sabrás realmente cuáles son efectivos y cuáles no. Por último, recuerda que si optas por la terapia de reemplazo hormonal debes tomar aspirina.

LA CORTISONA La cortisona—un esteroide utilizado para tratar todo tipo de afecciones inflamatorias como erupciones, artritis, asma y dolor lumbar—actúa reduciendo la respuesta inflamatoria y la inflamación. Sin embargo, el exceso de cortisona también puede tener un efecto negativo porque aumenta el riesgo de hipertensión, de infecciones y de adelgazamiento de los huesos. Si te preocupan los efectos secundarios potenciales de la cortisona, debes hablar con tu médico acerca de la posibilidad de tomarla cada tercer día (o tomar una dosis pequeña un día y la dosis corriente al día siguiente). Cuando se toma cada tercer día, puede reducirse el potencial de efectos secundarios en más de 80 por ciento. Al reducir la inflamación con esteroides, disminuye por lo general el dolor asociado con dicha inflamación.

TRATAMIENTOS ANTIHIPERTENSIVOS, INCLUYENDO MEDICAMENTOS Puesto que la presión arterial afecta tanto el sistema endocrino, vale la pena tener en cuenta algunos trucos para encontrar un programa de tratamiento que te dé el mejor resultado. Para reducir la presión arterial, hay que reducir la cantidad de líquido en tus conductos arteriales, hacer que el bombeo de ese líquido por esos conductos sea menos fuerte, o agrandar los conductos para que puedan dilatarse aún más al paso de la sangre. Una medida inicial corriente, antes de prescribir medicamentos anti-hipertensivos es reducir el consumo de sal en los alimentos, puesto que la sal retiene el agua en el organismo. Pero sólo unos pocos hipertensos son extremadamente sensibles a la sal, de modo que esto, por lo general, no corrige totalmente el problema. En cambio, se puede eliminar la sal de las paredes arteriales—y por lo tanto del organismo—con una restricción de sal en la dieta, a largo plazo (durante años) o con el uso regular de una píldora para eliminar agua, o diurético (el perejil es un diurético natural). Generalmente, se adicionan betabloqueadores a los diuréticos porque reducen la frecuencia y la fuerza de las contracciones cardiacas. Estas dos acciones reducen la cantidad de líquido que se bombea por minuto al sistema circulatorio. Los inhibidores de la enzima convertidora de angiotensina (ECA) impiden que una de las hormonas producida por los riñones se convierta en una sustancia que produce contracciones y espasmos de las arterias que transportan la sangre; con estas drogas, tus arterias pueden relajarse y dilatarse convirtiéndose en conductos más amplios. Las estatinas, aunque no son medicamentos antihipertensivos, reducen el colesterol malo LDL y aumentan el colesterol bueno HDL, lo que mantiene las arterias flexibles y les permite ensancharse para aceptar un mayor flujo de sangre desde el corazón durante los períodos de estrés. Sin embargo, muchas de estas drogas tienen efectos secundarios, como reducción de la libido (y eso tiene relación con las hormonas ¿recuerdas?), por lo que es importante encontrar el medicamento que te dé mejor resultado. Es probable que dentro de diez años a todas las personas de sesenta años o más se les prescriba un medicamento para con-

¿Mito o Realidad? Las hormonas vegetales son naturales.

Las hormonas naturales no son las que se producen en el suelo ni en los animales si no las que producimos nosotros mismos. Todos creen que las hormonas vegetales son mejores, pero no hay evidencia de que sean fisiológicamente superiores a las otras. Debido a las complejas asas de retroalimentación, necesitamos ser precisos en la forma como enviamos señales a los sistemas hormonales de nuestro cuerpo.

trolar la presión arterial, como un inhibidor de la ECA o un betabloqueador para ayudar a evitar el daño que puede sufrir el organismo por la hipertensión—complementando este tratamiento con una aspirina o una estatina y una multivitamina dos veces por día.

Paso #3: Come para Sentirte Mejor

Hay tantas razones para comer como hay sabores de Ben & Jerry's. Comemos porque tenemos hambre, porque estamos aburridos o porque tenemos estrés, porque está a punto de terminar el noveno inning, porque no hay necesidad de dejar un plato de nachos vacío. Por último, debemos comer para nutrirnos—para darle a nuestro organismo los nutrientes necesarios para que funcione como un motor bien afinado (ver el Capítulo 12 para La Dieta del Manual de Instrucciones). Para lograrlo, debemos comer no sólo para tener buena salud a largo plazo, sino para regular las hormonas que pueden hacernos sentir mejor cada día.

EL GINSENG, LA CANELA Y EL TÉ   Se ha demostrado que estas tres sustancias aumentan la receptividad a la insulina, lo que puede ayudar a reducir el riesgo de envejecimiento por diabetes Tipo 2. Algunos estudios han demostrado que una de las sustancias de los frutos del Ginseng (no de su raíz) o media cucharadita de canela por día pueden incrementar en más de 50 por ciento la receptividad a la insulina.

ALIMENTOS SPA   Está bien: en términos técnicos, ésta no es una categoría de alimentos, pero podría ayudarte a pensar en lo que debes comer. En los spas que se centran en una alimentación saludable, encontrarás alimentos con ingredientes muy potentes. Una de las formas en la que los alimentos pueden desempeñar un papel importante es ayudándole a tu cuerpo a procesar el estrógeno. Hay varias categorías de alimentos que pueden servir para ese fin. Los alimentos crucíferos como el brócoli, el repollo, la coliflor y las repollitas de Bruselas contienen compuestos que ayudan a producir una actividad similar a la de los estrógenos contra el cáncer de seno. Además, los isoflavones—un compuesto que se encuentra en los vegetales—han demostrado tener un efecto similar. Los alimentos que contienen los isoflavones efectivos incluyen los productos de soja como el tofu y la soja en grano, al igual que el ajo y la cebolla. También en esta categoría se encuentran las dietas tipo mediterráneo—una dieta rica en aceite de oliva, aceite de pescado, calcio y frutas, que describimos en el Capítulo 2—por sus efectos benéficos para tus arterias. No se incluyen los masajes.

EL POTASIO Y EL MAGNESIO Varios estudios han demostrado que el incremento del consumo de potasio puede reducir la incidencia de algunas formas de envejecimiento arterial. El potasio es un electrolito—una partícula con carga eléctrica necesaria para el adecuado funcionamiento celular. El potasio ayuda específicamente a llevar una carga eléctrica para ayudar a la contracción nerviosa o muscular, y ayuda a regular la presión arterial a la vez que permite el buen funcionamiento del corazón y los riñones. (Agregar el potasio equivalente a tres bananas por día puede reducir tu edad real en hasta 0.6 años.) La cantidad diaria recomendada es de 3,000 miligramos (en una dieta balanceada, probablemente consumirás la mitad de ese valor). Una banana contiene aproximadamente 450 miligramos, un aguacate contiene cerca de 1,000 miligramos. El magnesio, esencial para ayudar a regular el metabolismo, ayuda a reducir la presión arterial al dilatar las arterias. Consumir una dieta rica en magnesio—400 miligramos para las mujeres, 333 miligramos para los hombres—puede rejuvenecerte aproximadamente un año.

Por lo general se encuentra en los panes de grano entero y en los cereales. Mientras que la soja y las habas verdes contienen 100 miligramos por porción y la mayoría de las nueces contienen de 100 a 300 miligramos por porción. El aguacate, la remolacha, las uvas pasas y los dátiles también contienen magnesio.

Paso #4: Habla

Muchos médicos son como detectives. La solución a lo que te aqueja—tu crimen anatómico—no es siempre evidente. Por lo tanto, el médico tiene que reunir todos los síntomas, como las piezas de un rompecabezas y tratar de evaluar qué está mal. En algunos casos (una pierna rota), el problema es bastante evidente. En otros, (como el dolor de espalda), las cosas no son tan claras. Cuando se incluye en el análisis el sistema endocrino, el diagnóstico es más turbio que el fondo de una quebrada enlodada. Esto se debe a que el sistema endocrino es evasivo. Se pueden experimentar ciertos síntomas, pero no necesariamente los tienes en cuenta cuando se trata de evaluar tu estado de salud; es posible que los atribuyas a algo que haces o a los efectos del cansancio o el estrés (es decir, no a algo que pueda estar *médicamente* mal contigo). Esto puede significar que le ocultes a tu detective médico algunas pistas importantes. Por lo tanto, conviene mencionar todos los síntomas que tengas, por inconsecuentes que parezcan. Debes inclusive tomarte la libertad de decir, "Oiga, Doctor, ¿cree que pueda ser algo que tenga que ver con mi tiroides?" Es muy fácil que los problemas sutiles caigan dentro de los típicos patrones diagnósticos de muchos médicos excelentes. Además de hablar, debes responsabilizarte también de confirmar algunos niveles importantes con regularidad. Si experimentas pérdida de la libido, impotencia u otros síntomas relacionados con la sexualidad, conviene hacerte pruebas de niveles de testosterona o de estrógeno y progesterona. Por otra parte, sigue estas normas:

★ Presión arterial: cada año después de los dieciséis años.

★ Examen de tiroides: una vez a los cincuenta y cinco años, y cada cinco años de ahí en adelante (a menos que detectes síntomas relacionados con la tiroides).

★ Azúcar sanguíneo: una vez a los veinte años, una a los treinta y cinco, y cada cinco años de ahí en adelante.

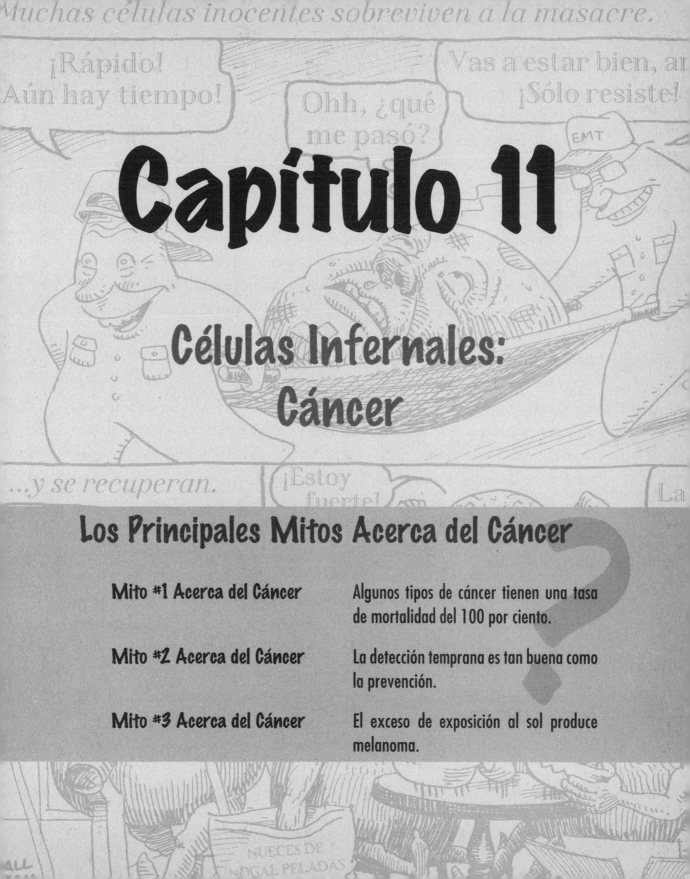

Capítulo 11

Células Infernales:
Cáncer

Los Principales Mitos Acerca del Cáncer

Mito #1 Acerca del Cáncer Algunos tipos de cáncer tienen una tasa de mortalidad del 100 por ciento.

Mito #2 Acerca del Cáncer La detección temprana es tan buena como la prevención.

Mito #3 Acerca del Cáncer El exceso de exposición al sol produce melanoma.

Tú decides a quién recibes en tu casa—a tu cónyuge, a tus hijos, a tus suegros, a tus mascotas. También decides a quién no recibes—a los extraños, a los vendedores, a los ex novios de tu hija. Una construcción sencilla y un buen cerrajero te permiten mantener a los visitantes indeseados fuera de tu casa con una herramienta muy sencilla—la puerta. Hay un problema. Como cualquier adolescente ingenioso que quiera escaparse de su casa lo sabe bien, hay otras formas de entrar y salir. Para el adolescente, puede ser una ventana. Pero para los bichos, las hormigas, las moscas, las arañas, las cucarachas, el comején, los ratones o cualquier otro tipo de plaga minúscula, hay una gran cantidad de puntos vulnerables en tu casa: una grieta en los cimientos, un orificio mínimo en la pared, una rendija entre la puerta y el piso por donde se cuela el aire. Si quieren entrar, lo harán—sin que te enteres que lo han hecho.

Ahora bien, si se trata de una hormiga por aquí o una araña por allá, el problema no es muy grave. Se aplasta, se mata con un matamoscas, se espanta o se echa por el inodoro. Pero digamos que la hormiga ya mencionada decide comunicarle a otras hormigas que la casa número 201 de la Calle Maple tiene algunos comensales descuidados que riegan la comida por todas partes. En menos de lo que canta un gallo, esas hormigas se multiplicarán por docenas, tal vez por cientos. Se eliminan con toallas de papel húmedas (o con la suela de tu Nike) o se envenenan con una ola de insecticida. Problema resuelto. Pero, ¿qué pasaría si cientos de plagas se reúnen en algún rincón oscuro o en el fondo de un clóset y ni siquiera te enteras de que están merodeando por tu hogar? Ese grupo se multiplicaría más rápido de lo que puede multiplicar cualquier genio en matemáticas; y aumentaría hasta que toda tu casa pareciera producto de la imaginación de Stephen King o de Alfred Hitchcock. Puesto que no puedes coexistir con un ejército de hormigas en tu casa, te verás forzado a llamar a un exterminador profesional para que las erradique.

El cáncer, en cierta forma, puede abrumar tu cuerpo en la misma forma en la que las plagas pueden abrumar tu casa. No tiene el menor respeto por las normas tradicionales que rigen tu organismo. Puede ser difícil de detectar y, francamente, es aterrador para muchos. Como individuos, las células cancerosas no son tan peligrosas; sin embargo, cuando se propagan, se convierten en enemigos formidables.

A pesar de todas las amenazas que el cáncer representa, lo cierto es que la mayoría de nosotros sabe más de las comedias de situaciones familiares de los años setenta que sobre el cáncer. Por ejemplo, es probable que no sepas que tienes cáncer. Así es. Toda persona ha tenido células cancerosas, pero, en la mayoría de los casos, el cuerpo las encuentra, se da cuenta de que son extrañas, y las mata de inmediato—sin que te enteres siquiera de lo que ha ocurrido.

Las células cancerosas son básicamente células normales con algo en su interior que las vuelve malignas. Son como una especie de pandilleros que se infiltran en tu cuerpo. Pueden empezar como células buenas pero algo cambia en su interior que hace que desconozcan por completo las reglas que rigen tu organismo. Claro está que tu sistema inmune actúa como el departamento de policía encargado de atraparlas. Pero las células cancerosas pueden ser difíciles de atrapar, porque, como delincuentes habituados a cometer crímenes y salir impunes, son muy astutas para burlar al sistema.

Ahora bien, el cáncer no es una sentencia de muerte. De hecho, no existe ningún cáncer que tenga un 100 por ciento de tasa de mortalidad. Desde el punto de vista científico, es ahí donde realmente radican algunas de las terapias más prometedoras para curarlo—en el estudio de quienes han luchado contra ésta enfermedad, la han vencido y han sobrevivido, para encontrar, identificar y replicar los mecanismos que les han permitido eliminar las células cancerosas. Aunque algunos cánceres, como el de páncreas, tienen bajas tasas de sobrevivencia, mu-

Rompe-mitos #1

chos cánceres tienen tasas de tratamiento extremadamente exitosas—y muchos son inclusive prevenibles. En algunos casos (como en el caso de cáncer de próstata, que es uno de los más comunes a medida que nos hacemos viejos), es posible, inclusive, coexistir con él, sin que nos elimine y sin que lo eliminemos.

Tradicionalmente, hemos considerado el cáncer como el dragón de nuestro cuerpo: no tiene el más absoluto valor redimible. Pero cualquier doctor que haya estudiado, investigado y tratado casos de cáncer se da cuenta, de primera mano, la forma como el organismo debe funcionar y cómo responde cuando no lo hace. Esa es una de las grandes metas—y de las grandes esperanzas—de los oncólogos: encontrar el mecanismo que elimine las células cancerosas o que impida que se reproduzcan en primer lugar. Para nosotros, esa es una de las razones primordiales por las que debes aprender acerca del cáncer. Al conocer algo sobre las maravillas del cuerpo humano y de lo que puede ocurrir cuando se produce alguna alteración en su funcionamiento, puedes aprender cómo hacerlo funcionar mejor. El resultado final de toda esta discusión es el siguiente: el cáncer no siempre es mortal. Pero puedes hacerte un gran favor con una estrategia inteligente de prevención y detección temprana.

Joe Torre, el director de los Yankees de Nueva York lo sabe muy bien. Le diagnosticaron cáncer de próstata y por el temor de no poder ver crecer a su pequeña hija, Torre decidió no dejar que su estado de salud lo enfureciera. Adoptó una actitud vigilante hacia la amenaza del cáncer. "No digo que no llegue un momento en el que no quiera vender mi alma por una bateada con las bases llenas," dijo hace poco. "Pero, por lo general, uno procura considerar el béisbol en perspectiva, dentro de la propia vida y se da cuenta de que es sólo un juego." Lo que pacientes como Torre han aprendido es que no necesariamente le temen a la muerte, sino al no poder disfrutar la vida. En ese sentido, Torre aprendió que no hay que tener miedo a conocer la verdad—que aceptando la realidad de diagnóstico se puede aprender a luchar. Querer superar los obstáculos es una actitud que contribuye en gran medida a poder derrotar a un contrincante tan fuerte como el cáncer. Torre, quien ya está libre de esta enfermedad, hizo muchos cambios en su estilo de vida como respuesta al cáncer. Aunque redujo su consumo de carne roja y disfruta un batido de soja cada quinto inning, su determinación de tomar el control de su salud es algo que no ha cambiado.

Creemos que es muy útil que conozcas vencedores como Joe Torre, Suzanne Somers, quien luchó contra el cáncer de seno, y Lance Armstrong, quien derrotó un cáncer testicular que se diseminó hasta su cerebro—porque ellos demuestran el poder de la perseverancia y del espíritu humano. Pero debemos dejar en claro que este capítulo no es para quienes tienen cáncer; hay muchos recursos para ayudarte a decidir los planes de tratamiento y las medidas que se pueden tomar. En cambio, sí es una guía para ayudarte a entender la enfermedad—a fin de que, desde ahora, puedas adoptar medidas para mejorar tus probabilidades de evitarlo y dctectarlo.

El Cáncer: Su Anatomía

Es un signo del zodíaco. Es la forma como los reporteros deportivos describen a los jugadores que no tienen buen espíritu en los equipos de béisbol. Y por último, es una de las palabras más aterradoras que podamos escuchar. *Cáncer.* Creemos que la razón por la cual el cáncer produce tanto miedo no es necesariamente por lo que pueda hacerle a nuestros cuerpos, sino porque muchos no entendemos realmente de qué se trata. ¿Recuerdas cuando, en la niñez, escuchabas ruidos de noche? En la oscuridad de tu habitación, tenías la certeza de que un gremlin con un sólo ojo y cinco brazos todo cubierto de pelo merodeaba alrededor de tu cama, esperando el momento propicio para dar el zarpazo. Te aterrorizaba porque no lo podías ver. Cuando encendías la luz y te dabas cuenta de que era sólo la sombra de la muñeca de trapo, las cosas parecían menos miedosas. Esto no quiere decir que el cáncer sea sólo producto de tu imaginación. Sí existe; y es una enfermedad cruel. Pero cuando hablamos de él, queremos que tengas la luz prendida para que puedas verlo cara a cara y entender cómo funciona. Saber a lo que te enfrentas es el primer paso para derrotar al enemigo.

Aunque sea una sola palabra, el cáncer no es una sola enfermedad. Abarca cientos de enfermedades distintas, todas con patrones de comportamiento y formas de vida diferentes, lo que lo convierte en una afección muy difícil de entender. No hay una forma única de tratamiento que sirva para todos los cánceres. Algunos requieren cirugía mientras que otros se tratan mejor con radiación, quimioterapia o alguna combinación de estas tres. A diferencia de un infarto, que es similar a un incendio o a un rayo fulminante que caiga sobre tu casa, el cáncer es un problema de desarrollo más lento—como el comején, el moho, una grieta en los cimientos—que, a la larga puede destruir tu casa.

Creemos que entender la forma como se desarrolla el cáncer puede ayudar en gran medida a comprender la enfermedad. Y, por último, te servirá para adoptar medidas a fin de detectarlo lo suficientemente pronto como para poderlo tratar con éxito—o inclusive prevenirlo de una vez por todas. Saquemos entonces nuestros microscopios y veamos de cerca una de las células más rudas de nuestro organismo.

El Nacimiento de las Células Cancerosas

El cáncer consiste, en realidad, en sutiles mutaciones de los genes responsables de la rápida y constante reproducción de células para los requerimientos diarios. Esta maquinaria espectacular, dotada de aceleradores para cuando requieres más células e inhibidores para cuando necesitas reducir la velocidad, pierde ocasionalmente una pieza de un gen. La mayoría de estas piezas no tiene importancia. Nadie nota su ausencia. Entonces, en una de tus células, que funciona normalmente, algo produce una mutación genética que tu sistema inmune no reconoce y contra la que no puede reaccionar. Pero este proceso de mutación no es algo que se produzca en forma aislada ni ocasionalmente. Ocurre *todo el tiempo*. Todos tenemos algo así como setenta millones de duplicaciones celulares por día (eso equivale a aproximadamente las poblaciones de California, Texas y Florida *combinadas*). ¿Qué ocurre durante la duplicación? Una cadena de ADN tiene cuatro letras en su codificación—A, G, C, T. Cuando esa célula se duplica, hay un cierto número de duplicaciones que tienen errores tipográficos en su codificación, lo que significa que la célula no reconoce el código, y, por lo tanto, no sabe qué función debe cumplir. Imagina que estás transcribiendo un documento de cien páginas; lo más probable es que cometas algunos errores al transcribir. Pero tus células no tienen tecla de retroceso para borrarlos. Por lo tanto, si en la duplicación celular se confunde una letra, (por ejemplo, si en lugar de una T queda una U), ésta se convertirá en una célula anormal—una célula que tu organismo no reconoce como normal (así como el corrector no reconocería la palabra "funicon" cuando lo que pretendías escribir era "función"). La mayoría de estos errores de trascripción mueren—gracias a tu sistema inmune—pero algunos de ellos pueden no ser detectados en la pantalla del radar y pueden ocasionar cáncer.

Para entender la estructura celular, podría ser útil pensar en tu vecindario (ver la Figura 11.1 [actos 1 a 5]). Tienes todo tipo de vecinos—amigables, tranquilos, benévolos, los que limpian la nieve de tu acera antes de que te hayas siquiera despertado, los excéntricos que podan el césped en medias negras y zapatos tenis. Pero la mayoría de estos vecinos corresponden a una misma categoría. Son socialmente responsables. Es decir, respetan tu propiedad, se entienden con todos, son fáciles de tratar y, por qué no decirlo, cuando los necesitamos nos ayudan—su aceite de oliva es tu aceite de oliva. Lo mismo sucede con las células normales en tu organismo—son muy responsables desde el punto de vista social. Se entienden con las células que las rodean, viven sus propias vidas e incluso se ayudan unas a otras, de ser necesario. Lo más importante es que se preocupan de lo que tienen que hacer y lo hacen sin interferir con el bienestar de las vecinas. Las células hepáticas permiten que las células del bazo cumplan su función y las células de los músculos abdominales (aún las que parecen el labrado de las llantas de un automóvil) jamás pensarían en realizar el trabajo de las células cardiacas.

FIGURAS 11.1 (ACTOS 1 A 5)
Las Células Infernales y la Recuperación

Las células cancerosas son sociopáticas y no responden a los mensajes normales que les indican que dejen de reproducirse en áreas de hacinamiento. Por el contrario, las células sanas circundantes son desplazadas e incluso trituradas. A veces, el cáncer supera en tamaño a su abastecimiento sanguíneo y muere de inanición. Pero los cánceres más peligrosos liberan sustancias químicas que estimulan la formación de nuevos vasos sanguíneos al interior del tumor. Estas células cancerosas bien nutridas buscan nuevas áreas fértiles y pueden escaparse hacia el torrente sanguíneo o por entre los canales linfáticos. Por lo tanto, se produce metástasis en los tejidos con abundante irrigación sanguínea, como los pulmones, el hígado o el cerebro, o también los ganglios linfáticos. La mayoría de los tratamientos de quimioterapia actúan matando los cánceres de proliferación rápida mientras intentan crecer, pero ésto también lesiona las células normales; algunos métodos innovadores de eliminar un cáncer incluyen la estimulación de la capacidad del sistema inmune para atacar a estos invasores o para evitar que los tumores atraigan nuevas provisiones de sangre. La socialización, el ejercicio y la Dieta del Manual de Instrucciones pueden contribuir a lograr que las células recuperen sus niveles de vitalidad óptimos para mantener alejadas a las células sociopáticas.

Nacimiento de un Cáncer

o, *La Célula que se Vuelve Mala*

PRIMER ACTO

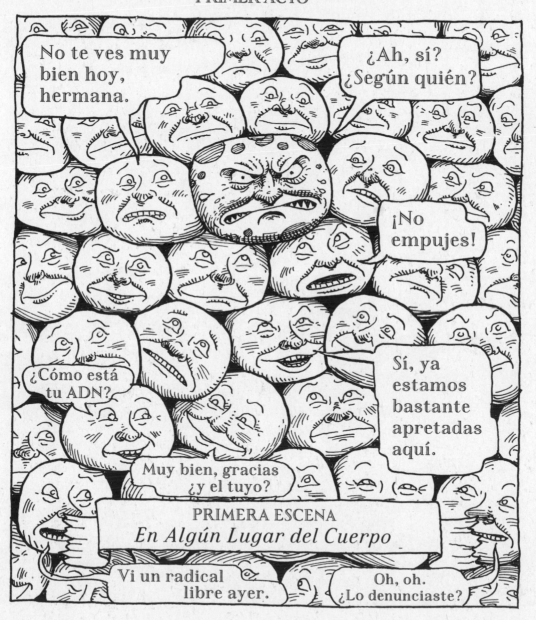

SEGUNDO ACTO

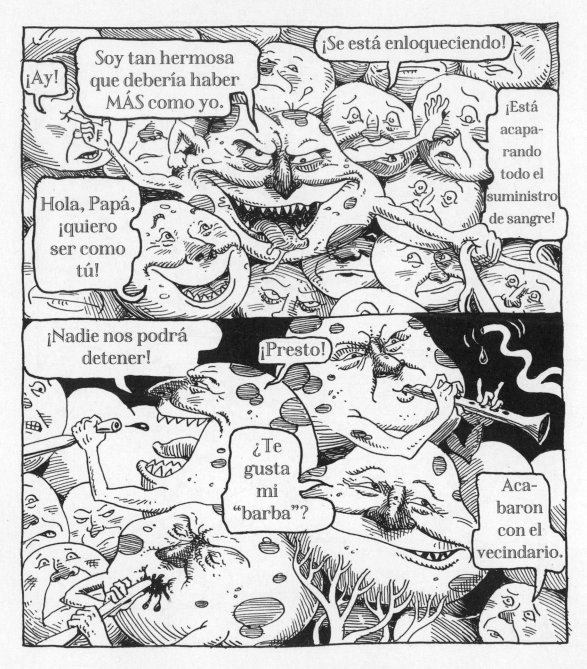

TERCER ACTO

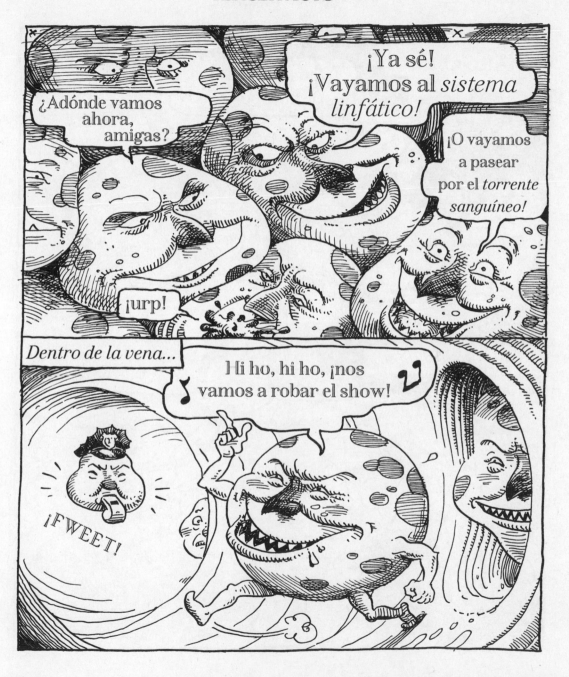

CUARTO ACTO

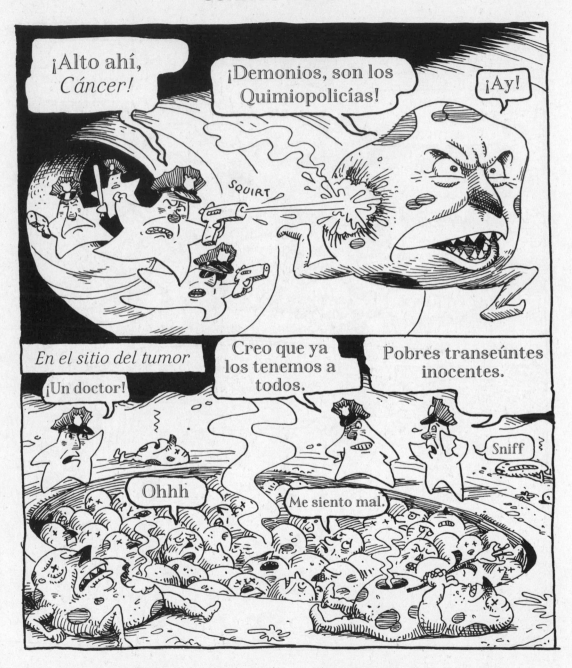

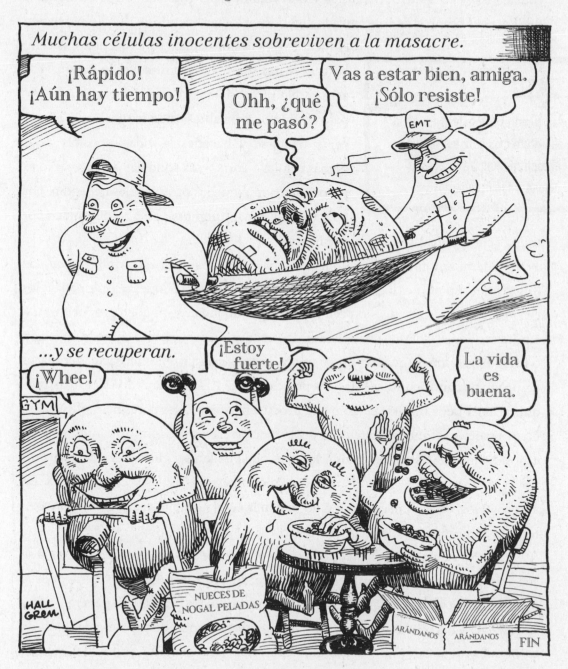

Piensa ahora en tus malos vecinos—los que no respetan nada de los que los rodea. Pisan el césped, oyen música a todo volumen, permiten que su perro labrador deposite sus bombas de concentrado digerido en los jardines de los demás. No tienen el menor respeto por nadie a su alrededor. Las células cancerosas son malas vecinas (ver la Figura 11.1, acto 2). No son socialmente responsables; son sociopáticas. En pocas palabras, todo lo que hacen es crecer y dividirse y hacerles la vida imposible a las demás células—como esas pandillas de vagos. No se preocupan por lo que las otras células necesitan. Las aplastan. Y luego, en algunos casos, se diseminan por todo el cuerpo y acaban con el vecindario.

Podemos vernos afectados por estos malos vecinos—por estas mutaciones—de dos formas. En primer lugar, como ya se ha dicho, las mutaciones se originan en los errores del proceso de división celular. En segundo lugar, se pueden producir mutaciones cuando el ADN de una célula se daña por un factor irritante como la radiación o los radicales libres (que son uno o varios átomos cargados de electricidad, capaces de producir daños en las células, las proteínas y el ADN, alterando sus estructuras químicas). Puede evitarse el daño que producen los radicales libres haciendo que se unan a sustancias antioxidantes. Tal vez la función clave de los antioxidantes sea la de esposar a los radicales libres y aislarlos para que puedan ser eliminados del cuerpo a través de los riñones, evitando así que dañen nuestras células y cromosomas. En ambos casos, estas mutaciones—si no matan la célula o si no se arreglan—son trasmitidas al momento de la división celular.

Tu segunda línea de protección contra el cáncer es tu sistema inmune; en la situación ideal, tu sistema inmune podría detectar todos estos errores e imponer la pena de muerte a las células que no reconociera como propias. Por lo general, eso es lo que hacen tus células—gracias a un gen que se encuentra dentro de cada célula de tu organismo, a excepción de los glóbulos rojos. Este gen (conocido como el gen corrector de pruebas P53, ¡por si alguna vez quieres intentar con *Jeopardy!*), lee todos los demás genes para detectar los errores de trascripción. Ahora bien, sabemos que el cáncer es un vecino disfuncional—en realidad un vecino perverso. Por lo tanto, lo que hace es cortar el cable del teléfono para que no puedas llamar a la policía del sistema inmune a que venga a controlar a los maleantes (recuerda que estos son muy astutos para inventar formas de derrotar al sistema). En quienes tienen cáncer, las células malignas desactivan el gen P53.

Aunque en la mayoría de los casos el gen corrector de pruebas activaría la respuesta inmune para eliminar las células extrañas, este mecanismo no funciona en quienes tienen cierto tipo de células cancerosas—lo que le deja el campo abierto al

¿Mito o Realidad? El cáncer no es contagioso.

Algunos cánceres son producidos por virus que sí son contagiosos, como el VIH. Por lo tanto, en cierta forma, se puede contraer cáncer. No puedes transmitir un cáncer por el torrente sanguíneo, la saliva ni los gérmenes, pero con ciertos rodeos puedes transmitir algunos de los organismos capaces de producir cáncer. Esto es especialmente cierto en lo que se refiere al cáncer del cuello uterino y al cáncer hepático, así como a algunos linfomas.

cáncer para crecer, desarrollarse y dañar tu organismo. Esa es, básicamente, la forma como aparecen los delincuentes—a través de mutaciones y del código genético que desactiva la capacidad del sistema inmune de eliminar las células indeseables del organismo. Debes tener en cuenta que el gen P53 requiere vitamina D para cumplir adecuadamente su función, por lo que uno de los pasos para evitar el cáncer es consumir cantidades adecuadas de vitamina D (de eso hablaremos más adelante). Una interesante nota al margen con implicaciones de enorme potencial: en un estudio en ratas con cáncer metastático ampliamente diseminado, cuando los investigadores encontraron la forma de reactivar los genes P53 correctores de pruebas, se eliminó el cáncer de todas las partes afectadas.

También es importante tener en cuenta cómo se produce el proceso de oxidación. En muchos aspectos, la oxidación es un proceso benéfico, natural de tu organismo. Tu cuerpo la necesita para que el sistema inmune funcione y tu organismo pueda protegerse. Ayuda a eliminar las células viejas y a abrir campo para las nuevas. Por lo tanto, no es nada malo, pero sí tiene el potencial de volverse nocivo. El cáncer es parte del proceso biológico normal que ha enloquecido un poco. Cuando la oxidación se vuelve mala, se produce *en exceso* (es la versión de la oxidación en tu cuerpo); sus productos—los radicales libres—dañan el ADN, lo que permite el desarrollo de células malignas o inhibe el mecanismo que puede eliminar las células cancerosas de tu organismo.

La Proliferación de las Células Cancerosas

Como es natural, nuestro sistema inmune combate y derrota la mayoría de las células cancerosas. Surge, entonces, el primer interrogante lógico: ¿Por qué el cuerpo no puede acudir simplemente al sistema inmune para que elimine las células indeseables? Buena pregunta. De hecho, tu sistema inmune sí interviene—y elimina muchas de las células que presentan características extrañas, células que tienen el potencial de producir un cáncer. Por eso las medidas para prevenir el cáncer, como los alimentos ricos en antioxidantes y la vitamina D tiene, por lo general, el efecto de fortalecer tu respuesta inmune. Pero es posible que tu red de seguridad se sobrecargue o incluso que sea burlada. El reto está en que no conocemos a ciencia cierta la forma como funciona realmente nuestro sistema inmune—no sabemos por qué puede luchar contra algunas de estas células delincuentes y no contra otras. Un área de investigación que progresa con rapidez se basa en el uso de vacunas para prevenir el cáncer, considerando que algunos cánceres pueden ser desencadenados por infecciones virales (por

DATO

Algunos tumores no tienen células cancerosas; son benignos pero, sin embargo, pueden ser peligrosos. Esto se debe a que, por su capacidad de crecer, pueden bloquear la vía de nutrientes importantes o ejercer presión sobre órganos críticos. Por ejemplo, aunque muchos tumores cerebrales nunca se diseminan, eso no significa que no haya que extirparlos.

ejemplo, la hepatitis puede llevar al desarrollo de un cáncer hepático). Es posible que los virus desempeñen un papel primordial—mucho mayor del que hubiéramos podido imaginar—en el desarrollo y la diseminación del cáncer.

En la mayoría de las mutaciones cancerosas, estas células tienen algún tipo de código genético que desactiva tus mecanismos inmunes, para poderse reproducir rápidamente o para evitar ser detectadas. Pero además, las células cancerosas pueden tener un mecanismo que las haga replicar con mucha eficiencia—lo que hace que sean más fuertes y que se reproduzcan más rápido que tus células normales. A pesar de su capacidad de reproducirse con rapidez, las células cancerosas no pueden crecer por sí mismas. Así como una planta necesita agua o un niño necesita vitaminas, las células cancerosas también necesitan nutrientes para desarrollarse. Lo que más les gusta es la energía. Si no la encuentran, en realidad se suicidan porque, de lo contrario, su tamaño excedería sus reservas de energía. Por lo tanto, los cánceres más exitosos—los que crecen lo suficiente como para ser detectados y producir daños—suelen encontrar formas de establecer sus propias líneas de abastecimiento, como atrayendo hacia ellas los vasos sanguíneos. Una vez que han establecido estas líneas de suministro, es como si alguien que estuviera bajo el agua tuviera un tanque de oxígeno—cuentan con los medios necesarios para sostenerse. En el caso del cáncer, eso es lo que les permite contar con la línea vital para sostenerse y reproducirse. Puesto que son células beligerantes, las células cancerosas deciden por entre qué vaso sanguíneo quieren llegar a otros órganos. Pueden rodear los tejidos normales y dominar el órgano que han invadido, y al unirse unas con otras, pueden formar tumores—una masa compacta de células cancerosas—que bloquean el funcionamiento normal del órgano afectado.

¿Mito o Realidad? Se puede tener cáncer de corazón.

Nunca se oye hablar de cáncer de corazón. Esto se debe a que rara vez el cáncer se inicia en este órgano. Pero lo cierto es que en la etapa terminal de la enfermedad, con frecuencia hay células cancerosas dentro del corazón, lo que no debe sorprendernos porque a los cánceres les encanta la sangre que es fuente de energía.

Los Distintos Tipos de Cáncer

Los cientos de tipos de cáncer difieren en la forma como se inician, se desarrollan y reaccionan a los medicamentos. Sin embargo, muchos tienen características similares. En algunos tipos, las causas son muy evidentes. El cáncer de pulmón—el cáncer letal más común tanto en hombres como en mujeres—es producido en un altísimo porcentaje de casos (aunque no siempre) por el humo del cigarrillo. Más del 95 por ciento de quienes presentan cáncer pulmonar han fumado o han estado expuestos a grandes dosis de humo de cigarrillo secundario, de radón o de asbesto. Lo que ocurre es que las células normales sufren daños repetitivos producidos por una toxina (en este caso, por los hidrocarburos de la hoja del tabaco que se forman ya sea que ésta se queme o no), por lo que tus pulmones producen células nuevas para reparar y reemplazar las dañadas. Entre más rápido tengan que trabajar en este proceso de reemplazo y reparación, mayor es la probabilidad de que se produzcan esos errores de transcripción en la replicación—que convierten una célula normal en una célula maligna.

Aunque no conocemos las causas primarias de algunos, como el cáncer de seno, sí sabemos que entra en juego un importante factor hereditario y que un incremento en el nivel de grasas saturadas y grasas *trans* en la dieta y la obesidad misma pueden influir en el desarrollo del cáncer. El enfoque para estos tipos tiene que girar en torno a la detección—tanto por autoexamen como por pruebas diagnósticas más sofisticadas (aunque la prevención mediante una actividad física adecuada y la ingestión de folato y aspirina parecen medidas evidentes). Las mamografías y las escanografías PET son herramientas valiosas para detectar tumores pequeños (aunque no confirman si son o no cancerosos; eso sólo puede hacerse mediante una biopsia). Además, se desarrollan constantemente nuevos medios de detección. La endoscopía quirúrgica rutinaria del seno (ROBE, por su sigla en inglés), por ejemplo, utiliza un lente de aumento para ampliar sesenta veces los tejidos del seno e identificar tumores tan pequeños como de una centésima del tamaño que se puede detectar con una mamografía. Con la detección temprana del cáncer, el tratamiento generalmente puede ser una lumpectomía—la extirpación del quiste.

Sin embargo, no todos los cánceres son tumores o quistes, lo que los hace más difíciles de diagnosticar. Los cánceres de la sangre, como la leucemia, no son como los tumores en el sentido corriente. En estos casos, se acumula una cantidad anormal de glóbulos blancos o leucocitos en la médula ósea, que desplaza o priva de nutrientes a nuestros glóbulos blancos y glóbulos rojos sanos—esto hace que el cuerpo sea incapaz de protegerse de las infecciones y de suministrar todo el oxígeno que requiere. Estos tipos de cánceres sanguíneos pueden destruir la médula ósea y los ganglios linfáticos así como otras células esenciales para la supervivencia—hasta el punto en que la médula ósea queda sin células sanas y sólo consiste de células cancerosas. Una solución radical, que da resultado en algunos cánceres y no en otros, es matar todas las células de la médula ósea y repoblar el terreno baldío con médula ósea transplantada de un donante adecuado.

La Diseminación del Cáncer

Las células cancerosas tienen una contextura resbaladiza. No tienen la característica "pegajosa" de otras células, de modo que se pueden deslizar por los vasos sanguíneos y diseminarse a otras partes del cuerpo—muy frecuentemente al hígado, a los pulmones y al cerebro—donde por lo general se produce las metástasis. Por lo tanto, una de sus características es su capacidad de escabullirse y reproducirse en sitios donde encuentren un abundante suministro de sangre, lo que explica que el cáncer se propague de un órgano a otro y se reproduzca en ese nuevo lugar. Además, al cáncer le encanta desplazarse por entre el sistema linfático (el programa de eliminación de residuos del organismo) hasta los ganglios linfáticos más cercanos, razón por la cual los médicos siempre examinan cuidadosamente estas áreas.

Cáncer:
El Plan de Acción para Llevar una Vida Más Joven

Una de las áreas más interesantes de la investigación del cáncer es la genética—el objetivo es determinar a qué tipo de cáncer se es más propenso según la historia familiar y la composición genética. Con esta información, podrás adaptar tu estilo de vida para protegerte contra el desarrollo de un cáncer. Es probable que en el futuro podamos inclusive desarrollar vacunas u otros medicamentos que puedan erradicar el cáncer al ayudar a nuestro sistema inmune a escoger la ruta adecuada o al activar nuestros mecanismos de defensa, como el gen corrector de pruebas. Pero aún no lo hemos logrado; por eso, lo más importante que puedes hacer es tomar en tus propias manos el control de tu salud y tomar las decisiones y alternativas de vida que te ayuden a evitar el cáncer. Por ejemplo, quedarte al sol por largo tiempo sin filtro solar equivale a enviarle al cáncer una invitación timbrada. ¿Y el cigarrillo? Hay una correlación *tan* directa entre el cigarrillo y el cáncer que daría lo mismo que tomaras una jeringa y te inyectaras las células cancerosas directamente en los pulmones. El tabaco no solamente incrementa la incidencia del cáncer pulmonar, también se ha demostrado que aumenta la incidencia de cáncer de vejiga, próstata y seno. Sabemos además que algunas enfermedades infecciosas producen cáncer, supuestamente porque algo en la interrupción del sistema inmune promueve el desarrollo del cáncer.

En cuanto a otros cánceres, no conocemos sus causas directas, pero sí tenemos algunas ideas bien fundadas sobre lo que puede ayudar a evitarlos. Ante todo, debes saber que si cumples las normas para mantener tus arterias y tu corazón jóvenes, también estarás cumpliendo con una buena prescripción para evitar el cáncer. La obesidad y la inactividad se han relacionado con el cáncer, por lo que consumir una cantidad razonable de calorías en la dieta, con los alimentos correctos, y mantener un programa de actividad física como el que hemos indicado en este libro, son esenciales para mantener joven todo tu cuerpo. Además, debes hacer todo esto para garantizar que tu vecindario anatómico esté habitado por buenos vecinos, no por vecinos siniestros.

Paso #1: Lucha Usando Como Armas los Nutrientes

Algunas de las evidencias más claras que tenemos sobre la prevención del cáncer provienen de los alimentos y los nutrientes. Es decir, en los casos en los que evitar no constituye la primera línea de defensa (como sí sucede con los cánceres de la piel y los pulmones), la medida de evitarlos se encuentra en la nutrición. Los exterminadores tienen su propia serie de sustancias químicas, pociones y venenos que utilizan para mantener a las plagas lejos de su hogar, pero tus pociones contra el cáncer vienen en forma de una variedad de nutrientes y vitaminas. Para el mejor régimen de prevención de cáncer, asegúrate de consumir y suplementar tu dieta con estos ingredientes:

VITAMIN D Todo corrector de pruebas necesita un buen diccionario y un par de ojos. Considera la vitamina D como la herramienta más importante en tu portafolio de corrector, porque parece que reduce el envejecimiento inmológico y la incidencia del cáncer mediante el fortalecimiento de la función de ese gen corrector de pruebas. Aunque no estamos seguros de que esa sea la forma como funciona, la investigación ha demostrado que la vitamina D sí reduce el riesgo de cáncer, tanto en estudios epidemiológicos como en estudios en tubos de laboratorio. Nuestra teoría es que una forma de esta vitamina mata realmente las mutaciones celulares—esto significa que la vitamina D puede ser tóxica para las células potencialmente cancerosas. La segunda teoría es que la vitamina D refuerza la capacidad del corrector de pruebas de detectar las células cancerosas y eliminarlas—como una especie de lupa para el gen corrector de pruebas. Una forma de vitamina D—la vitamina D$_3$—ayuda a producir ladrillos críticos para el funcionamiento saludable del gen P53, que ayudan a regular las proteínas que se ha demostrado que producen cáncer cuando sufren mutaciones. La mayoría de los norteamericanos adultos no consume una cantidad suficiente de vitamina D (de hecho, un 30 a un 40 por ciento de ellos pueden presentar una deficiencia de esta vitamina). Recomendamos una dosis diaria de 400 IU de vitamina D si tienes sesenta años o menos y 600 IU de vitamina D si eres mayor de sesenta. La puedes tomar como suplemento—o bebiendo todos los días cuatro vasos de leche descremada o de jugo de naranja fortificado. (Además, puedes obtener algo de vitamina D a través de la luz solar, como ya lo habíamos indicado en el Capítulo 8. Permanecer de diez a veinte minutos a la intemperie te debe suministrar los niveles adecuados, además del suplemento, pero estamos convencidos de la importancia de recomendarte consumir vitamina D en tus alimentos y en los suplementos y utilizar protector solar SPF 45 siempre que vayas a estar expuesto a la intemperie—aunque no brille el sol.)

FOLATO   El folato o ácido fólico, parte del complejo de vitamina D, suele prescribirse a las mujeres durante el embarazo porque es esencial para el desarrollo normal del cerebro y la médula espinal del feto. Cuando las madres comenzaron a tomar folato para evitar la enfermedad de espina bífida (un defecto de nacimiento específico), nos dimos cuenta de que hubo también una reducción del 60 por ciento en el cáncer infantil. Un famoso científico, Bruce Ames, propuso por primera vez la hipótesis de que el folato ayudaba a evitar los errores tipográficos en la duplicación de los genes—con la cantidad adecuada de folato, se proveen suficientes T como para que tu organismo no la confunda con una U. Pero el folato es importante también para los adultos. Si como adulto no consumes suficiente folato, esta deficiencia puede resultar en cáncer. En cuatro estudios, el suplemento de folato disminuyó el cáncer de colon en 20 a 50 por ciento. Pero más del 50 por ciento de los estadounidenses ni siquiera consumen la cantidad recomendada—y el 90 por ciento no llega a consumir la cantidad suficiente como para reducir la incidencia de cáncer de colon (800 microgramos por día).

Muchos alimentos—como las espinacas, el tomate y el jugo de naranja—contienen folato, y muchos—como el pan y los cereales—vienen enriquecidos con folato. Pero el folato de los alimentos no se absorbe tan bien como el ácido fólico de los suplementos. Si un vaso de ocho onzas de jugo de naranja tiene apenas 43 microgramos de folato, significará que tendrías que tomar 25 vasos de ocho onzas de jugo de naranja por día para consumir la cantidad recomendada. Y si consideramos que una tajada de pan no enriquecida tiene sólo seis microgramos de folato y las espinacas apenas 2 microgramos, es evidente que necesitas el suplemento. El consumo promedio de folato proveniente de los alimentos es de 275 a 375 microgramos, por lo que se requiere una suplementación de cerca de 525 microgramos para que el cáncer sea menos probable.

LOS PRODUCTOS DE TOMATE   Varios estudios han demostrado que el riesgo de desarrollar ciertos cánceres disminuye cuando se consumen diez o más cucharadas de tomate o salsa para espaguetis a la semana. El riesgo de desarrollar cáncer de próstata se reduce hasta en una tercera parte en quienes consumen con frecuencia alimentos que contengan tomate o pasta de tomate. Además, los estudios también han demostrado que el riesgo de desarrollar cáncer clínico de seno es de 30 a 50 por ciento menor en mujeres que consumen frecuentemente este tipo de alimentos. Muchos creen que el ingrediente activo—el ingrediente responsable de estas cifras sorprendentes—es el licopeno, un carotenoide conocido por sus propiedades antioxidantes. Los carotenoides actúan uniéndose a los radicales libres (que pueden producir cáncer) y envolviéndolos de modo que puedan ser eliminados del organismo sin dañar las células ni los cromosomas. Es posible que también ejerzan su efecto en otras formas. Pero el hecho es que funcionan, aunque parezca magia. Todos los productos que contienen tomate contienen grandes cantidades de licopeno, pero este elemento está más disponible para tu organismo cuando se cocina, y se absorbe mucho mejor cuando se consume con algo de grasa. Por lo tanto, es importante comer productos que contengan tomate con un poco de aceite de oliva o con unas cuantas nueces (sin pimentón) para obtener algunos de sus beneficios. Consumir más de diez porciones de productos ricos en licopeno por semana puede reducir tu edad real en más de un año. Una advertencia: no estamos totalmente seguros de que sea el licopeno lo que le da a los productos de tomate cocido y a las salsas que contienen tomate su carácter protector contra el cáncer; sólo sabemos que los tomates reducen el riesgo de cáncer. Podría ser debido a otro ingrediente que se encuentre en los productos que contienen tomate.

EL SELENIO   Uno de los minerales que se encuentran en cantidades mínimas en nuestro cuerpo pero que le es indispensable es el selenio. Se encuentra principalmente en alimentos como el ajo, que lo absorbe del suelo. (Muchos pescados, como el bacalao, el arenque, la caballa, las sardinas y algunas nueces, como las nueces del Brasil, lo contienen.) Un estudio demostró una reducción de 50 por ciento en las muertes por cáncer entre personas que consumían 100 microgramos de selenio dos veces por día. Aunque todavía se requieren más estudios, parecer ser que tomar suplemento de selenio puede ayudar a reducir la incidencia del cáncer (pero no debe exceder de 1,000 microgramos por día, por riesgo a presentar toxicidad por selenio). Ojala supiéramos cómo actúa, pero la especulación se centra en que el selenio ayuda a potenciar uno de los principales sistemas sanitarios del organismo para eliminar las sustancias químicas nocivas o su toxicidad.

VEGETALES CRUCÍFEROS COMO EL BRÓCOLI, LAS REPOLLITAS DE BRUSELAS, EL REPOLLO Y LA COLIFLOR   Estos vegetales contienen una sustancia química que evita el cáncer. No se sabe a ciencia cierta si reducen la incidencia de cáncer porque activan el sistema inmune, porque atacan el cáncer en sí o porque impiden que las células cancerosas obtengan nutrientes especializados. Sin embargo, su efecto podría estar relacionado con dos componentes que se encuentran en estos vegetales (para ustedes, los fanáticos del programa de televisión *ER* (Sala de Emergencias), estos ingredientes son índole-3, carbinol y sulforafano). Cualquier que sea el mecanismo, los estudios de pacientes con cáncer de vejiga y cánceres intestinales indican la probabilidad de que quienes consumen siete o más porciones (manotadas) no fritas de estos vegetales, por semana, pueden evitar el desarrollo del cáncer en un 50 por ciento.

OTRAS VITAMINAS   Las vitaminas antioxidantes, en general, extinguen los radicales libres que pueden hacer que se produzcan copias erróneas de ADN y la muerte prematura de las células que demanda una producción más acelerada de células nuevas (y por lo tanto incrementa el riesgo de errores que producen cáncer). Deben tomarse de 100 a 500 miligramos de vitamina C dos veces por día para fortalecer el sistema inmune. Además de encontrarse en las frutas cítricas, la vitamina C se encuentra también en las fresas, en los vegetales verdes y en los tomates. Además, se pueden tomar entre 400 IU de vitamina E por día (combinada con la vitamina C), porque ayuda a reducir el riesgo de algunos tipos de cáncer. La vitamina E se encuentra en el germen de trigo, en las nueces y en los aceites vegetales.

Paso # 2: Hazte Pruebas

Podemos decir con seguridad que para este momento ya conoces uno de nuestros principales lemas: la medicina organizada no es responsable de tu salud; tu salud es tu responsabilidad. *Tú eres* responsable de tener un

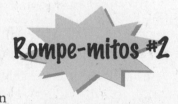
Rompe-mitos #2

destino saludable. Tú tomas las decisiones sobre tu salud día tras día (¿Papas fritas o asadas? ¿Por las escaleras o por el ascensor?) y puedes influir en la duración y la calidad de tu vida. Pero sólo por el hecho de que hayamos martillado este mensaje como si se tratara de una caja de puntillas de carpintero, no debes ignorar los importantes avances en el campo de la medicina y la importancia de que tu salud sea controlada por un médico profesional. Esto se debe a que la prevención del cáncer no es lo mismo que su detección. Prevenir el inicio de la enfermedad es nuestro objetivo final, pero no hay garantía de que lo logres. La mala suerte y los genes son determinantes importantes en nuestras vidas—y nuestros cuerpos también lo son. Es importante tenerlo en cuenta, porque no queremos que cargues con la culpa de la enfermedad, sino que actúes para resolver el problema. Dicho esto, el segundo mejor objetivo es la detección temprana. La detección temprana aumenta de manera exponencial tu posibilidad de sobrevida después de un diagnóstico de cáncer. No esperamos que tu garaje se llene de escanógrafos para imágenes de resonancia magnética, jeringas ni guantes de caucho (a menos que hayas tenido *graves* problemas con eBay), por lo que es importante que sepas cuáles son las mejores medidas para la detección temprana de los distintos tipos de cáncer. Una nota importante: nuestras normas de detección son para quienes tienen factores de riesgo promedio. Si tienes historia familiar de cáncer—en especial si tienes dos parientes de primer grado de consanguinidad con ciertos tipos de cáncer—es esencial que te practiquen el primer examen de detección a una edad mucho más temprana (a los veinticinco años, en algunos casos).

CÁNCER DE PIEL Las tres principales clases de cáncer de piel (de células basales, de células escamosas y melanoma), se originan de distintos tipos de células y, por lo tanto, tienen comportamientos muy diferentes. El que realmente salta de un lado al otro es el melanoma, que se origina en el melanocito, una célula que de todas formas es peripatética. Las células basales y las células escamosas están limitadas a la capa externa de la piel, por lo que su invasión es local, se relacionan con la exposición al sol, mientras que el melanoma—el más relacionado con riesgo de muerte—no tiene esa asociación. Los cánceres de células basales y de células escamosas son muy curables, tanto así que, por lo general, se tratan extirpando el nódulo canceroso.

Cada tipo de cáncer tiene diferentes características físicas, por lo que hay que llevar un diario dérmico. Es decir, observar tu piel (y pedirle a un amigo que verifique los puntos que te sea difícil ver). Si notas cualquier cambio, será una advertencia de que debes hacer examinar la mancha. Recomendamos que te hagas un examen dérmico practicado por un dermatólogo, una vez al año después de los treinta. Si estás buscando un nuevo proyecto para utilizar tu cámara digital, podrías inclusive tomar fotografías de cualesquiera marcas en tu piel, descargar las imágenes a la computadora y repetir el proceso cada año. Es una buena forma de comparar las características físicas a través del tiempo. Además, visitar al médico armado de una serie de fotografías de un lunar le ayudará a tomar una decisión para que no se sienta obligado a extirpar cualquier nuevo cambio de piel que observe.

Rompe-mitos #3

¿Mito o Realidad? Si te diagnostican cáncer, tienes que buscar tratamiento de inmediato.

Si bien algunos cánceres se difunden rápidamente, siempre conviene buscar una segunda opinión. Los buenos médicos te recomiendan hacerlo—para confirmar que el diagnóstico sea correcto. La mejor segunda opinión proviene de un médico de una institución diferente a la del primer médico, y una que esté bien reconocida por su servicio de tratamiento de cáncer. Después, conviene consultar a un especialista en el tipo de cáncer específico que se tenga porque será él, o ella, quienes mejor sepan cómo manejar los distintos cursos de tratamiento.

EL CÁNCER DE SENO Este es un caso en el que la historia familiar desempeña un papel especialmente importante. Si tienes dos parientes cercanos que hayan tenido cáncer de seno o cáncer ovárico, especialmente antes de los cuarenta años, recomendamos que empieces a hacerte exámenes de detección a los veinticinco. Sin embargo, si no tienes antecedentes familiares, debes hacerte una mamografía por primera vez a los cuarenta. Y la debes repetir al menos cada tercer año de ahí en adelante. Las mamografías tempranas no previenen el cáncer, pero en caso de que lo detecten, y si se detecta lo suficientemente temprano, el cáncer de seno puede tratarse con medidas más conservadoras—como una lumpectomía. Aunque el autoexamen es una prueba muy preliminar y poco confiable, es un primer paso que tu ginecólogo puede enseñarte a practicar. Ahora mismo están apareciendo nuevas tecnologías que hacen más fácil y más confiable la detección temprana.

EL CÁNCER DE PRÓSTATA Hay una razón por la cual muchos hombres evitan los exámenes físicos. No tiene nada que ver con desvestirse ante las enfermeras ni siquiera con la antigua rutina de voltear la cabeza y toser. Se trata del guante de caucho. Pero la razón por la cual los médicos insertan un dedo enguantado y bien lubricado en el recto del hombre durante el examen físico es para detectar el desarrollo de masas anormales en la próstata—la glándula que ayuda a controlar las funciones asociadas con la evacuación urinaria y la eyaculación. Pero hay un problema con el examen digital; los médicos no pueden palpar la totalidad de la próstata desde ese ángulo de inserción. Por lo tanto, es muy posible que haya un tumor en tu próstata aún si el médico no lo puede sentir durante un tacto rectal. Por eso es importante hacerse un examen de antígeno prostático específico (PSA, por su sigla en inglés), que ayuda a advertir si hay probabilidad de cáncer de próstata. Nota: un valor elevado de PSA no significa que tengas cáncer; ese nivel elevado puede deberse a otras afecciones, como una inflamación benigna de la próstata. Sólo una biopsia podrá determinar si se trata o no de un cáncer. El dato realmente indicativo es el cambio que haya entre el valor de la línea de base y el valor actual; la tendencia de ese cambio puede ayudarle al médico a predecir el cáncer de forma temprana para obtener una mejor respuesta al tratamiento. El primero de estos exámenes debe practicarse a los cincuenta años y una vez al año de ahí en adelante.

Algo para Pensar:
¿Tomarse la Píldora o Comerse la Comida?

El sitio donde dejaste las llaves del auto y las fechas de los cumpleaños de todos tus sobrinos y sobrinas no son las únicas cosas difíciles de recordar. También los consejos se olvidan. Te hemos dado una gran cantidad de información sobre alimentos y nutrientes, entonces, ¿cuánto se obtienen de los alimentos y cuánto de la tienda de productos para la buena salud? ¿Jugo de naranja o suplemento de vitamina C? La respuesta fácil es tomarse la píldora. ¿No es cierto? En algunos casos, sí lo es—se ha demostrado que la forma de un nutriente en suplemento es más potente y se absorbe mejor que la que se encuentra en los alimentos. Pero no te dejes engañar ni llegues a pensar que siempre es mejor tomarse la píldora que comerte las verduras. El jugo de naranja tiene otras cosas además de la vitamina C. Por otra parte, los alimentos no sólo tienen importancia bioquímica; producen una especie de fuerza energética en tu organismo. Por ejemplo, es muy posible que no sea sólo el nutriente lo que ayude a evitar el cáncer o a reducir la incidencia de infartos sino, más bien, la combinación de varios ingredientes lo que produce ese efecto—y ese es el tipo de poder nutricional que sólo se encuentra en la forma como la naturaleza elabora los alimentos. De hecho, pensamos que los alimentos son la próxima frontera de la medicina—mediante el estudio de la forma como se pueden utilizar para lograr una curación.

EL CÁNCER DE COLON La mayoría, tanto de hombres como de mujeres, debería hacerse la primer prueba para *detección* de sangre oculta después de los cuarenta años para *detectar* la presencia de sangre en las heces (el equipo para realizar esta prueba se consigue en la farmacia). Después de los cincuenta años, debes hacerte una colonoscopia cada tres a cinco años para descartar el cáncer de colon y detectar pólipos que potencialmente podrían convertirse en cáncer de colon. Sabemos que es un proceso invasivo—pero las nuevas colonoscopías virtuales más recientes, han mejorado significativamente—y si Katie Couric lo puede hacer frente a una audiencia nacional, tú puedes hacerlo solo, en privado.

Acción # 3: Toma la Omnipotente Aspirina

Para este momento, ya sabes lo que pensamos de la aspirina. Un aeropuerto—o al menos un edificio muy grande—debería llevar su nombre, por todo el bien que puede hacer. Basta con observar las estadísticas: tomar 162 miligramos de aspirina por día puede reducir el riesgo de cáncer de colon en 40 por ciento, el riesgo de cáncer de seno en 40 por ciento y el riesgo de cáncer de próstata en 40 por ciento. Y sólo se ha demostrado un aumento de riesgo de cáncer de páncreas en dos incidentes por cada cien mil personas a cuatro incidentes por cada cien mil personas. Aunque no sabemos por qué la aspirina reduce la incidencia de cáncer, es un hecho que lo hace. Esos beneficios no incluyen la prevención ni la reversión del envejecimiento arterial. Si tienes cincuenta y cinco años tomar media aspirina corriente (o dos aspirinas de bebé) puede disminuir tu edad real promedio en 2.2 años. Toma la aspirina con un vaso de agua tibia: esto ayudará a que se disuelva más rápido y reduce el riesgo de los efectos secundarios gástricos que se producen cuando la aspirina cae directamente sobre el revestimiento del estómago.

Capítulo 12

La Dieta del Manual de Instrucciones

Ya has viajado por todo el cuerpo—pasando a toda velocidad entre las neuronas, patinando por las arterias y abriéndote camino por entre los intestinos. Ahora que has tenido el punto de vista del propietario, esperamos que te des cuenta de la importancia de todo lo que entra a tu cuerpo, consciente de los poderosos efectos que tienen los alimentos que puedes consumir para evitar las enfermedades, para mantener el buen funcionamiento de tus órganos a fin de que te ayuden a llevar una vida más sana, y para sentirte en tu mejor estado.

La Dieta del Manual de Instrucciones te ayudará a lograrlo en un período de diez días de ensayar alimentos deliciosos que no sólo satisfarán a tus papilas gustativas, sino que les serán agradables también a todas las funciones de tu cuerpo. Contiene más de treinta deliciosas recetas con todos los alimentos correctos para suministrar a tu organismo el combustible que necesita. Después de esos diez días, podrás sentir lo que una dieta sana puede hacer por ti, lo sabrosa que puede ser y lo fácil que resulta adoptar estos hábitos alimenticios. Verás, además, cómo responde tu cuerpo cuando sustituyes los alimentos nocivos por otros ricos en nutrientes.

Naturalmente, la mayoría de las dietas se centran en una cifra: el número de libras que se pierde. ¿Por qué? Porque son muchos los que están obsesionados con el exceso de peso, con el deseo de caber en sus jeans y causarle una buena impresión al director de casting. Sin embargo, en La Dieta del Manual de Instrucciones no nos preocupamos tanto por el número de libras que pierdas. Nos preocupa en cambio hacerte sentir bien, ayudarte a llevar una vida más joven y a retardar los efectos del envejecimiento. Pensamos que es más importante controlar otras cifras y otros sentimientos en tu vida—cosas como tu presión arterial, tu colesterol y las cifras de inflamación, así como tu nivel de energía. Hasta puede ser posible tener exceso de peso y estar en buen estado físico si eliges lo correcto y controlas esas cosas. Sólo para enfatizar la importancia del ejercicio para la salud, hemos incluido una Hoja de Actividades para la Dieta (Tabla 12.1), tan fácil de seguir como la dieta misma.

Ahora bien, da la casualidad que uno de los maravillosos efectos secundarios de esta dieta es que, al hacerla, perderás peso, porque estos alimentos contienen todos los ingredientes importantes para controlarlo. Claro está que es importante controlar la obesidad y avanzar hacia una vida saludable y activa, pero no queremos que entres en pánico si no pierdes 53 libras en las próximas seis horas. Una pérdida de peso de apenas 10 libras tendrá un efecto dramático en tu corazón y en tu presión arterial, en tus huesos y en tus órganos sexuales, y en todas las demás partes de tu cuerpo. Y eso es lo que hace de esta dieta una que puedes seguir por el resto de tu vida. Además, algunos médicos sostienen inclusive que la obsesión por las dietas, las libras y la medida de la cintura es nociva para tu salud, sobre todo cuando consideras el ciclo inevitable de las dietas de moda—matarte de inanición, comer en exceso, matarte de inanición, comer en exceso. ¡Y además de todo, el estrés!

Lo que queremos es que te despreocupes de tu peso. Que disfrutes y goces los alimentos sabrosos y saludables que describimos en nuestra dieta y que dejes de obsesionarte por los puntos, las libras y las promesas incumplidas. Come cuanto quieras. Come y mantente joven.

Ensaya La Dieta del Manual de Instrucciones durante diez días. Observa cómo te sientes, cómo se ajusta tu cuerpo cuando recibe el equilibrio correcto de buenos alimentos. Y luego toma tu decisión acerca de tus hábitos alimenticios a largo plazo con base en las pautas que hemos elaborado. Queremos que desarrolles una mayor conciencia de lo que comes y del poder de los alimentos para que puedas elegir por ti mismo. La forma como muchos comemos en la actualidad es como si nuestras dietas hubieran sido diseñadas por las mismas personas que diseñaron las batas de los hospitales. Para nosotros, el cambio de dieta es como remodelar tu casa—ya se trate

TABLA 12.1 Plan de Actividades para la Dieta del Manual de Instrucciones: Hoja de Datos

Caminar	30 minutos diarios (u otra actividad física general como nadar, si no puedes caminar)
Ejercicios para mejorar la energía (ciclismo, natación)	3 veces por semana a una tasa a la que sudes durante 20 minutos o quedes sin aliento para cuando termines
Ejercicios para mejorar la resistencia	3 veces por semana, 10 minutos al día
Estiramientos o yoga	Todos los días, después de caminar
Respiraciones profundas	Respira profundo 10 veces cada mañana y cada noche utilizando la técnica abdominal descrita en el Capítulo 5
Sueño	Programa de siete a ocho horas de sueño cada día y ensaya nuestro plan del Capítulo 5

de renovar una cocina pasada de moda, de tapar un agujero en el tejado, o inclusive de cambiar la distribución de los muebles, actualizas, mejoras, mantienes, arreglas y embelleces constantemente tu casa. Haces esos cambios porque sabes que así la casa funcionará y se verá mejor.

¿No te gustaría hacer lo mismo *contigo*?

La Dieta del Manual de Instrucciones

Si lo único que aprendes con este libro es esta dieta (sí, ya sabemos que nos estamos repitiendo), queremos que entiendas lo siguiente: La Dieta del Manual de Instrucciones no se debe medir por libras perdidas, sino por años ganados en rejuvenecimiento, en tu forma de vivir, y en el aumento de energía que experimentarás. La Dieta del Manual de Instrucciones está diseñada para que nunca sientas hambre—y para que tengas el equilibrio adecuado de nutrientes que se requieren para una buena salud a largo plazo. La Hoja de Datos (Tabla 12.2) te recuerda las reglas fáciles de seguir para tu dieta (imagina tener todos los puntos básicos en una sola página).

TABLE 12.2 Aspectos Básicos de la Dieta del Manual de Instrucciones: Hoja de Datos

Programación de las comidas	Come cuando sientas hambre, no cuando estés con demasiada hambre, y procura que tu última comida sea al menos tres horas antes de acostarte
Tamaño del plato	Usa el plato de 9 pulgadas, no el común de 11 o 13 pulgadas

Alimentos que debes consumir a diario	9 puñados de frutas y vegetales, al menos una onza de nueces, panes de trigo integral y cereales que contengan fibra
Alimentos que debes comer al menos tres veces por semana	Pescado (como salmón de río, mahi mahi, tilapia, bagre y platija)
Alimentos que debes comer cocidos semanalmente	10 cucharadas de productos con tomates
Alimentos que debes evitar	(1) alimentos procesados que contengan ácido graso *trans* y grasas saturadas; (2) alimentos blancos como salsas cremosas, pan blanco, arroz blanco y azúcar común; (3) productos que contengan altos niveles de jarabe de maíz y fructuosa
Debes beber diariamente	64 onzas de agua, 2 vasos de leche descremada o leche baja en grasa, un vaso de vino (rojo, u otro vino que prefieras, opcional)
Diariamente	(1) multivitaminas (consumiéndolas con un poco de grasa) que contengan al menos 800 microgramos de folato, 400 IU de vitamina D, 1,200 miligramos de calcio, 400 miligramos de magnesio y un valor diario (DV) de todas las demás; es mejor para niveles corporales óptimos y para mejor absorción tomar la mitad de la dosis total dos veces por día (debes reducir la dosis de vitamina C y vitamina E si estás tomando una estatina). (2) aspirina (debe tomarse con medio vaso de agua tibia antes y medio vaso de agua después); esta dosis puede ser dos aspirinas de bebé o media aspirina corriente (162 miligramos), después de los cuarenta años de edad. (3) ácidos grasos Omega-3 (2 gramos) o puede obtenerse consumiendo nueces y pescado, como se indica arriba.

La dieta es deliciosa y te ofrece aproximadamente 1,600 calorías por día, si comes dos de las alternativas para el desayuno, una de las alternativas para el almuerzo, una de las alternativas para la comida y dos refrigerios, y tomas vino todos los días. Recuerda que el recuento calórico ideal para perder una libra por mes es aproximadamente nueve veces tu peso ideal en libras, más las calorías que consumes por día en actividad física. El peso ideal para una persona de cinco pies es aproximadamente cien libras. Puedes agregar unas cinco libras por pulgada para calcular tu peso ideal, por lo tanto, una persona de seis pies tendría un peso ideal de aproximadamente 160 libras. Así, si tu peso ideal es menor que éste, puedes diseñar una dieta básica que te proporcione unas 1,600 calorías por día, utilizando la fórmula de selección ya indicada. Puedes elegir inclusive postres en forma intermitente, como se indica. Si tu peso ideal es de 150 a 225 libras, puedes elegir una opción adicional para el desayuno y/o para el almuerzo, según tu grado de actividad física diaria.

En La Dieta del Manual de Instrucciones puedes elegir, de la tabla que incluimos, las recetas para el desayuno, el almuerzo, la comida y un refrigerio y además puedes diseñar tu propia dieta con base en tu estilo de vida—según el tiempo que tengas disponible para preparar tus comidas. Para el desayuno y el almuerzo, al menos una sugerencia en cada categoría no requiere más de tres minutos de tiempo de preparación, a veces menos. Si prefieres ceñirte a un programa más estricto, también hemos incluido una muestra de dieta de diez días con sugerencias de lo que debes comer cada día. En las recetas que encontrarás a continuación, verás las ventajas específicas de cada receta para una parte específica de tu cuerpo, pero, como es natural, hay muchas superposiciones entre unas y otras; por ejemplo, lo que es bueno para el corazón puede ser bueno también para el cerebro, para tus sentidos y para combatir el cáncer. Y todas las recetas siguen las normas de ser bajas en sodio, en azúcar y en grasas saturadas y ácido graso *trans*—con un excelente sabor.

DESAYUNO (Elige una o dos opciones)

★ *Avena con Jarabe de Arce, Ciruelas Pasas y Ciruelas Frescas* (PÁGINA 410)

★ *Batido Doble de Manzana con Canela* (PÁGINA 415)

★ *Huevos Revueltos Tunecinos* (PÁGINA 416)

★ *Blintzes de Queso con Salsa de Arándanos y Lima* (PÁGINA 411)

★ *Tortilla de Queso de Cabra Cremoso con Cebolleta y Maíz* (PÁGINA 414)

★ *Burritos de Huevos Rancheros con Chipotle, Frijoles con Chile y Maíz* (PÁGINA 417)

★ *Fritura de Hongos Shiitake y Espárragos con Salmón Ahumado* (PÁGINA 412)

★ *Batido de Frambuesa y Naranja* (PÁGINA 412)

★ *Batido Doble de Fresas* (PÁGINA 409)

★ *Frapé de Piña y Banano* (PÁGINA 408)

★ Una tostada de pan integral con una cucharadita de mantequilla de maní

★ Una tajada de pan integral con una cucharadita de mantequilla de manzana o de nuez de nogal

★ Dos a tres huevos duros, sin yema

★ Dos tajadas de pavo magro, salchicha de pavo magro, salchicha de tofu o hamburguesas de vegetales

★ Una taza de Kashi con alto contenido de fibra o cereal de avena frío o una taza de avena cocida con cuatro onzas de leche descremada o leche de soja baja en grasa

★ Una tortilla de claras de huevo (3 claras de huevo) con media taza de vegetales salteados

★ Un batido de siete onzas de Light'n Fit con media taza de fresas frescas o congeladas o las frutillas de tu elección o 100 por ciento jugo de naranja con pulpa

REFRIGERIOS (Uno a mitad de la mañana, otro al final de la tarde)

★ *Cacik* (PÁGINA 438)

★ Una manzana, una ciruela, un banano o una pera

★ Cereal de grano entero, seco, una porción de aproximadamente 100 calorías

★ Vegetales cortados

★ Vegetales salteados (debes preparar y saltear suficientes vegetales para una semana, en aceite de oliva condimentados con sal, pimienta o ajo, y conservarlos en la refrigeradora, como acompañamiento del plato principal o para usar como parte de algunas recetas)

★ Yogurt bajo en grasa cubierto con media taza de albaricoques enlatados sin dulce y unas cuantas uvas pasas

★ Nueces: seis nueces de nogal o dos almendras o doce marañones, o veinte manís o media onza de nueces tostadas sin sal; o media onza de chocolate basado en cacao natural (antes del almuerzo; combinada con cualquier opción)

★ Media onza de nueces o chocolate con base en cacao natural (antes de la cena). Y con todas las opciones anteriores: una taza de café o té y/o agua

BEBIDAS

★ Taza de café, té o leche descremada

★ Vaso de agua (o jugo de naranja 100 por ciento puro, con pulpa, con el desayuno)

★ Vaso de vino (con la cena)

ALMUERZO (Elige uno)

★ Bruschetta de Tomate   (PÁGINA 431)

★ Sándwich de Vegetales a la Parrilla con Queso de Cabra Fresco   (PÁGINA 419)

★ Frijoles Blancos Persas   (PÁGINA 434)

★ Sopa de Pasta y Frijoles   (PÁGINA 423)

★ Sopa de Frijoles Portuguesa   (PÁGINA 427)

★ Lo Último en Sopa de Pollo   (PÁGINA 421)

★ Ensalada César No César (sin huevo)   (PÁGINA 425)

★ Tilapia (mojarra) a la Parrilla con Lentejas Rojas Asiáticas y Col Rizada   (PÁGINA 435)

★ Sopa de Jengibre, Zanahoria y Naranja en Taza de Capuchino   (PÁGINA 428)

★ Edamame con Ensalada Asiática   (PÁGINA 420)

★ Carne en Teriyaki Caliente con Retoños de Arveja   (PÁGINA 429)

★ Ensalada Siciliana de Pimiento Rojo y Aceitunas Kalamata Asadas   (PÁGINA 424)

★ Pollo Dijón   (PÁGINA 437)

★ Guacamole   (PÁGINA 430) y Sopa de Tomate Asado y Albahaca   (PÁGINA 433) o
½ Aguacate Relleno de Salmón Enlatado   (PÁGINA 418)

★ Sándwich de Brócoli   (PÁGINA 432) (o se puede servir con una ensalada
de rúgula y queso parmesano recién rallado, aceite de oliva, limón,
pimienta y sal)

★ Sándwich Saludable de Hummus (puré de garbanzos)   (PÁGINA 422) (puedes
utilizar tres cucharadas por sándwich de hummus del que se encuentra en el
mercado si no quieres hacer el tuyo)

★ Tostadas: una tostada de pan integral, una onza de queso crema bajo en grasa,
dos onzas de salmón tajado o enlatado, una tajada de cebolla, una tajada de
tomate, alcaparras

★ Tres tazas de ensalada mixta (evita lechuga iceberg) cortada y colorida,
mezclada con un cuarto de taza de garbanzos colados y lavados o arvejas de

ojo negro o ensalada de cuatro granos con una o dos cucharadas de mezcla de vinagre balsámico y aceite de oliva (dos partes de vinagre balsámico por una parte de aceite)

★ Tres tazas de ensalada de lechuga (evita lechuga iceberg) cortada y colorida con un cuarto de taza de salmón enlatado o un cuarto de taza de pollo a la parrilla en cubitos

★ Hamburguesa de vegetales a la parrilla con pan integral tostado con una tajada de tomate, cebolla verde, salsa de tomate y lechuga romana

CENA (Elige una)

★ *Salmón con Espinacas y Mostaza* (PÁGINA 440)

★ *Pollo o Pescado a la Parrilla con Puré de Papas Wasabi y Cebollas Dulces Caramelizadas* (PÁGINA 441)

★ *Ensalada de Espinaca Caliente con Pollo, Manzanas y Almendras Tostadas* (PÁGINA 439)

★ *Pargo Rojo a la Barbacoa con Frijoles Rojos Picantes y Arroz* (PÁGINA 442)

★ *Atún Niçoise a la Parrilla* (PÁGINA 443)

★ *Pizza de Mozarella Ahumada y Vegetales* (PÁGINA 445)

★ *Pollo a la Mandarina* (PÁGINA 446)

★ *Pollo Asado con Gemelli al Pesto* (PÁGINA 447)

★ *Atún Toscano con Tomates Asados* (PÁGINA 448)

★ *Tofu Teriyaki con Pimiento Rojo y Shiitakes Sobre Arroz Integral de Jazmín* (PÁGINA 449)

★ *Rollos Moo Shu de Langostinos Arco Iris* (PÁGINA 450)

★ Asa a la parrilla cuatro onzas de tu pescado favorito o pechuga de pollo y agrégale una taza de vegetales salteados, sírvelo con una ensalada para la cena con dos cucharadas de aderezo de vinagre balsámico y aceite de oliva (dos partes de vinagre balsámico por una parte de aceite de oliva)

POSTRE (Uno cada tres días)

★   *Batido de Helado de Chocolate y Soja*   (PÁGINA 452)

★   *Sundae de Chocolate y Fresa*   (PÁGINA 453)

★   *Yogurt Congelado Roceado con Salsa de Arándanos*   (PÁGINA 454)

Programa Recomendado para Diez Días

Nota: Se dan dos opciones para el desayuno y el almuerzo, porque, según tu peso ideal y las calorías consumidas junto con la actividad física, puedes comer dos opciones de estas categorías. Ver la próxima página.

	Día 1	Día 2
Desayuno	1 tostada de pan integral con una cucharadita de mantequilla de maní **Frapé de Piña y Banano** (página 408)	2 tajadas de pavo magro, salchicha de pavo magro, salchicha de tofu o hamburguesas de vegetales 1 taza de Kashi con alto contenido de fibra o cereal de avena frío o una taza de cereal de avena cocido con 4 onzas de leche descremada o leche de soja baja en grasa
Refrigerio de media mañana	6 nueces de nogal	Manzana, ciruela, pera o banano
Almuerzo	**Sándwich de Vegetales a la Parrilla con Queso de Cabra Fresco a la Parrilla** (página 419) 3 tazas de lechuga (cortada y colorida) con ¼ de taza de salmón enlatado o un ¼ de taza de pollo a la parrilla cortado (página 149)	**Tilapia (mojarra) a la Parrilla con Lentejas Rojas Asiáticas y Col Rizada** (página 435) **Tostadas** (página 399)
Refrigerio de media tarde	Manzana, ciruela, pera o banano	**Cacik** (página 438) con vegetales cortados
Cena	**Salmón con Espinacas y Mostaza** (página 440) **Batido de Helado de Chocolate y Soja** (página 452)	**Ensalada Caliente de Espinacas con Pollo, Manzana y Almendras Tostadas** (página 439)

	Día 3	Día 4
Desayuno	**Avena con Jarabe de Arce, Ciruelas Pasas y Ciruelas Frescas** (página 410) 2 o 3 huevos duros sin yema	**Blintzes de Queso con Salsa de Arándano y Lima** (página 411) Batido de 7 onzas de Light'n Fit con ¼ de taza de fresas o frutillas de su elección o jugo de naranja 100 por ciento puro con pulpa
Refrigerio de media mañana	Banana	Naranja
Almuerzo	**Sándwich Saludable de Hummus** (página 422) 3 tazas de lechuga cortada y colorida (evita lechuga iceberg) mezclada con ¼ de taza de garbanzos lavados y escurridos (o alverjas de ojo negro) o ensalada de cuatro granos con una o dos cucharadas de aderezo de aceite balsámico y aceite de oliva (dos partes de aceite balsámico por una de aceite de oliva (página 400)	**Sopa de Pasta y Frijoles** (página 423) 3 tazas de ensalada de lechuga (cortada y colorida (evita lechuga iceberg) con ¼ de taza de salmón ahumado o entalado y ¼ de taza de pollo a la parrilla en (página 400)
Refrigerio de media tarde	Cereal de grano entero, seco, porción equivalente a aproximadamente 100 calorías	Pera, durazno, manzana o banano
Cena	**Pargo Rojo a la Barbacoa con Frijoles Rojos Picantes y Arroz** (página 442)	**Atún Niçoise a la Parrilla** (página 443) **Sundae de Chocolate y Fresa** (página 453)

	Día 5	Día 6
Desayuno	1 tostada de pan integral con una cucharadita de mantequilla de manzana, o almendras **Batido de Frambuesa y Naranja** (página 412)	2 tajadas de pavo magro, salchicha de pavo magro, salchicha de Tofu o hamburguesas de vegetales **Fritura de Hongos Shiitake y Espárragos con Salmón Ahumado** (página 412)
Refrigerio de media mañana	6 nueces de nogal	**Cacik** (página 438) con vegetales cortados
Almuerzo	**Ensalada Siciliana de Pimiento Rojo Asado y Aceitunas Kalamata Asadas** (página 424) **Pollo Dijón** (página 437)	**Ensalada César No César (sin huevo)** (página 425) **o Sopa de Frijoles Portuguesa** (página 427) **Tostadas** (página 399)
Refrigerio de media tarde	Manzana o vegetales cortados	6 nueces de nogal o 12 marañones o nueces del Brasil o 20 maníes o ½ onza de nueces tostadas sin sal, o ½ onza de chocolate de verdad basado en cacao
Cena	**Pizza de Mozzarella Ahumada y Vegetales** (se utilizan vegetales salteados) (página 445) o 4 onzas de tu pescado favorito o pechuga de pollo a la parrilla y agregar una taza de vegetales salteados (página 400)	**Pollo a la Mandarina** (página 446)

	Día 7	Día 8
Desayuno	Burritos de Huevos Rancheros con Chipotle, Frijoles con Chile y Maíz (página 417) o 2 o 3 huevos duros, sin yema	Tortilla de Queso de Cabra Cremoso con Cebolleta y Maíz (página 414) 1 taza de Kashi con alto contenido de fibra o cereal de avena frío o 1 taza de cereal de avena caliente o 4 onzas de leche descremada o leche de soja baja en grasa
Refrigerio de media mañana	6 nueces de nogal	Yogurt bajo en grasa cubierto con ½ taza de albaricoques enlatados sin azúcar y algunas uvas pasas
Almuerzo	Edamame con Ensalada Asiática (página 420) o Carne en Teriyaki Caliente con Retoños de Arveja (página 429)	Guacamole (página 430) Hamburguesa de Vegetales a la Parrilla en un Muffin Inglés Integral con Tajadas de Tomate, Cebolla Roja, Salsa de Tomate y Lechuga Romana (página 400)
Refrigerio de media tarde	1 taza de cereal de grano entero	Manzana, ciruela, pera o banano
Cena	Pollo Asado con Gemelli al Pesto (página 447) o 4 onzas de tu pescado favorito o pechuga de pollo a la parrilla y agregar una taza de vegetales salteados (página 400)	Atún Toscano con Tomates Asados (página 448) o 4 onzas de tu pescado favorito o pechuga de pollo a la parrilla, y agregar una taza de vegetales salteados (página 400)

	Día 9	Día 10
Desayuno	2 tajadas de pavo magro, salchicha de pavo magro, salchicha de tofu o hamburguesa de vegetales **Batido Doble de Manzana con Canela** (página 415)	**Huevos Revueltos Tunecinos** (página 416) Tortilla de claras de huevo (3 claras) con ½ taza de vegetales salteados
Refrigerio de media mañana	Vegetales salteados	6 nueces de nogal o 12 marañones o nueces de Brasil o 20 maníes o ½ onza de nueces tostadas sin sal
Almuerzo	**Bruschetta de Tomate** (página 431) **Sándwich de Brócoli** (página 432) o ensalada de rúgula y parmesano fresco rallado, con aceite de oliva, limón, pimienta y sal	Elegir entre **Sopa de Tomate Asado y Albahaca** (página 433) o ½ **Aguacate Relleno de Salmón Enlatado** (página 418) **Frijoles Blancos Persas** (página 434)
Refrigerio de media tarde	**Cacik** (página 438) con vegetales cortados	6 nueces de nogal o 12 marañones o pacanas o 20 maníes o ½ onza de nueces tostadas sin sal
Cena	**Tofu Teriyaki con Pimiento Rojo y Shiitakes sobre Arroz Integral de Jazmín** (página 449) o 4 onzas de tu pescado favorito o pechuga de pollo a la parrilla y agregar una taza de vegetales salteados (página 400)	**Rollos Moo Shu de Langostinos Arco Iris** (página 450) o 4 onzas de tu pescado favorito o pechuga de pollo a la parrilla y agregar una taza de vegetales salteados (página 400) **Yogurt Congelado Roceado con Salsa del Arándano** (página 454)

La Dieta del Manual de Instrucciones: Las Recetas

Nota de sabor: Cada receta fue seleccionada tanto por su atractivo para las papilas gustativas como por su facilidad de preparación (menos de treinta minutos), nada menos que por veinte estudiantes de medicina totalmente novatos en el campo de la culinaria. Todas las recetas se ensayaron repetidamente tanto por novatos como por chefs profesionales—al menos en cinco grupos de ocho a diez personas. Cada receta fue puesta a prueba a base de una escala de calificación (abajo) y recibió un puntaje de por lo menos 8. Las siguientes son las que recibieron mayor puntaje entre más de 350 recetas ensayadas—preparadas únicamente con ingredientes que te hacen rejuvenecer. Agradecemos especialmente la colaboración del doctor John La Puma y de los chefs que trabajaron en Frontera Grill y el Kendall Collage of Nutrition de Chicago.

La Escala de Calificación

Por sabor, color y textura:	Puntaje
No le daría esto al perro de mi vecino —ni siquiera al que no me deja dormir en toda la noche.	0
No devolvería esto al restaurante, pero no lo volvería a pedir.	6
Volvería a pedir esto en un restaurante.	8
Esto es casi tan bueno como el sexo. Dijimos *casi*.	10

Desayuno

FRAPÉ DE PIÑA Y BANANO

1 banano grande maduro

½ taza de leche de soja baja en grasa (1 por ciento) o leche de vaca descremada, con un toque de sabor de vainilla

½ lata (4 onzas) de piña triturada en jugo, sin escurrir

½ taza de sorbete de piña y granadilla

Pelar el banano; romperlo en pedazos. Mezclar todos los ingredientes en el vaso de la licuadora; taparlo; licuarlo hasta que esté bien suave.

2 porciones

MODIFICACIONES Se puede modificar el batido y reducir la carga de carbohidratos simples agregando una cucharada de proteína de soja en polvo y una cucharada de aceite de linaza; también puedes agregar una taza de trozos de piña directamente de una lata (enlatada en agua) o una taza de trozos de mango, como sustituto para el sorbete.

HORMONAS Se ha demostrado que el potasio del banano ayuda a regular la presión arterial, lo que desempeña un papel esencial en muchas funciones hormonales.

INFORMACIÓN NUTRICIONAL POR PORCIÓN

Calorías:	175
Grasas:	0.8 gramos
Grasas que envejecen:	0.5 gramos
Colesterol:	3.5 miligramos
Fibra:	12.1 gramos
Carbohidratos:	38 gramos
Proteína:	3 gramos
Sodio:	31 miligramos
Potasio:	428 miligramos

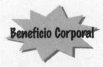
Beneficio Corporal

BATIDO DE DOBLE FRESA

1½ tazas (6 onzas) de fresas frescas partidas en dos

½ taza de leche de soja baja en grasa (1 por ciento) o leche de vaca descremada, con un toque de vainilla

½ taza (3 onzas) de sorbete de fresa

Combinar las fresas y la leche en el vaso de la licuadora; taparlo; licuarlo hasta que esté bien suave. Agregar el sorbete; tapar y licuar hasta que esté suave y espeso.

2 porciones

MODIFICACIONES Se puede reducir la carga de carbohidratos simples agregando una cucharada de proteína de soja en polvo y una cucharada de aceite de linaza; o puedes agregar una taza de trozos de piña directamente de una *lata* (*enlatada* en agua) o una taza de trozos de mango, sustituto para el sorbete.

HORMONAS Se ha demostrado que el potasio y los antioxidantes en las fresas ayudan a regular la presión arterial, lo que desempeña un papel esencial en muchas funciones hormonales.

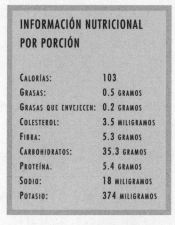

INFORMACIÓN NUTRICIONAL POR PORCIÓN	
CALORÍAS:	103
GRASAS:	0.5 GRAMOS
GRASAS QUE ENVEJECEN:	0.2 GRAMOS
COLESTEROL:	3.5 MILIGRAMOS
FIBRA:	5.3 GRAMOS
CARBOHIDRATOS:	35.3 GRAMOS
PROTEÍNA:	5.4 GRAMOS
SODIO:	18 MILIGRAMOS
POTASIO:	374 MILIGRAMOS

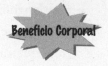

Beneficio Corporal

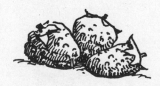

AVENA CON JARABE DE ARCE, CIRUELAS PASAS Y CIRUELAS FRESCAS

1½ tazas de leche descremada

1½ tazas de avena tradicional, cruda

¼ de taza de cidra o jugo de manzana

2 ciruelas pequeñas sin pepa, en cubitos

½ taza de ciruelas pasas secas, en cubitos

⅛ de onza de almendras tajadas

1½ cucharadas de jarabe de arce puro

⅛ de cucharadita de canela en polvo

Calentar la leche en un perol de salsa mediano; mezclar la avena y dejar conservar de 5 a 8 minutos, o hasta que esté espesa, rebullendo una o dos veces. Mezclar la cidra de manzana, luego las ciruelas, las ciruelas pasas, las almendras y el jarabe, y calentar bien. Servir en tazones.

2 porciones

SISTEMA DIGESTIVO

La avena y las frutas contienen fibra para mantener el buen funcionamiento de tu sistema digestivo.

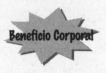

Beneficio Corporal

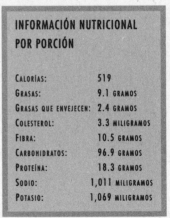

INFORMACIÓN NUTRICIONAL POR PORCIÓN	
Calorías:	519
Grasas:	9.1 gramos
Grasas que envejecen:	2.4 gramos
Colesterol:	3.3 miligramos
Fibra:	10.5 gramos
Carbohidratos:	96.9 gramos
Proteína:	18.3 gramos
Sodio:	1,011 miligramos
Potasio:	1,069 miligramos

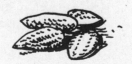

BLINTZES DE QUESO CON SALSA DE ARÁNDANOS Y LIMA

¾ de taza de queso ricotta light

½ paquete (5 onzas) de tofu sedoso light

⅛ de cucharadita de sal

½ pinta (6 onzas, aproximadamente una taza) de arándanos frescos

2½ cucharadas de conserva de arándanos enteros

4 crepes preparadas

Aceite en aerosol para cocinar

½ lima

INFORMACIÓN NUTRICIONAL POR PORCIÓN	
CALORÍAS:	352
GRASAS:	5.6 GRAMOS
GRASAS QUE ENVEJECEN:	2.9 GRAMOS
COLESTEROL:	26 MILIGRAMOS
FIBRA:	4.7 GRAMOS
CARBOHIDRATOS:	63.3 GRAMOS
PROTEÍNA:	26.6 GRAMOS
SODIO:	401 MILIGRAMOS
POTASIO:	446 MILIGRAMOS

Calentar el horno a 400° en un tazón mediano, batir el queso ricotta tofu y la sal. Mezclar ¼ de taza de *blueberries* y el queso, dejando el resto a un lado, más o menos ¾ de taza para la salsa. Esparcir 1½ cucharadas de conserva (aproximadamente una cucharada por crepe) en una capa delgada en la parte inferior de las crepes. Esparcir la mezcla de queso sobre la conserva. Doblar los dos lados de la crepe una pulgada sobre el relleno y luego enrollarla completamente para que el relleno quede sellado. Cubrir un molde de hornear de 9 × 13 pulgadas o una cacerola con aceite en aerosol para cocinar. Distribuir los blintzes en la cacerola con el cierre hacia abajo. Cubrir el molde o la cacerola con papel de aluminio; hornear durante 10 minutos o hasta que esté caliente.

Entre tanto, rallar finamente una cucharadita de cáscara de lima; dejarla a un lado. Exprimir suficiente jugo de lima para llenar una cuchara. Combinar el resto de los arándanos, el jugo de lima y el resto de las conservas en un perol mediano. Dejar conservar durante 3 o 4 minutos o hasta que las frutillas se abran y la mezcla esté levemente espesa, revolviendo ocasionalmente. Colocar los *blintzes* en dos platos para servir, rocearlos con la salsa de arándanos y esparcir por encima la ralladura de cáscara de lima.

Beneficio Corporal

2 porciones

HUESOS El calcio en el queso ayuda a fortalecer los huesos.

BATIDO DE FRAMBUESA Y NARANJA

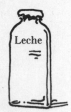

1 taza de leche de soja no grasa o con 1 por ciento de vainilla

½ banano maduro

1 taza de frambuesas congeladas

1 cucharada de jugo de naranja congelado concentrado o ½ taza al 100 por ciento puro con un cubo de hielo

Mezclar todos los ingredientes en el vaso de la licuadora. Tapar; licuar hasta que esté suave.

2 porciones

SISTEMA INMUNE

La vitamina C, los antioxidantes y los flavonoides fortalecen tu sistema inmune.

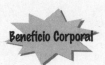

Beneficio Corporal

INFORMACIÓN NUTRICIONAL POR PORCIÓN	
Calorías:	253
Grasas:	0.2 gramos
Grasas que envejecen:	0.1 gramos
Colesterol:	0 miligramos
Fibra:	5.3 gramos
Carbohidratos:	28 gramos
Proteína:	4.8 gramos
Sodio:	15 miligramos
Potasio:	584 miligramos

FRITURA DE HONGOS SHIITAKE Y ESPÁRRAGOS CON SALMÓN AHUMADO

Aceite en aerosol con sabor a mantequilla, o aceite de oliva en un atomizador

3 onzas de hongos Shiitake, sin tallos, con las cabezas cortadas en tajadas

3 onzas de puntas de espárragos, cortadas en trozos de 1 pulgada

2 claras de huevos grandes

½ huevo grande

1½ cucharadas de leche de soja sin grasa o de leche de vaca descremada

1 cucharada más 1 cucharadita de eneldo fresco picado

⅛ de cucharadita de sal

⅛ de cucharadita de pimienta recién molida

2 onzas de salmón ahumado en trozos medianos
1 cucharada de crema agria baja en grasa

Calentar a fuego medio una cacerola que pueda llevarse al horno de más o menos 10 pulgadas, recubierta con aceite en aerosol para cocinar. Agregar los hongos y los espárragos, cocinar durante 5 minutos, revolviendo ocasionalmente. Precalentar el horno con la resistencia de arriba únicamente. En un tazón mediano batir las claras de huevo, el huevo, la leche, una cucharada de eneldo, sal y pimienta. Mezclarle el salmón ahumado; poner la mezcla en la cazuela encima de los vegetales; mezclar bien. Prensar los vegetales para formar una capa uniforme debajo de la mezcla de huevo. Cocinar sin revolver hasta que los huevos estén firmes en la parte inferior, aproximadamente 4 minutos (el centro permanecerá húmedo). Pasar la cazuela al horno y dejarla dorar a 4 o 5 pulgadas de la resistencia de arriba durante 2 minutos o hasta que los huevos estén firmes. Cortar en porciones. Dejar caer sobre cada porción una cucharada de crema agria. Rocíe el resto del eneldo sobre la fritura antes de servirla.

2 porciones

EL CEREBRO Los ácidos grasos Omega-3 que se encuentran en el salmón han demostrado incrementar la función cerebral.

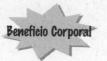

Beneficio Corporal

INFORMACIÓN NUTRICIONAL POR PORCIÓN	
CALORÍAS:	108
GRASAS:	3.9 GRAMOS
GRASAS QUE ENVEJECEN:	1.8 GRAMOS
COLESTEROL:	63 MILIGRAMOS
FIBRA:	1.3 GRAMOS
CARBOHIDRATOS:	5 GRAMOS
PROTEÍNA:	13.7 GRAMOS
SODIO:	805 MILIGRAMOS
POTASIO:	439 MILIGRAMOS

TORTILLA DE QUESO DE CABRA CREMOSO CON CEBOLLETA Y MAÍZ

Aceite en aerosol para freír o aceite de oliva en un atomizador

¼ de taza de granos de maíz, frescos o descongelados

3 claras de huevos grandes

1 huevo grande

2 cucharadas de leche de soja sin grasa o leche descremada

¼ de cucharadita de sal

¼ de cucharadita de pimienta molida fresca

4 cucharadas (1 onza) de queso de cabra o queso de cabra con hierbas desmenuzado

1 cucharadita de cebolleta fresca picada

Calentar una sartén antiadherente a fuego medio, ligeramente cubierto de aceite para freír en aerosol. Agregar el maíz; cocinar por 2 o 3 minutos o hasta que el maíz comience a dorar, revolviendo ocasionalmente. En un tazón mediano, batir al tiempo las claras de huevo, el huevo entero, la leche, la sal y la pimienta. Agregar esta mezcla al sartén y cocinar por 2 minutos o hasta que los huevos comiencen a cuajar en el fondo. Levantar suavemente los bordes con la espátula para permitir que la porción no cocinada de los huevos fluya hacia los bordes y se ponga firme. Continuar cocinando por otros 2 minutos o hasta que el centro esté casi cuajado. Esparcir tres cucharadas de queso y una cucharada de cebolleta sobre la mezcla de los huevos. Reservar la cucharada de queso restante y una cucharadita de cebolleta para adornar. Con una espátula grande, doblar la mitad de la tortilla sobre el relleno; cocinar por 1 minuto o hasta que el queso se derrita. Cortarla en dos; ponerla en platos para servir y adornar con el queso y la cebolleta restante.

INFORMACIÓN NUTRICIONAL POR PORCIÓN	
Calorías:	140
Grasas:	5.6 gramos
Grasas que envejecen:	3.6 gramos
Colesterol:	119.2 miligramos
Fibra:	0.9 gramos
Carbohidratos:	10.6 gramos
Proteína:	12.2 gramos
Sodio:	462 miligramos
Potasio:	198 miligramos

2 porciones

LOS HUESOS   El calcio en el queso y el calcio, la vitamina D y el magnesio en la leche ayudan a fortalecer los huesos.

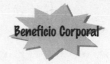

Beneficio Corporal

BATIDO DOBLE DE MANZANA CON CANELA

¼ de taza de jugo de manzana congelado, concentrado, sin descongelar
½ taza de salsa de manzana con canela
¾ de taza de leche de soja con vainilla o natural, sin grasa o *light*
¾ de taza de yogurt congelado de vainilla bajo en grasa
⅛ de cucharadita de especies para tarta de manzana

Mezclar todos los ingredientes en el vaso de la licuadora. Taparlo; licuar a alta velocidad por 1 minuto. Servir en copas heladas si se desea.

2 porciones

HORMONAS   Se ha demostrado que la canela aumenta la receptividad a la insulina.

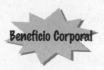

Beneficio Corporal

INFORMACIÓN NUTRICIONAL POR PORCIÓN	
CALORÍAS:	204
GRASAS:	3.4 GRAMOS
GRASAS QUE ENVEJECEN:	1.3 GRAMOS
COLESTEROL:	5.6 MILIGRAMOS
FIBRA:	2.7 GRAMOS
CARBOHIDRATOS:	34.9 GRAMOS
PROTEÍNA:	9.1 GRAMOS
SODIO:	266 MILIGRAMOS
POTASIO:	566 MILIGRAMOS

HUEVOS REVUELTOS TUNECINOS

½ chile poblano

1 cucharadita de aceite de oliva

¼ de taza de cebolla picada

2½ claras de huevos grandes

1 huevo grande

¼ de cucharadita de sal

¼ de cucharadita de comino en polvo

⅛ de cucharadita de páprika

⅛ de taza de olivas Kalamata sin pepa

⅛ de taza de uvas pasas doradas

⅛ de taza de perejil liso

2 panes pita integrales

INFORMACIÓN NUTRICIONAL POR PORCIÓN	
CALORÍAS:	246
GRASAS:	8.1 GRAMOS
GRASAS QUE ENVEJECEN:	3 GRAMOS
COLESTEROL:	106 MILIGRAMOS
FIBRA:	2.1 GRAMOS
CARBOHIDRATOS:	32 GRAMOS
PROTEÍNA:	13.5 GRAMOS
SODIO:	752 MILIGRAMOS
POTASIO:	286 MILIGRAMOS

Calentar el dorador del horno. Dividir por la mitad el chile; sacarle el tallo y las semillas y desecharlos. Colocarlo con el lado cortado hacia abajo sobre una fuente para hornear forrada en papel aluminio. Dorar a 3 o 4 pulgadas de la resistencia del horno hasta que la piel se oscurezca, durante unos 8 minutos. Envolver el chile en papel de aluminio; dejar enfriar 5 minutos y desenvolverlo; quitarle la piel quemada y cortarlo en tiritas. Mientras tanto, calentar un sartén antiadherente grande, de fuego medio a alto. Agregar el aceite, luego la cebolla; cocinar 4 minutos, revolviendo ocasionalmente. Batir las claras de huevo, el huevo entero, la sal, el comino y la páprika; agregar al sartén y cocinar durante 1 minuto, revolviendo constantemente. Agregar a la mezcla de huevo las tiras de chile, las aceitunas, las pasas y el perejil. Seguir cocinando hasta que los huevos alcancen el punto deseado. Servir sobre pan de pita.

2 porciones

EL CORAZÓN Y LAS ARTERIAS La vitamina E ayuda a reducir los niveles de homocisteína y el aceite de oliva ayuda a mantener destapadas las arterias.

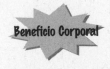

Beneficio Corporal

BURRITOS DE HUEVOS RANCHEROS CON CHIPOTLE, FRIJOLES CON CHILE Y MAÍZ

8 onzas de frijoles con chile en salsa picante, sin colar

½ taza de maíz desgranado entero

⅛ de taza de salsa, de preferencia chipotle

1½ claras de huevo grandes

1 huevo grande

1 cucharada de crema agria baja en grasa

Aceite en aerosol para cocinar

2 tortillas de harina grandes (10 pulgadas, de preferencia de harina de maíz o de trigo integral)

⅛ de taza de cilantro picado

INFORMACIÓN NUTRICIONAL POR PORCIÓN	
CALORÍAS:	446
GRASAS:	11.3 GRAMOS
GRASAS QUE ENVEJECEN:	3.5 GRAMOS
COLESTEROL:	113 MILIGRAMOS
FIBRA:	8.6 GRAMOS
CARBOHIDRATOS:	68.3 GRAMOS
PROTEÍNA:	19.1 GRAMOS
SODIO:	928 MILIGRAMOS
POTASIO:	279 MILIGRAMOS

En un sartén hondo mediano para salsas, combinar los frijoles, el maíz y la salsa. Dejar hervir a fuego alto; reducir el calor y conservar destapado durante 5 minutos. Batir las claras de huevo, el huevo entero y la crema agria. Calentar un sartén grande antiadherente, recubierto con aceite para cocina en aerosol, a fuego medio, hasta que esté caliente. Agregar la mezcla de huevos; cocinar revolviendo ocasionalmente hasta que los huevos estén mojados. Partirlos en trozos y mezclarlos con la mezcla de frijoles. Colocar las tortillas sobre toallas de cocina limpias. Rocía unas gotas de agua sobre las tortillas. Doblarlas dentro de la toalla; calentarlas en el microondas por 20 segundos. Colocar las tortillas en dos platos para servir y dividir la mezcla de huevos en dos porciones. Esparcirles por encima el cilantro y enrollar las tortillas, estilo burrito.

2 porciones

SISTEMA DIGESTIVO   Los frijoles son fuente importante de fibra saludable para el sistema digestivo.

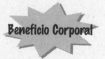

Beneficio Corporal

Almuerzo

AGUACATE RELLENO DE SALMÓN ENLATADO

½ aguacate maduro

½ taza de salmón enlatado

1 cucharada de mayonesa de aceite de canola

1 pizca de orégano seco

¼ de cebolla pequeña finamente picada

1 chorrito de vinagre de vino

Sal y pimienta al gusto

Drenar el salmón y mezclarlo con la mayonesa de aceite de canola. Agregar las hierbas y las especias, mezclar suavemente. Cortar el aguacate y sacarle la pepa y la mitad de la pulpa, y rellenar la "concha" del aguacate con la mezcla de salmón.

2 porciones

SISTEMA INMUNE

Los aguacates son fuente de grasa antiinflamatoria saludable.

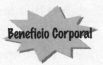

Beneficio Corporal

INFORMACIÓN NUTRICIONAL POR PORCIÓN

Calorías:	210
Grasas:	17.2 gramos
Grasas que envejecen:	1.8 gramos
Colesterol:	55 miligramos
Fibra:	3.4 gramos
Azúcar:	0.8 gramos
Carbohidratos:	4.3 gramos
Proteína:	10.9 gramos
Sodio:	280 miligramos
Potasio:	407 miligramos

SÁNDWICH DE VEGETALES A LA PARRILLA CON QUESO DE CABRA FRESCO

½ calabaza amarilla grande

½ calabacín grande

½ berenjena pequeña o una berenjena blanca

½ pimentón rojo o naranja

¾ de cucharada de aceite de oliva con infusión de ajo

½ cucharadita de hojas de tomillos secas

⅛ de cucharadita de sal

⅛ cucharadita de pimienta negra fresca molida

4 tajadas de pan de centeno o pan *pumpernickel*

Aceite de cocina en aerosol o aceite de oliva en un atomizador

½ copa (½ onza) de queso de cabra o queso feta desmenuzado

1 cucharadita de tomillo fresco (opcional)

INFORMACIÓN NUTRICIONAL POR PORCIÓN	
CALORÍAS:	245
GRASAS	9 GRAMOS
GRASAS QUE ENVEJECEN:	4.3 GRAMOS
COLESTEROL:	6.2 MILIGRAMOS
FIBRA:	5.3 GRAMOS
CARBOHIDRATOS:	35 GRAMOS
PROTEÍNA:	7.7 GRAMOS
SODIO:	427 MILIGRAMOS
POTASIO:	464 MILIGRAMOS

Cortar los extremos de los calabacines y la calabaza a lo largo en tajadas de ¼ de pulgada. Cortar los extremos y cortar la berenjena a lo largo en cuatro tajadas de ½ pulgada (reservar lo que quede de la berenjena para otro uso). Cortar el pimentón a lo largo en cuartos; desechar los tallos y las semillas. Combinar el aceite y las hojas de tomillo secas; untar levemente con una brocha ambos lados de los vegetales y rociarlos con sal y pimienta. Pasar los vegetales sobre carbones a fuego medio o en un sartén con ranuras en el fondo (por tandas) a fuego medio de 4 a 5 minutos por cada lado, o hasta que los vegetales estén tiernos. Durante los últimos 2 minutos de cocción, recubrir el pan con una capa delgada de aceite de oliva en aerosol y ponerlo en los lados de la parrilla para que se tueste (o asar el pan en el sartén después de que se hayan cocinado los vegetales). Se colocan los vegetales sobre las dos tajadas de pan, se rocían con el queso y el tomillo, se tapan los sándwich con las otras dos tajadas.

2 porciones

EL CORAZÓN Y LAS ARTERIAS   El ajo, el ácido fólico y la grasa monoinsaturada del aceite de oliva ayudan a mantener limpias las arterias, mientras que los vegetales tienen muchas propiedades que ayudan a prevenir enfermedades.

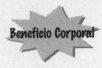

Beneficio Corporal

EDAMAME CON ENSALADA ASIÁTICA

1 taza de edamame congelado

1 taza de lechuga picada

1 taza de repollo en tiritas

1 cucharada de semillas de ajonjolí

1 zanahoria grande rallada

1 rábano picado

Aderezo:

½ taza de vinagre de arroz

¼ de cucharada de aceite de ajonjolí

1 cucharadita de salsa ponzu

1 cucharadita de aceite de canola

1 cucharadita de jengibre fresco rallado

½ cucharadita de azúcar

Hervir el edamame hasta que esté tierno y ponerle sal al gusto. Combinar los ingredientes de la ensalada y agregar el aderezo.

2 porciones

SISTEMA DIGESTIVO

La soja y la fibra en la ensalada favorecen la salud intestinal.

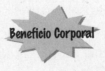

Beneficio Corporal

INFORMACIÓN NUTRICIONAL POR PORCIÓN	
Calorías:	275
Grasas:	16.7 gramos
Grasas que envejecen:	1.8 gramos
Colesterol:	0
Fibra:	7.3 gramos
Carbohidratos:	22.7 gramos
Proteína:	14 gramos
Sodio:	24 miligramos
Potasio:	807 miligramos

LO ÚLTIMO EN SOPA DE POLLO

1 pollo entero (de 3 a 3½ libras), sin piel, eliminándole toda la grasa visible

Sal marina al gusto

Pimienta recién triturada al gusto

1 zanahoria grande pelada

1½ tallos de apio

1½ cebollas pequeñas peladas pero enteras

2 o 3 papas doradas Yukon

½ rábano mediano

½ manojo de tomillo fresco

Colocar el pollo en una olla grande para sopa (una que sea suficientemente grande para que quepan después todos los demás ingredientes, con al menos 4 pulgadas de espacio restante en la parte superior) y cubrirlo con agua. Dejar hervir suavemente, de fuego medio a alto. Reducir el calor y dejar conservar. Cocinarlo, desengrasándolo ocasionalmente con un cucharón, durante 1 hora, o hasta que el pollo esté lo suficientemente tierno como para separarse fácilmente de los huesos. Utilizar unas pinzas grandes y una espumadera grande para retirar el pollo de la olla, sosteniéndolo sobre la olla por unos segundos para permitir que salga el líquido de la cavidad del pollo. Retirar los huesos y la piel y desecharlos, luego reservar la carne de pollo. Sazonar el caldo de pollo con sal y pimienta, luego volver a meter la carne de pollo a la olla con los vegetales enteros; agregar agua suficiente para cubrirlo todo de manera que el agua llegue de una a dos pulgadas por encima de los ingredientes. Dejar que caliente y conservar, desengrasando ocasionalmente con una espumadera, durante aproximadamente 1 hora. Agregar el tomillo fresco en los últimos 10 minutos de cocción, cortar los vegetales con la espumadera mientras se cocinan dentro de la olla. Si prefiere, espere

INFORMACIÓN NUTRICIONAL POR PORCIÓN	
CALORÍAS:	343
GRASAS:	3.4 GRAMOS
GRASAS QUE ENVEJECEN:	1.3 GRAMOS
COLESTEROL:	22 MILIGRAMOS
FIBRA:	6.4 GRAMOS
CARBOHIDRATOS:	48 GRAMOS
PROTEÍNA:	29.9 GRAMOS
SODIO:	80 MILIGRAMOS
POTASIO:	1.500 MILIGRAMOS

hasta que la sopa se haya enfriado y luego córtelos y caliéntelos de nuevo antes de servirlos.

2 porciones

EL SISTEMA INMUNE   Se ha demostrado que la sopa de pollo es una de las tres cosas que reducen la duración del resfriado común.

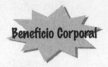

Beneficio Corporal

SÁNDWICH SALUDABLE DE HUMMUS (PURÉ DE GARBANZOS)

½ diente de ajo grande, pelado
½ tarro de (8 onzas) de arvejas de ojo negro (garbanzos) lavados
    y colados
1 cucharada de jugo de limón
½ cucharada de aceite de oliva extra-virgen
½ cucharadita de aceite de ajonjolí oscuro
¼ de cucharadita de comino molido
⅛ de cucharadita de sal
¼ de taza (2 onzas) de tofu suave bajo en grasa
1½ cucharadas de menta fresca picada
2 panes de pita integrales para rellenar (de 6 pulgadas de diámetro)
1 taza de ensalada mixta
¼ de taza de rábanos en rebanadas delgadas

Con el procesador de alimentos ya encendido, introducir el diente de ajo por el tubo de la tapadera y procesarlo hasta que esté bien picado. Agregar los garbanzos; procesar hasta que estén finamente picados. Agregar el jugo de limón, el aceite de oliva, el aceite de ajonjolí, el comino y la sal; procesar por treinta segundos. Agregar el tofu; procesar hasta que esté suave. Mezclar la menta.

Cortar cada pan de pita en dos; abrirlo, rellenarlo con la mitad de la ensala mixta y los rábanos; poner por encima el *hummus;* luego agregar la ensalada y los rábanos restantes.

2 porciones

LOS HUESOS

El tofu contiene calcio para huesos más fuertes.

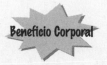
Beneficio Corporal

INFORMACIÓN NUTRICIONAL POR PORCIÓN

Calorías:	353
Grasas:	8.6 gramos
Grasas que envejecen:	2.3 gramos
Colesterol:	0
Fibra:	3.9 gramos
Carbohidratos:	82.4 gramos
Proteína:	30.6 gramos
Sodio:	526 miligramos
Potasio:	1093 miligramos

SOPA DE PASTA Y FRIJOLES

- ½ cucharada de aceite de oliva
- 1 zanahoria en rebanadas finas
- 2 dientes de ajo picados
- ⅛ cucharadita de escamas de pimentón rojo trituradas
- 1½ tazas de caldo de vegetales o de pollo bajo en sal
- ¼ de taza de pasta gemelli integral cruda (pasta en trozos pequeños enrollados)
- ½ tarro (8 onzas) de tomates picados condimentados, sin escurrir
- ½ tarro (8 onzas) de frijoles rojos o frijoles blancos pequeños, lavados y escurridos
- ¼ de taza de arveja tierna, descongelada
- ⅛ de taza de albaca fresca picada
- ⅛ de taza de queso romano o aciago

Calentar un perol grande para salsas a fuego medio. Agregar el aceite de oliva y las tajadas de zanahoria; cocinar por 2 minutos, revolver el ajo, las escamas de pimentón rojo; cocinar durante 1 minuto. Agregar el caldo y la pasta; dejar hervir a fuego alto. Bajar el calor; dejar conservar durante 10 minutos. Revolver los tomates y los frijoles; dejar conservar y cocinar durante 5 minutos o hasta que la pasta esté tierna. Agregar las arvejas; dejar calentar bien. Servir en tazones pandos; rociar por encima la albaca y el queso.

2 porciones

LOS ÓRGANOS SEXUALES

El licopeno, el folato y tal vez el selenio que se encuentran en los productos de tomate y el ajo ayudan a proteger los órganos sexuales.

Beneficio Corporal

INFORMACIÓN NUTRICIONAL POR PORCIÓN	
Calorías:	268
Grasas:	3.5 gramos
Grasas Que Envejecen:	0.7 gramos
Colesterol:	27.1 miligramos
Fibra:	8.9 gramos
Carbohidratos:	40.9 gramos
Proteína:	19.3 gramos
Sodio:	684 miligramos
Potasio:	888 miligramos

ENSALADA SICILIANA DE PIMIENTO ROJO Y ACEITUNAS KALAMATA ASADAS

1½ tazas de lechuga romana empacada

1½ tazas de escarola o endibia crespa

½ tarro (3½ onzas) de pimentones rojos asados, escurridos, cortados en tiritas delgadas y cortas

½ taza de tomates amarillos

4 aceitunas Kalamata sin pepa, cortadas en dos

⅛ de taza de uvas pasas doradas

1½ cucharadas de vinagre balsámico blanco

¾ de cucharada de aceite de oliva extra-virgen

Sal al gusto

Pimienta fresca molida al gusto

1 cucharada de queso de cabra o queso feta desmenuzado (opcional)

En un tazón grande combinar la lechuga, la escarola, los pimentones, los tomates, las aceitunas y las uvas pasas. Mezclar el vinagre y el aceite; agregar a la mezcla de lechuga. Revolver bien y sazonar con sal y pimienta al gusto servir en dos platos. Rociar por encima el queso, si se desea.

2 porciones

EL CORAZÓN Y LAS ARTERIAS   Las aceitunas contienen gran cantidad de grasas monoinsaturadas que ayudan a mantener limpias las arterias. Los flavonoides de muchos de los ingredientes ayudan también a que las arterias permanezcan jóvenes.

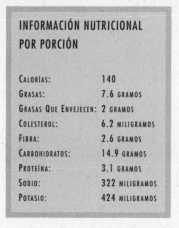

Beneficio Corporal

INFORMACIÓN NUTRICIONAL POR PORCIÓN	
CALORÍAS:	140
GRASAS:	7.6 GRAMOS
GRASAS QUE ENVEJECEN:	2 GRAMOS
COLESTEROL:	6.2 MILIGRAMOS
FIBRA:	2.6 GRAMOS
CARBOHIDRATOS:	14.9 GRAMOS
PROTEÍNA:	3.1 GRAMOS
SODIO:	322 MILIGRAMOS
POTASIO:	424 MILIGRAMOS

ENSALADA CÉSAR NO CÉSAR (SIN HUEVO)

1 taza de lechuga romana
El jugo de medio limón (hacer rodar el limón
   presionándolo con la mano antes de partirlo)
2 cucharadas de aceite de oliva
½ cucharadita de mostaza *Gray Poupon*
1 chorrito de salsa inglesa Worcestershire
1 diente de ajo (prensado)
1 pizca de azúcar
Sal y pimienta al gusto
Anchoas (opcional)

En un tazón grande colocar la lechuga. Mezclar en una taza el jugo del limón, el aceite de oliva, la mostaza, el ajo y el azúcar; agregar esta mezcla a la lechuga, mezclar bien y sazonar con sal y pimienta al gusto, servir en dos platos.

2 porciones

SISTEMA INMUNE

El aceite de oliva contiene grasas monoinsaturadas que tienen efecto anti-inflamatorio.

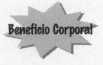

Beneficio Corporal

INFORMACIÓN NUTRICIONAL POR PORCIÓN	
CALORÍAS:	130
GRASAS:	13.6 GRAMOS
GRASAS QUE ENVEJECEN:	1.8 GRAMOS
COLESTEROL:	0
FIBRA:	0.5 GRAMOS
CARBOHIDRATOS:	20 GRAMOS
AZÚCAR:	1.1 GRAMOS
PROTEÍNA:	0.6 GRAMOS
SODIO:	3 MILIGRAMOS
POTASIO:	87 MILIGRAMOS

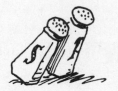

SOPA DE FRIJOLES PORTUGUESA

½ cucharada de aceite de oliva

½ taza de cebolla blanca picada gruesa

1½ tazas de caldo de pollo bajo en sodio

½ taza de batatas en cubitos sin pelar (cubos de media pulgada)

1½ a 2 cucharaditas de salsa de chile y ajo

½ lata (7 onzas) de tomates en trozos, sin escurrir

½ lata (8 onzas) de frijoles cannelloni, escurridos y lavados

2 tazas de acelga suiza *(Swiss chard)* tajada u otros vegetales de hoja verde

2 cucharaditas de vinagre balsámico (opcional)

Calentar un perol para salsa de fuego medio a alto. Agregar el aceite, luego la cebolla; cocinar 3 minutos, revolviendo ocasionalmente. Agregar el caldo, la batata y la salsa de chile y ajo; dejar hervir a fuego alto. Bajar el calor y dejar conservar destapado 5 minutos. Agregar los tomates y los frijoles; volver a conservar. Revolver la acelga suiza. Dejar conservar por otros cinco minutos o hasta que las batatas y la acelga estén tiernas. Agregar el vinagre y servir en tazones.

2 porciones

LOS PULMONES

Las especias como el chile y el ajo son dilatadores de las vías respiratorias.

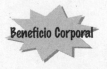
Beneficio Corporal

INFORMACIÓN NUTRICIONAL POR PORCIÓN	
Calorías:	270
Grasas:	3.7 gramos
Grasas que envejecen:	1.3 gramos
Colesterol:	2.4 miligramos
Fibra:	8.2 gramos
Carbohidratos:	30 gramos
Azúcar:	7.3 gramos
Proteína:	9.9 gramos
Sodio:	899 miligramos
Potasio:	801 miligramos

SOPA DE JENGIBRE, ZANAHORIA Y NARANJA EN TAZA DE CAPUCHINO

Aceite en aerosol para cocina

¼ de taza de cebolla amarilla finamente tajada

½ tallo de apio (una taza) en tajadas delgadas

¼ de libra de zanahorias, en tajadas muy delgadas

1½ tazas de caldo de vegetales o caldo de carne bajo en sal

¾ de cucharadita de jengibre finamente molido

¼ de taza de jugo de naranja

¼ de cucharadita de sal

1 cucharadita de aceite de oliva extra-virgen

Calentar un perol grande para salsas o un horno holandés, recubierto con aceite en aerosol para cocina, a fuego medio. Agregar la cebolla y el apio; cocinar 5 minutos, revolviendo ocasionalmente. Agregar las zanahorias, seguir cocinando durante 5 minutos más. Agregar el caldo y el jengibre; dejar hervir. Agregar el jugo de naranja y la sal. Bajar el calor; cubrir y dejar conservar hasta que los vegetales estén muy tiernos, unos 20 minutos. Pasar la mezcla (por tandas, si fuera necesario) a una licuadora o un procesador de alimentos; licuar hasta que esté suave. Recalentar, si fuere necesario; servir con un cucharón en tazones. Rociar aceite sobre la sopa.

2 porciones

Beneficio Corporal

LOS SENTIDOS Muchas vitaminas y nutrientes del jugo de naranja, el apio, las cebollas y las zanahorias ayudan a mejorar la función de los ojos y otros órganos sensoriales.

INFORMACIÓN NUTRICIONAL POR PORCIÓN

CALORÍAS:	83
GRASAS:	2.5 GRAMOS
GRASAS QUE ENVEJECEN:	0.4 GRAMOS
COLESTEROL:	0.8 MILIGRAMOS
FIBRA:	3.5 GRAMOS
CARBOHIDRATOS:	14.9 GRAMOS
PROTEÍNA:	5.2 GRAMOS
SODIO:	568 MILIGRAMOS
POTASIO:	573 MILIGRAMOS

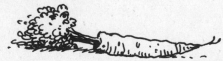

CARNE EN TERIYAKI CALIENTE CON RETOÑOS DE ARVEJA

⅙ de taza de salsa teriyaki *light* Kikkoman

1 cucharadita de aceite de ajonjolí oscuro

½ libra de solomillo sin hueso bien limpio, de una pulgada de grosor

½ cucharada de vino de arroz o vinagre de sidra

3 tazas de mezcla de ensalada mixta empacada u hojas verdes rasgadas con la mano

½ taza de retoños de arveja

½ lata (4 onzas) de maíz tierno entero Dynasty, escurrido

¼ de taza de nueces de maíz

Combinar la salsa teriyaki y el aceite de ajonjolí. Agregar una cucharada de la mezcla a cada lado de la carne; dejar reposar 5 minutos. Combinar el resto de la mezcla de teriyaki y vinagre; reservar. Preparar una parrilla de carbón de madera o gas o calentar un sartén grafado para asar a fuego medio hasta que esté caliente. Agregar la carne; asar a la parrilla o en el sartén de 2 a 3 minutos por cada lado para una carne a punto rojo, o más tiempo según el gusto. Pasar a una tabla para cortar; dejar reposar 5 minutos, revolver la mezcla de ensalada mixta con una cucharada y media de la mezcla de teriyaky reservada; pasar a platos para servir y poner encima los retoños de arveja. Cortar la carne al través en tajadas de un octavo de pulgada; arreglarla sobre la ensalada. Poner el maíz por los bordes de la ensalada formando una "caja," rociarlo con las nueces de maíz por encima de la carne y rociar el resto de la mezcla de teriyaki por todo el plato.

2 porciones

HORMONAS El potasio mantiene normal tu presión arterial y mantiene contentas tus glándulas.

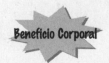
Beneficio Corporal

INFORMACIÓN NUTRICIONAL POR PORCIÓN	
CALORÍAS:	452
GRASAS:	21.4 GRAMOS
GRASAS QUE ENVEJECEN:	5.6 GRAMOS
COLESTEROL:	100.7 MILIGRAMOS
FIBRA:	4.4 GRAMOS
CARBOHIDRATOS:	25.5 GRAMOS
PROTEÍNA:	42.4 GRAMOS
SODIO:	1169 MILIGRAMOS
POTASIO:	1025 MILIGRAMOS

GUACAMOLE

1 aguacate mediano maduro

½ tomate grande maduro, en cuadritos

½ cucharada de cebolla picada blanca o amarilla

½ cucharada de jugo de lima o limón

1 cucharada de chile serrano o jalapeño picado, sin semillas o sin pepas

½ diente de ajo pequeño, picado

¼ de cucharadita de sal

Pelar y sacarle la pepa al aguacate, colocar el aguacate pelado y sin pepa en un tazón mediano y machacarlo levemente con un tenedor. Agregar los demás ingredientes; mezclar bien. Servir de inmediato con trozos de vegetales frescos para untar en el aguacate, con tortillas asadas en trocitos o tortillas de maíz frescas.

2 porciones

LOS PULMONES Los ingredientes picantes como los que se encuentran en los pimientos chile ayudan a dilatar las vías respiratorias, y los aguacates suministran grasa benéfica anti-inflamatoria.

Beneficio Corporal

INFORMACIÓN NUTRICIONAL POR PORCIÓN

CALORÍAS:	178
GRASAS:	13.6 GRAMOS
GRASAS QUE ENVEJECEN:	3.9 GRAMOS
COLESTEROL:	0
FIBRA:	4.5 GRAMOS
CARBOHIDRATOS:	15.5 GRAMOS
PROTEÍNA:	2.7 GRAMOS
SODIO:	10 MILIGRAMOS
POTASIO:	805 MILIGRAMOS

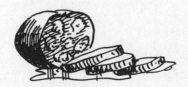

BRUSCHETTA DE TOMATE

½ baguette francés integral pequeño

Aceite de oliva en aerosol

½ cucharada de aceite de oliva extra-virgen

1½ dientes de ajo grandes pelados

½ tomate (aproximadamente 12 onzas o una taza) picado

½ cucharada de albahaca picada

½ cucharadita de sal

1 pizca de pimienta negra recién molida

Calentar el horno a 150°. Cortar el pan en tajadas de un dieciseisavo de pulgada; rocía levemente cada tajada de pan con aceite de oliva en aerosol y colócalas en una fuente para hornear. Asar de 6 a 8 minutos o hasta que estén levemente tostadas. Dejar enfriar a temperatura ambiente. Entre tanto, calentar el aceite de oliva en un sartén pequeño a fuego medio, hasta que se caliente. Agregar los dientes de ajo; cocinar hasta que la piel esté ligeramente quemada, unos 5 minutos, volteándolos ocasionalmente. Dejar enfriar, pelar y picar el ajo. Utilizar el lomo de un cuchillo grande para machacar el ajo hasta convertirlo en una pasta. Mezclar los tomates, el ajo, la albahaca, la sal y la pimienta, y colocar la mezcla con la cuchara sobre el pan tostado.

2 porciones

ANTI-CANCERÍGENO

El licopeno, el folato y tal vez el selenio que se encuentra en el tomate así como los ajos tienen propiedades anti-cancerígenas.

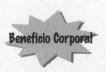

Beneficio Corporal

INFORMACIÓN NUTRICIONAL POR PORCIÓN

CALORÍAS:	210
GRASAS:	5.9 GRAMOS
GRASAS QUE ENVEJECEN:	1.6 GRAMOS
COLESTEROL:	0
FIBRA:	2.5 GRAMOS
CARBOHIDRATOS:	33 GRAMOS
PROTEÍNA:	6.3 GRAMOS
SODIO:	321 MILIGRAMOS
POTASIO:	247 MILIGRAMOS

SÁNDWICH DE BRÓCOLI

½ taza (3 onzas) de tofu *light* extra-firme Mori-Nu
1 cucharada de perejil liso picado
¾ de cucharadita de jugo de limón
½ cucharada de agua
½ cucharadita de sal, dividida
½ cucharadita de aceite de oliva
½ taza de cebolla roja en tajadas delgadas
1½ tazas de flores de brócoli picadas
⅛ de cucharadita de pimienta negra fresca molida
2 cucharadas de salsa barbacoa
2 muffins ingleses integrales, divididos, tostados

Combinar el tofu, el perejil, el jugo de limón, el agua y media cucharadita de sal en la licuadora o en el procesador. Licuar hasta que esté suave; reservar.

Calentar un sartén grande antiadherente de fuego medio a alto. Agregar el aceite, luego la cebolla; dejar cocinar 4 minutos, revolviéndolo ocasionalmente. Agregar el brócoli, el cuarto de cucharadita de sal restante y la pimienta; cocinar otros cuatro minutos, revolviendo ocasionalmente. Agregar la salsa barbacoa, seguir cocinando por 2 minutos más o hasta que espese. Con una cuchara, colocar la mezcla uniformemente sobre las dos mitades inferiores de los muffins. Agregar el aderezo de tofu y tapar con la parte superior de los muffins.

2 porciones

ANTICANCERÍGENOS

Los nutrientes en el brócoli son excelentes para evitar el cáncer.

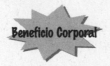
Beneficio Corporal

INFORMACIÓN NUTRICIONAL POR PORCIÓN	
CALORÍAS:	224
GRASAS:	5.6 GRAMOS
GRASAS QUE ENVEJECEN:	0.9 GRAMOS
COLESTEROL:	0
FIBRA:	10.1 GRAMOS
CARBOHIDRATOS:	37 GRAMOS
PROTEÍNA:	9 GRAMOS
SODIO:	902 MILIGRAMOS
POTASIO:	500 MILIGRAMOS

SOPA DE TOMATE ASADO Y ALBAHACA

1 cebolla blanca cortada en cuadritos

2 dientes de ajo grandes finamente picados

1 cucharada de aceite de oliva

1 hoja de laurel

1 pizca de tomillo

½ cucharada de azúcar

1 pizca de sal

1 pizca de pimienta molida fresca

2 tazas de tomates enlatados, picados o enteros, maduros

Hojas de albaca fresca picadas

En un sartén de fondo grueso mezclar la cebolla, el ajo picado, el aceite de oliva, la hoja de laurel, el tomillo, el azúcar, la sal y la pimienta recién molida. Cocinar por 15 minutos a fuego medio hasta que esté blando y dulce, revolviendo ocasionalmente. Después agregar los tomates y las hojas de albahaca picadas. (Si lo desea, se pueden machacar los ingredientes para que queden suaves.) Asar en un horno a 450° durante 30 minutos. Revolver y mezclar cualquier parte oscura que se acumule. Probar para confirmar el sabor de la albahaca; se puede agregar un poco más para acentuar el sabor, sacar la hoja de laurel. Servir o recalentarla para después.

2 porciones

ANTI-CANCERÍGENOS

Beneficio Corporal

Los elementos que se encuentran en el tomate parecen ser excelentes para prevenir la proliferación de células cancerosas en el seno y la próstata.

INFORMACIÓN NUTRICIONAL POR PORCIÓN

CALORÍAS:	140
GRASAS:	7.1 GRAMOS
GRASAS QUE ENVEJECEN:	1 GRAMOS
COLESTEROL:	0
FIBRA:	2.8 GRAMOS
CARBOHIDRATOS:	18.6 GRAMOS
PROTEÍNA:	3 GRAMOS
SODIO:	393 MILIGRAMOS
POTASIO:	624 MILIGRAMOS

FRIJOLES BLANCOS PERSAS

¾ de cucharadita de aceite de oliva

½ taza de cebolla blanca o amarilla finamente picada

1½ dientes de ajo picados

½ cucharadita de sal

½ cucharadita de comino molido

⅛ de cucharadita de canela

½ taza de jugo de naranja fresco

1 cucharada de jugo de lima fresco

1 cucharada de pasta de tomate

½ cucharadita de chile jalapeño en frasco o fresco sin
   semillas, picado

1½ latas (24 onzas en total) de frijoles rojos con forma de riñón,
   lavados y escurridos

¼ de cucharadita de cáscara de lima finamente rallada

¼ de cucharadita de cáscara de naranja finamente
   rallada

2 cucharadas de queso romano rallado (opcional)

Calentar un perol grande a fuego medio. Agregar el aceite, luego la cebolla. Cocinar 5 minutos, revolviendo ocasionalmente. Agregar el ajo, la sal, el comino y la canela; cocinar 3 minutos. Agregar el jugo de naranja y el jugo de lima, la pasta de tomate y el chile; dejar conservar destapado durante 5 minutos. Agregar los frijoles; dejar hervir. Reducir el calor, conservar destapado durante 5 minutos, revolviendo ocasionalmente. Servir con una cuchara en tazones pandos, poner por encima las ralladuras de lima y naranja y el queso.

INFORMACIÓN NUTRICIONAL POR PORCIÓN	
CALORÍAS:	311
GRASAS:	2.4 GRAMOS
GRASAS QUE ENVEJECEN:	0.6 GRAMOS
COLESTEROL:	0
FIBRA:	7.1 GRAMOS
CARBOHIDRATOS:	31.6 GRAMOS
PROTEÍNA:	8.1 GRAMOS
SODIO:	1098 MILIGRAMOS
POTASIO:	582 MILIGRAMOS

ANTI-CANCERÍGENOS   Los elementos que se encuentran en el tomate parecen ser excelentes para prevenir la proliferación de células cancerosas en el seno y la próstata.

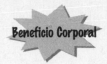

Beneficio Corporal

TILAPIA (MOJARRA) A LA PARRILLA CON LENTEJAS ROJAS ASIÁTICAS Y COL RIZADA

½ libra de filete de tilapia fresca, cortado media pulgada de grueso aproximadamente

1 cucharada de salsa de soja

½ cucharada de *mirin* (vino de arroz japonés)

1 diente de ajo picado

½ cucharadita de jengibre finamente molido

½ cucharadita de aceite de ajonjolí oscuro

½ taza de lentejas rojas

1 taza de caldo de pollo bajo en sal

2 tazas de (cuatro onzas) de col rizada empacada tajada

1 cucharada de agua

1 cucharadita de semillas de ajonjolí, tostadas (opcional)

Preparar una parrilla de carbón de madera o gas. Colocar el pescado en un plato pando. Mezclar la salsa de soja, el *mirin,* el ajo, el jengibre y el aceite de ajonjolí; formar una salsa uniforme. Echarla sobre el pescado, dándole vuelta hasta cubrirlo totalmente; dejarlo reposar 10 minutos. Mientras tanto, combinar las lentejas y el caldo en un perol grande, hondo. Dejar hervir a fuego alto. Reducir el calor; dejar destapado 10 minutos, revolviendo ocasionalmente. Agregar la col rizada; cubrir y dejar conservar 5 minutos más hasta que las lentejas y la col rizada estén tiernas, revolviendo una sola vez. Escurrir el pescado, reservar la salsa en la que se marinó. Asar el pescado a fuego medio durante 3 o 4 minutos por cada lado o hasta que el pescado esté opaco en el centro. Pasar la salsa del adobo a un perol pequeño; agregar una cucharada de agua. Dejar hervir; permitir que hierva suavemente durante 30 segundos. Servir la mezcla de lentejas en dos platos calientes; colocar encima del pescado. Rociar con las semillas de ajonjolí; si se desea, rociar la salsa del adobo sobre la mezcla de pescado y lentejas.

2 porciones

SISTEMA DIGESTIVO Las lentejas aportan fibra que ayuda a la digestión.

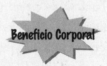

Beneficio Corporal

INFORMACIÓN NUTRICIONAL POR PORCIÓN	
CALORÍAS:	294
GRASAS:	36 GRAMOS
GRASAS QUE ENVEJECEN:	1 GRAMOS
COLESTEROL:	60.5 MILIGRAMOS
FIBRA:	8.9 GRAMOS
CARBOHIDRATOS:	25 GRAMOS
PROTEÍNA:	36.7 GRAMOS
SODIO:	657 MILIGRAMOS
POTASIO:	908 MILIGRAMOS

POLLO DIJÓN

¼ de taza de mostaza Dijón, dividida

1 cucharada de vino blanco (como un Chardonnay o un Sauvignon)

⅛ de cucharadita de salsa inglesa Worcestershire

Pimienta molida fresca, al gusto

1 cucharadita de chalote picado, dividido en dos partes

1½ cucharada de jarabe de arce legítimo, dividido en dos porciones

2 pechugas de pollo (4 onzas) sin hueso y sin piel, o filetes de pollo
   quitándoles toda la grasa visible

Combinar ⅛ de taza de mostaza, el vino, la salsa Worcestershire, la pimienta, media cucharadita de chalotes y media cucharadita de jarabe de arce en un plato pando, para adobar. Poner allí el pollo y voltearlo para recubrirlo totalmente; dejarlo reposar 5 minutos. Preparar una parrilla de carbón de madera o gas o calentar un sartén para asar. Sacar el pollo del adobo, desechar el mismo. Asar a la parrilla o en el sartén el pollo de 3 a 5 minutos por cada lado o hasta que el pollo ya no se vea rosado en el centro. Mientras tanto, en un tazón pequeño combinar el resto de la mostaza, los chalotes y el jarabe de arce. Mezclar bien y servir como salsa para bañar el pollo.

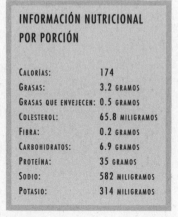

INFORMACIÓN NUTRICIONAL POR PORCIÓN

Calorías:	174
Grasas:	3.2 gramos
Grasas que envejecen:	0.5 gramos
Colesterol:	65.8 miligramos
Fibra:	0.2 gramos
Carbohidratos:	6.9 gramos
Proteína:	35 gramos
Sodio:	582 miligramos
Potasio:	314 miligramos

2 porciones

SISTEMA INMUNE   El pollo y la cebolla suministran nutrientes que mantienen a tus células inmunes luchando por ti.

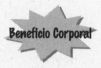

Beneficio Corporal

Refrigerio

CACIK

½ cohombro, finamente picado o rallado

½ pinta de yogurt natural bajo en grasa

1 diente de ajo

Sal al gusto

Pimienta al gusto

4 tazas de coliflor cruda cortada

Mezclar todos los ingredientes, menos el coliflor. Utilizar esta salsa para mojar en ella los trozos de coliflor y disfrutarlos.

2 porciones

SISTEMA INMUNE

El yogurt promueve el desarrollo de bacterias benéficas en el intestino.

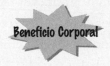
Beneficio Corporal

INFORMACIÓN NUTRICIONAL POR PORCIÓN	
CALORÍAS:	130
GRASAS:	2 GRAMOS
GRASAS QUE ENVEJECEN:	1.2 GRAMOS
COLESTEROL:	7 MILIGRAMOS
FIBRA:	5.7 GRAMOS
CARBOHIDRATOS:	20.5 GRAMOS
PROTEÍNA:	10.5 GRAMOS
SODIO:	141 MILIGRAMOS
POTASIO:	933 MILIGRAMOS

Cena

ENSALADA DE ESPINACA CALIENTE CON POLLO, MANZANAS Y ALMENDRAS TOSTADAS

2 cucharadas de almendras tajadas

1 taza y 3 cucharadas de jugo de manzana, de preferencia sin filtrar, dividido en 2 porciones

6 onzas (aproximadamente 1½ tazas) de pechuga de pollo deshilachada o cortada, cocinada sin piel

½ cucharadita de aceite de canola o aceite de oliva

⅙ de taza de cebolleta o cebolla dulce picada

½ cucharadita de azúcar moreno

⅛ de cucharadita de canela

⅛ de cucharadita de sal

3 tazas (5 onzas) de hojas de espinaca empacadas, rasgadas

½ manzana, preferiblemente Fuji o Gala, sin pelar, cortada en cubitos de ½ pulgada

Poner las almendras en una fuente para hornear y hornearlas a 350° hasta que estén ligeramente doradas y despidan su aroma, de 6 a 8 minutos; reservarlas. En un tazón grande, combinar 3 cucharadas de jugo de manzana con el pollo; revolver bien y reservar, calentar un sartén grande a fuego medio. Agregar el aceite, luego los chalotes; saltear durante 5 minutos. Agregar la taza restante de jugo de manzana, el azúcar moreno, la canela y la sal. Dejar conservar 5 minutos revolviendo ocasionalmente. Agregar la espinaca, la manzana y las almendras a la mezcla de pollo.

INFORMACIÓN NUTRICIONAL POR PORCIÓN	
Calorías:	327
Grasas:	12 gramos
Grasas que envejecen:	2.5 gramos
Colesterol:	72 miligramos
Fibra:	3.8 gramos
Carbohidratos:	26.7 gramos
Azúcar:	19.6 gramos
Proteína:	29.7 gramos
Sodio:	136 miligramos
Potasio:	926 miligramos

Agregar a la mezcla caliente de chalotes; mezclar bien y pasar a dos platos para servir. Servir con pimienta fresca molida, si se desea.

Dato útil: El proceso de tostar duplica el sabor, lo que permite que comas la mitad de lo que comerías de otra forma. Las almendras finamente tajadas rinden más y tienen más sabor que las que se comen enteras o en trozos.

2 porciones

EL CORAZÓN Y LAS ARTERIAS

Las nueces son una fuente de proteína sana, grasa insaturada y, naturalmente, delicioso sabor.

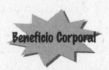
Beneficio Corporal

SALMÓN CON ESPINACAS Y MOSTAZA

2 filetes de salmón (de 4 a 5 onzas, sin piel)
1 cucharada de salsa de soja
½ cucharada de vino blanco seco
½ cucharada de jugo de limón
½ cucharada de mostaza Dijón
½ cucharada de aceite de oliva
½ paquete (5 onzas) de espinaca fresca, cortada en trozos grandes
1 cucharadita de cáscara de limón finamente rallada (opcional)

Lavar el salmón en agua fría; secarlo suavemente con toallas de papel, sin frotarlo. Colocar el salmón en un plato pando, rociarlo con la salsa de soja y dejar reposar 10 minutos. Mezclar el vino, el jugo de limón, la mostaza y el aceite; reservar. Asar el salmón en el horno a 450° durante

INFORMACIÓN NUTRICIONAL POR PORCIÓN	
CALORÍAS:	409
GRASAS:	12.4 GRAMOS
GRASAS QUE ENVEJECEN:	3 GRAMOS
COLESTEROL:	82 MILIGRAMOS
FIBRA:	3.2 GRAMOS
CARBOHIDRATOS:	24.2 GRAMOS
PROTEÍNA:	22.7 GRAMOS
SODIO:	667 MILIGRAMOS
POTASIO:	538 MILIGRAMOS

16 minutos (debe quedar un poco rosado en el interior). Pasar el salmón a un plato de servir y calentar las espinacas en un sartén antiadherente. Cocinarlas hasta que estén marchitas. Verter las espinacas y la salsa sobre el salmón.

2 porciones

LOS HUESOS Los ácidos grasos Omega-8 ayudan a lubricar las articulaciones, y las espinacas contienen calcio que fortalece los huesos.

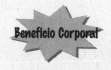

Beneficio Corporal

POLLO O PESCADO A LA PARRILLA CON PURÉ DE PAPAS WASABI Y CEBOLLAS DULCES CARAMELIZADAS

1 libra de papas rojas
¾ de cucharada de aceite de oliva extra virgen
1 taza de cebollas dulces o amarillas picadas
½ taza de suero de leche (buttermilk) bajo en grasa
½ cucharada de polvo de wasabi

Calentar una olla grande de agua. Cortar las papas en trozos de una pulgada. Echarlas al agua; dejar que calienten de nuevo. Conservar destapadas hasta que estén tiernas; pincharlas con la punta de un cuchillo, unos 14 minutos. Mientras tanto, calentar un sartén mediano a fuego medio. Agregar el aceite, luego las cebollas. Cocinar de 8 a 10 minutos o hasta que las cebollas comiencen a dorar, revolviendo ocasionalmente. Retirar del fuego. Escurrir las papas. Rociarlas con la sal y calentarlas a fuego medio durante 30 segundos para secarlas. Agregar el suero y el polvo de wasabi, apagar el fuego. Hacer el puré con un prensa hasta lograr la consistencia deseada. Revolver las cebollas con la papa. Servir con el pollo o el pescado asado y adicionar vegetales al gusto.

2 porciones

LOS PULMONES El wasabi, las cebollas y el aceite de oliva dilatan las vías aéreas para una mejor respiración.

Beneficio Corporal

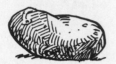

INFORMACIÓN NUTRICIONAL POR PORCIÓN	
CALORÍAS:	305
GRASAS:	6.4 GRAMOS
GRASAS QUE ENVEJECEN:	1.6 GRAMOS
COLESTEROL:	2.7 MILIGRAMOS
FIBRA:	4.7 GRAMOS
CARBOHIDRATOS:	56.1 GRAMOS
AZÚCAR:	9.5 GRAMOS
PROTEÍNA:	7.6 GRAMOS
SODIO:	822 MILIGRAMOS
POTASIO:	1005 MILIGRAMOS

PARGO ROJO A LA BARBACOA CON FRIJOLES ROJOS PICANTES Y ARROZ

⅙ de taza de salsa barbacoa con sabor a nogal americano (hickory)

1 cucharadita de mezcla de condimento *Caribbean jerk*

2 (4 a 5 onzas) filetes de pargo rojo sin piel

¾ de taza de jugo de vegetales picantes

1 taza de agua

1 taza de arroz moreno de cocción rápida

1½ tazas de cale tajado, empacado o vegetales verdes

½ tarro (8 onzas) de frijoles rojos, lavados y escurridos

1 cucharada de crema agria *light*

Combinar la salsa de barbacoa y los condimentos. Mezclar bien con una brocha; untar tres cucharadas de la mezcla sobre los filetes; dejar a un lado los filetes y el resto de la mezcla. En un tazón pequeño, reservar una cucharada del jugo de vegetales. Combinar el resto de la salsa barbacoa, el jugo de vegetales y una taza de agua en un sartén grande. Dejar hervir. Agregar el arroz; cubrir y dejar conservar 8 minutos. Mientras tanto, asar el pescado a la parrilla sobre carbón a fuego medio durante 3 o 4 minutos por cada lado, o hasta que el pescado esté opaco y firme al tacto. Mezclar el kale y los frijoles con el arroz. Tapar y dejar conservar de 3 a 4 minutos más, hasta que el kale este marchito y el líquido se haya absorbido. Agregar la crema agria al jugo de vegetales, reservarlo; mezclar bien. Servir el pescado sobre el arroz, rociarlo con la salsa de crema agria.

2 porciones

EL CEREBRO   Los ácidos grasos Omega-3, las proteínas saludables, el potasio y el folato, que se encuentran en el pescado y en los vegetales de hoja verde, ayudan a mejorar la función cerebral.

Beneficio Corporal

INFORMACIÓN NUTRICIONAL POR PORCIÓN	
CALORÍAS:	642
GRASAS:	6.5 GRAMOS
GRASAS QUE ENVEJECEN:	1.1 GRAMOS
COLESTEROL:	49.5 MILIGRAMOS
FIBRA:	15 GRAMOS
CARBOHIDRATOS:	101.4 GRAMOS
AZÚCAR:	9.5 GRAMOS
PROTEÍNA:	42,4 GRAMOS
SODIO:	921 MILIGRAMOS
POTASIO:	1475 MILIGRAMOS

ATÚN NIÇOISE A LA PARRILLA

1 cucharada de aceite de oliva

½ cucharada de mostaza de grano grueso

1½ cucharadas de vinagre de vino blanco al estragón

½ cucharadita de estragón seco

⅜ de cucharadita de sal

¼ de cucharadita de pimienta negra recién molida

2 filetes de atún (4 onzas) de ½ pulgada de grosor

½ libra de papas rojas pequeñas para hervir

4 onzas de habas verdes frescas

4 tazas (5 onzas) de ensalada mixta o vegetales de hoja verde rasgados

8 tomates uva, lágrima o cereza

En un tazón pequeño, mezclar el aceite, la mostaza, el vinagre, el estragón, la sal y la pimienta; mezclar bien con una brocha; untar 1½ cucharadas de mezcla sobre el atún; dejar el atún y el resto de la mezcla en reserva. Lavar las papas y las habas verdes y no secarlas. Poner las papas en una cazuela para hornear o una cacerola que pueda llevarse al microondas, de ocho pulgadas, cuadrada. Cocinarla cubierta a alta temperatura por 3 minutos. Agregar las habas verdes; cubrir y seguir cocinando a alta temperatura 4 minutos más o hasta que los vegetales estén tiernos. Pasar a un colador y lavar con agua fría para detener la cocción y enfriar los vegetales; mientras tanto, calentar un sartén con ranuras para asar de fuego medio a alto. Colocar el atún; cocinarlo 2 minutos por cada lado o hasta que esté dorado y muy rosado en el centro. Distribuir la ensalada mixta en dos platos para servir, cortar las papas en cuartos y las habas por la mitad, si son grandes, y distribuirlas sobre las hojas verdes. Colocar encima el atún y el resto del aderezo. Adornar con los tomates.

2 porciones

EL CORAZÓN Y LAS ARTERIAS

El aceite de oliva y el aceite de pescado mantienen tus arterias destapadas.

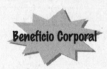
Beneficio Corporal

INFORMACIÓN NUTRICIONAL POR PORCIÓN	
Calorías:	291
Grasas:	8.1 gramos
Grasas Que Envejecen:	1.6 gramos
Colesterol:	41.7 miligramos
Fibra:	5.3 gramos
Carbohidratos:	32.5 gramos
Proteína:	30.6 gramos
Sodio:	556 miligramos
Potasio:	1268 miligramos

PIZZA DE MOZARELLA AHUMADA Y VEGETALES

Aceite en aerosol para cocina

1 libra de vegetales frescos cortados para sofreír, como brócoli, calabacín, champiñones, pimentón, cebolla roja

Sal al gusto

Pimienta molida fresca al gusto

¼ de taza de pasta de tomate

2 cucharadas de aceitunas picadas

2 cucharadas de trocitos de tomate deshidratado al sol

1 pie de pizza (de doce pulgadas o diez onzas) delgado, ya preparado

¼ de taza de hiervas verdes mixtas picadas como cebollines, tomillo, perejil, albahaca

½ taza (2 onzas) de queso mozarella ahumado finamente rallado

Calentar el horno a 425°. Calentar un sartén grande antiadherente, a fuego medio a alto hasta que este bien caliente. Cubrir con aceite en aerosol para cocina, agregar los vegetales, freír revolviendo durante 3 a 4 minutos o hasta que los vegetales estén crujientes o tiernos; agregar sal y pimienta al gusto; combinar la pasta de tomate, las aceitunas picadas y los trocitos de tomate deshidratados. Esparcir sobre la masa; cubrir con los vegetales cocinados, las hiervas y el queso, en ese orden. Hornear la pizza directamente sobre la parrilla del horno por 10 a 15 minutos o hasta que la corteza esté dorada y se haya derretido el queso.

INFORMACIÓN NUTRICIONAL POR PORCIÓN

Calorías:	297
Grasas:	9.5 gramos
Grasas Que Envejecen:	4.1 gramos
Colesterol:	8 miligramos
Fibra:	5.3 gramos
Carbohidratos:	42.7 gramos
Proteína:	12.2 gramos
Sodio:	682 miligramos
Potasio:	481 miligramos

4 porciones

ANTI-CANCERÍGENOS   Los vegetales actúan como antioxidantes y contienen fitonutrientes que tienen propiedades anti-cancerígenas.

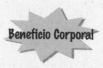
Beneficio Corporal

POLLO A LA MANDARINA

2 cucharadas de vinagre de vino de arroz

1 cucharadita de aceite de ajonjolí oscuro

½ cucharada de ajo picado

½ cucharada de jengibre en encurtido a la juliana

1 cucharada de salsa de soja baja en sodio

¼ de libra de pechuga de pollo, cocida sin hueso y sin piel, cortada en cubitos

¾ de taza de trozos de mandarina enlatada, escurrida

¼ de taza de arvejas nieve pringadas

¼ de taza de brotes de bambú enlatados, escurridos

¼ de taza de castañas de agua enlatadas escurridas

2 tazas de lechuga rallada

1 cucharadita de semillas de ajonjolí tostadas

Mezclar el vinagre, el aceite de ajonjolí, el ajo, el jengibre y la salsa de soja hasta formar una mezcla uniforme. Agregar el pollo y los trozos de mandarina y dejarlos durante 10 minutos. Agregar las arvejas blancas, los brotes de bambú y las castañas de agua. Colocar la lechuga en dos platos para servir; poner encima la mezcla de pollo; rociar con las semillas de ajonjolí y servir.

2 porciones

ALIMENTOS ANTI-CANCERÍGENOS

Los flavonoides y vitaminas que se encuentran en los vegetales tienen propiedades que previenen el cáncer.

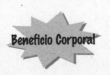

Beneficio Corporal

INFORMACIÓN NUTRICIONAL POR PORCIÓN

CALORÍAS:	184
GRASAS:	5.7 GRAMOS
GRASAS QUE ENVEJECEN:	1.6 GRAMOS
COLESTEROL:	49.9 MILIGRAMOS
FIBRA:	4.1 GRAMOS
CARBOHIDRATOS:	26.3 GRAMOS
PROTEÍNA:	23 GRAMOS
SODIO:	485 MILIGRAMOS
POTASIO:	850 MILIGRAMOS

POLLO ASADO CON GEMELLI AL PESTO

4 onzas de pasta de grano entero gemelli al pesto

6 onzas de muslos de pollo sin hueso y sin piel

½ cucharada de aceite de oliva

1 cucharadita de hierbas de Provenza secas

½ manojo (aproximadamente 7 onzas) de puntas de espárragos cortadas en trocitos de una pulgada

¼ de taza de caldo de pollo bajo en sal

2 cucharadas de pesto de albahaca bajo en grasa, preparado

½ cucharadita de sal

¼ de cucharadita de pimienta fresca molida

Opcional: albahaca fresca, perejil, queso Asiago rallado, piñones tostados

Calentar el dorador del horno; cocinar la pasta según las instrucciones del paquete; cortar el pollo en cubitos de una pulgada; revolver con el aceite y las hiervas secas y repartir sobre un molde para hacer bizcochuelo. Dorar a 5 o 6 pulgadas de la fuente de calor durante 6 minutos. Agregar los espárragos al pollo revolviendo para cubrirlos ligeramente con el aceite. Seguir dorando la mezcla por 4 minutos más o hasta que el pollo esté totalmente cocido y los espárragos estén crocantes y tiernos. Pasar la parte cocida a una coladera para escurrirla. Agregar el caldo, el pesto, la sal y la pimienta al tazón donde se va a servir la pasta, cubrir con los ingredientes opcionales, si fuere el caso.

2 porciones

EL CORAZÓN Y LAS ARTERIAS

El aceite de oliva, la pasta integral y los espárragos reducen los *gremlins* inflamatorios que envejecen tus arterias.

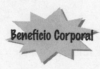

Beneficio Corporal

INFORMACIÓN NUTRICIONAL POR PORCIÓN	
CALORÍAS:	439
GRASAS:	12.5 GRAMOS
GRASAS QUE ENVEJECEN:	4.9 GRAMOS
COLESTEROL:	98.8 MILIGRAMOS
FIBRA:	1.8 GRAMOS
CARBOHIDRATOS:	18.7 GRAMOS
PROTEÍNA:	29 GRAMOS
SODIO:	808 MILIGRAMOS
POTASIO:	84 MILIGRAMOS

ATÚN TOSCANO CON TOMATES ASADOS

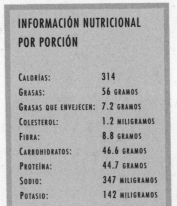

1½ cucharadas de vinagre balsámico de alta calidad

¾ de cucharada de aceite de oliva extra virgen

1 cucharadita de romero fresco picado

¼ de cucharadita de sal

¼ de cucharadita de pimienta recién molida

2 filetes de tuna (de 4 onzas) (de ½ pulgada de grueso)

2 tomates maduros, cortados por la mitad en sentido longitudinal

2 tajadas de cebolla roja o cebolla dulce

½ lata de (8 onzas) frijoles cannelloni

½ taza de hojas de rúgula empacadas

Preparar una parrilla de carbón de madera o gas. En un tazón pequeño, combinar el vinagre, el aceite, el romero, la sal y la pimienta. Mezclar bien. En un tazón pequeño, reservar una cucharada de la mezcla de vinagre. Barnizar el resto de la mezcla sobre ambos lados del atún, los tomates y las tajadas de cebolla. Asar los tomates y las tajadas de cebolla sobre la parrilla 4 minutos por cada lado o hasta que estén tiernos. Asar el atún de 2 a 3 minutos por cada lado (para término medio). En un tazón grande, combinar las habas y la rúgula. Cortar los tomates asados en trozos y separar las cebollas en anillos; agregar a la mezcla de habas. Agregar la mezcla de vinagre que se había reservado; mezclar bien. En cada plato, colocar el atún sobre la mezcla de habas y rociar con pimienta.

2 porciones

ÓRGANOS SEXUALES

Los aceites de pescado mantienen las arterias limpias y los productos que contienen tomate cocinado protegen la próstata y los senos.

Beneficio Corporal

INFORMACIÓN NUTRICIONAL POR PORCIÓN

Calorías:	314
Grasas:	56 gramos
Grasas que envejecen:	7.2 gramos
Colesterol:	1.2 miligramos
Fibra:	8.8 gramos
Carbohidratos:	46.6 gramos
Proteína:	44.7 gramos
Sodio:	347 miligramos
Potasio:	142 miligramos

TOFU TERIYAKI CON PIMIENTO ROJO Y SHIITAKES SOBRE ARROZ INTEGRAL DE JAZMÍN

1½ cucharadas de aceite de ajonjolí oscuro

1 cucharada de salsa Teriyaki *light*

2 dientes de ajo picados

¼ de cucharadita de polvo de cinco especias

6 onzas de tofu asado con sabor a Teriyaki, cortado en cuadrados de 1 pulgada

2 tazas de flores de brócoli (cortadas en trozos de 2 pulgadas)

2 tazas de puntas de espárragos (cortadas en trozos de 2 pulgadas)

1 taza de champiñones Shiitake rebanados

1 taza de pimiento rojo en cubitos

½ taza de caldo de vegetales o caldo de carne

1 cucharadita de salsa de chile picante china (opcional)

1½ tazas de arroz de jazmín cocido

INFORMACIÓN NUTRICIONAL POR PORCIÓN	
CALORÍAS:	514
GRASAS:	14.9 GRAMOS
GRASAS QUE ENVEJECEN:	1.7 GRAMOS
COLESTEROL:	0.3 MILIGRAMOS
FIBRA:	6.1 GRAMOS
CARBOHIDRATOS:	127 GRAMOS
PROTEÍNA:	29.1 GRAMOS
SODIO:	1087 MILIGRAMOS
POTASIO:	952 MILIGRAMOS

En un tazón grande, combinar una cucharada de aceite, la salsa de Teriyaki, el ajo y el polvo de cinco especias, y mezclar bien. Agregar el tofu, mezclándolo bien para recubrirlo. Calentar un horno holandés a fuego medio a alto. Agregar la media cucharada restante de aceite y luego la mezcla de tofu. Ir revolviendo durante 1 minuto. Agregar el brócoli, los espárragos, los champiñones y los pimientos rojos; revolver mientras se sofríe durante 2 minutos. Agregar el caldo; revolver mientras se sofríe durante otros 2 minutos. Mezclarle la salsa chile, si se desea. Pasar la mezcla a dos tazones pandos; servir con arroz.

2 porciones

SISTEMA INMUNE   El ajo tiene propiedades que protegen contra distintas infecciones producidas por hongos, y las grasas saludables y el folato fortalecen la función inmune.

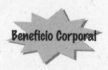

Beneficio Corporal

ROLLOS MOO SHU DE LANGOSTINOS ARCO IRIS

6 onzas de langostinos crudos, pelados y sin la vena, pequeños,
    medianos o partidos en dos si son grandes, descongelados si
    vienen congelados

1 cucharada de puré de chile

aceite de cocina en aerosol con sabor a ajo

½ pimiento rojo cortado en tiras delgadas y cortas

½ pimiento amarillo cortado en tiras delgadas y cortas

2 tazas de mezcla de repollo y zanahoria rallados

4 cebollas verdes cortadas en rebanadas de ½ pulgada

⅛ de taza de salsa de ostras

½ cucharada de almidón de maíz

4 tortillas (10 pulgadas) de harina de trigo integral o harina de trigo
    integral y miel, calientes

1 cucharadita de semillas de coriandro (opcional)

En un tazón mediano, combinar los langostinos y el puré de chile, revolviendo para cubrirlos bien. Calentar un horno holandés o un perol grande para salsas a fuego medio; rociar con aceite de cocina en aerosol. Agregar los langostinos; revolver; sofreír por 1 minuto. Agregar el pimiento rojo, la mezcla de repollo y zanahoria y las cebollas verdes; revolver; sofreír por 1 minuto. Agregar la salsa de ostras; revolver; sofreír por 2 minutos hasta que los langostinos estén opacos y los vegetales estén crocantes y tiernos. En un tazón pequeño, combinar el almidón de maíz con una cucharada de agua fría; mezclar bien. Agregar a la mezcla de los langostinos; cocinar por 1 minuto o hasta que espese, revolviendo constantemente. Poner la mezcla por cucharadas en el centro de las tortillas, esparcir por encima de la mezcla las semillas de coriandro, si se desea. Doblar un lado de la tortilla sobre el relleno; enrollarla estilo burrito.

INFORMACIÓN NUTRICIONAL POR PORCIÓN	
CALORÍAS:	270
GRASAS:	1.9 GRAMOS
GRASAS QUE ENVEJECEN:	0.3 GRAMOS
COLESTEROL:	183 MILIGRAMOS
FIBRA:	7.2 GRAMOS
CARBOHIDRATOS:	57.4 GRAMOS
PROTEÍNA:	25.3 GRAMOS
SODIO:	968 MILIGRAMOS
POTASIO:	569 MILIGRAMOS

HORMONAS   Los carbohidratos complejos y la disminución del consumo de azúcar ayudan a reducir el riesgo de diabetes.

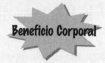

Beneficio Corporal

Postres

BATIDO DE HELADO DE CHOCOLATE Y SOJA

    1 taza de leche de soja de chocolate baja en grasa (al 1 por ciento)

    ½ taza de postre de soja de chocolate no lácteo

    12 fresas congeladas medianas

    ½ banana mediana, quebrada en trozos

    ⅛ de taza de jarabe de chocolate

    Sprinkles (opcional)

Combinar todos los ingredientes con excepción de los sprinkles en el vaso de la licuadora. Tapar y licuar a alta velocidad hasta que esté espeso y suave. Servir en tazones helados; adornar con los sprinkles, si se desea.

2 porciones

EL CEREBRO El chocolate ayuda a elevar los niveles de la hormona dopamina del cerebro, y nos hace sentir bien.

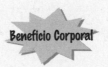

Beneficio Corporal

INFORMACIÓN NUTRICIONAL POR PORCIÓN	
CALORÍAS:	145
GRASAS:	4 GRAMOS
GRASAS QUE ENVEJECEN:	1.7 GRAMOS
COLESTEROL:	0
FIBRA:	4.5 GRAMOS
CARBOHIDRATOS:	25 GRAMOS
PROTEÍNA:	6 GRAMOS
SODIO:	32 MILIGRAMOS
POTASIO:	523 MILIGRAMOS

SUNDAE DE CHOCOLATE Y FRESA

2 cucharadas (½ taza) de yogurt de chocolate congelado bajo en grasa
    o sin grasa
¾ de taza de fresas rebanadas
½ taza de cereal de granola bajo en grasa
1 cucharadita de azúcar en polvo

Servir el yogurt en dos tazones de servir, colocar encima las fresas y la granola.
Poner el azúcar en un colador y agitar el colador sobre los sundaes.

2 porciones

ANTI-CÁNCER   Las fresas
contienen potentes
antioxidantes que pueden
ayudar a evitar el cáncer.

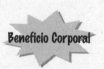
Beneficio Corporal

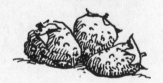

INFORMACIÓN NUTRICIONAL POR PORCIÓN	
Calorías:	216
Grasas:	2 gramos
Grasas que envejecen:	1 gramo
Colesterol:	1.4 miligramos
Fibra:	8.4 gramos
Carbohidratos:	12.8 gramos
Proteína:	15.7 gramos
Sodio:	107 miligramos
Potasio:	588 miligramos

YOGURT CONGELADO ROCEADO CON SALSA DE ARÁNDANOS

½ taza de arándanos frescos o congelados

½ taza de jugo de naranja

¼ de taza de arándanos secos

1½ cucharadas de jarabe de arce puro

¾ de taza de yogurt de vainilla congelado bajo en grasa

½ cucharadita de cáscara de naranja finamente picada

Combinar los arándanos congelados y frescos, el jugo de naranja y los arándanos secos en un perol mediano para salsas. Dejar hervir a fuego alto. Reducir el calor; dejar conservar destapado durante 7 a 8 minutos o hasta que los arándanos se abran y la salsa espese levemente. Retirar del fuego; revolver el jarabe. Servir caliente, a temperatura ambiente, o frío sobre yogurt congelado. Adornar con cáscara de naranja.

2 porciones

SISTEMA INMUNE Los alimentos como las fresas y el jugo de naranja que contienen vitamina C, folato y flavonoides ayudan a elevar los niveles de inmunidad.

Beneficio Corporal

INFORMACIÓN NUTRICIONAL POR PORCIÓN

Calorías:	193
Grasas:	1.1 GRAMOS
Grasas que envejecen:	0.7 GRAMOS
Colesterol:	4.2 MILIGRAMOS
Fibra:	1.7 GRAMOS
Carbohidratos:	30.1 GRAMOS
Proteína:	4.4 GRAMOS
Potasio:	332 MILIGRAMOS

Para calcular los cambios de nutrientes en las recetas, puedes consultar el calculador de la USDA en http://www.nal.usda.gov/fnic/foodcomp/.

Nota: Si quieres que los platos sean enviados a tu cafetería o a tu tienda de barrio local, visita nuestro sitio web www.YOUtheownersmanual.com—tal vez tengamos una útil fuente de distribución nacional para ti.